**Wide & Focus**
# 現場とつながる
# 口腔病理診断の基礎

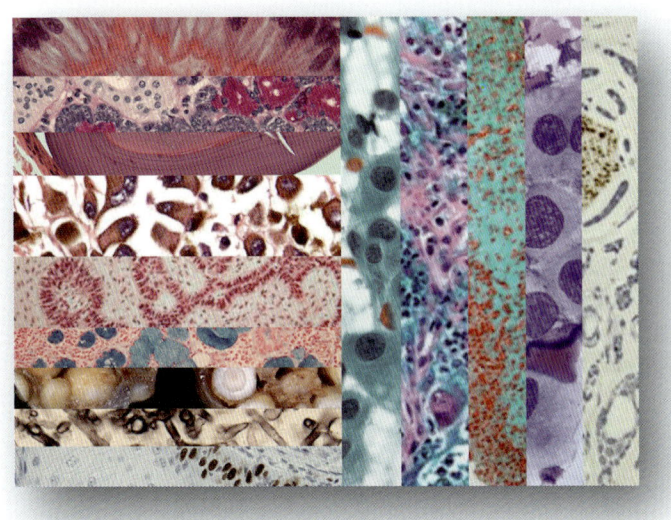

大内知之

学建書院

本書の刊行にあたり，下記の医療機関に所属する諸先生方に，各種病態写真，エックス線写真，病理組織標本などをご提供いただきました．ここに改めて御礼申し上げます．


かんの歯科医院(苫小牧市)：菅野秀俊 先生
久代歯科医院(新発田市)：故・久代正雄 先生
札幌医科大学 口腔外科学講座(札幌市)：平塚博義 先生，仲盛健司 先生，安倍聖人 先生
札幌医科大学 附属病院病理部(札幌市)：長谷川　匡 先生，東　恭悟 技師，近藤　啓 技師，
　　　　　　　　　　　　　　　　　　　浅沼広子 技師
札幌歯科口腔外科クリニック(札幌市)：宮川　明 先生，神野由貴 先生
JR札幌病院 病理科(札幌市)：佐々木真由美 先生
市立堺病院 病理・研究科(堺市)：原田博史 先生
滝川歯科医院(滝川市)：柳　清二 先生
手稲渓仁会病院 歯科口腔外科(札幌市)：関口　隆 先生，針谷靖史 先生，沖田美千子 先生
同 病理科：篠原敏也 先生
北海道医療大学歯学部 生体機能・病態学系 歯科放射線学分野(石狩郡)：中山英二 先生
函館五稜郭病院 歯科口腔外科(函館市)：宮澤政義 先生，宮手浩樹 先生，秋本祐基 先生
同 パソロジーセンター：池田　健 先生
原田歯科(小樽市)：原田雅史 先生
モルフォテクノロジー(札幌市)：船山貴智 技師
よこみね歯科(札幌市)：須田善行 先生
ルミエール歯科(別府市)：藤井茂仁 先生

(五十音順)

## はじめに

　本書は，北海道医療大学歯学部の学生教育用に2010年に刊行した『Basic Study of Diagnostic Oral Pathology 口腔病理診断学の基礎』（大内知之編著，たけはらプリントメディカアート）をパイロット版としており，同書を大幅に加筆，改訂，大判化したものです．

　北海道医療大学歯学部では，全国的にも早くから当時の賀来 亨・口腔病理学講座教授（現・名誉教授，北海道文教大学教授）の指導のもと，病院実習に病理ローテーションを導入し，登院生に対し病理診断学に関する教育を行ってきました．また近年のカリキュラム改変後は，4年時の臨床口腔病理学の講義実習で，各自の口腔粘膜擦過細胞診標本の観察や，特殊染色や免疫染色標本の観察も行うなど，臨床に則した病理学教育にも力を入れてきました．口腔病理診断学に特化した教科書類がないため，作成使用していたハンドアウトなどをもとに上記テキストを，主に学内向けとして企画・発行しました．幸い学生や，意見を伺った学内外の臨床医や口腔病理医の先生方からの評判もよく，賀来先生からのご推挙もいただき，このたび学建書院より『Wide & Focus 現場とつながる口腔病理診断の基礎』として刊行させていただくはこびとなりました．

　書名に付したWide & Focusは，大判の病理組織低倍像，細胞診から特殊染色，免疫染色まで多彩な病理像，肉眼所見，エックス線所見など広範な臨床像を意味した「Wide」と，全体像から代表的な組織像へと焦点を絞り込んだ解説，あえて代表的な疾患に絞り込み，重要な部分はさらに絞り込んで詳細にという思いの「Focus」です．

　類書にない視点での構成・内容を有する本書が広い視点から病変を理解するためのサポートに，また臨床の現場と病理診断の現場をつなぐ1冊になれば幸いです．

　本書を刊行するにあたっては，寛大なご配慮をいただきました賀来 亨先生，多くの臨床情報を提供いただいた各医療機関の諸先生方に厚く御礼申し上げます．また病理診断のスタートにあたり黙々と切り出し記録を蓄積して下さった北海道医療大学歯学部臨床口腔病理学分野の現・旧教室員の皆さんと，標本作成にご尽力いただいた矢上了子技師に感謝いたします．パイロット版にあたる『口腔病理診断学の基礎』のデータを快くご提供いただいた，たけはらプリントメディカアート（札幌市）の竹原一男さん，出版にあたりご尽力いただいた大崎真弓さんはじめ学建書院の皆さんにも心より感謝の意を表します．

　通常は検体として提出しない病変組織を，後輩学生および教室員教育のためにと長年提供くださいました，故・久代正雄先生（新潟県新発田市）に本書を捧げます．

2011年10月

大 内　知 之

## 本書を利用いただくに際して

　本書は，顎口腔領域に発生する疾患を網羅し，詳細に解説している一般的な教科書とは内容を異にしています．重要疾患に絞り，他書にない構成，解説法も取り入れています．通常の教科書類と併用いただくことで，より一層疾患について理解できる内容となっています．なお疾患名の表記は，病理診断名を優先しました．

＜基礎編＞
- 各種病理検査の意義やその方法の解説に多くのページ数を割いています．
  実際に臨床医から提出された検体をどのようなプロセスで標本作成しているのか，なぜその標本面で観察するのか，染色法の種類や目的などをわかりやすく解説しました．
- 特殊染色や，免疫組織染色については，できるだけ連続切片でHE染色と比較できるようにし，その違いが一目で理解していただけるように配置し，細胞診の有用性や方法にも触れております．

＜臨床編＞
- 症例の解説では，可能な限り各種エックス線画像，口腔内所見，摘出物所見（割面所見）を掲載し，病理像との関連性を重要視しました．
- 病理組織所見も，通常提示される代表的な所見のみならず，画像合成ソフトを用いた低倍像（ルーペ像）を多用し，病変の全体像をみていただくことで，「木を見て森を見ず」とならないように，周辺組織との関連性なども理解しやすいように工夫しました．
- 臨床で遭遇する頻度の高い疾患は，数例の症例を比較することで，その基本構造，共通点を認識していただけると思います．また誤解しやすい疾患などはイラストを用いて解説しました．
- はじめて病理検査を行う方にもわかるように，検体の固定法や，申込用紙記載のポイントを掲載しました．

　歯科口腔外科の現場に携わる臨床医の先生方や，研修医の方々はもとより，基本的な疾患を学習する歯学生にとっても活用できるよう工夫しています．

# もくじ

## 基礎編

1. 治療の流れと病理検査の関連 ……………………………………… 2
2. 各種病理検査の特徴 ………………………………………………… 3
3. 標本作製の実際（標本作製の流れと所要時間）…………………… 4
   1. 固　　定 ……………………………………………………… 4
   2. 切り出し ……………………………………………………… 6
   3. 脱脂・脱灰 …………………………………………………… 10
   4. 脱水，パラフィン包埋，薄切 ……………………………… 11
   5. 染色，封入，その他 ………………………………………… 13
4. 細 胞 診 …………………………………………………………… 14
   1. 細胞診と組織診の違い ……………………………………… 14
   2. 細胞採取法 …………………………………………………… 15
   3. ギムザ染色とパパニコロウ染色 …………………………… 18
   4. 各種細胞診 …………………………………………………… 19
5. 各種染色法について ……………………………………………… 20
   1. ヘマトキシリン・エオジン(HE)染色 ……………………… 20
   2. 特殊染色 ……………………………………………………… 21
   3. 免疫組織化学染色 …………………………………………… 28
6. 標本観察のポイント（注意点）…………………………………… 34

## 症例編

1. 歯髄疾患および歯周組織疾患 …………………………………… 38
   1. 歯髄充血および高度の石灰変性 …………………………… 38
   2. 初期急性歯髄炎（急性漿液性歯髄炎の疑い）……………… 39
   3. 急性化膿性歯髄炎（＋辺縁性歯周炎）……………………… 40
   4. 歯髄壊死（上行性歯髄炎）…………………………………… 42
   5. 歯根肉芽腫（慢性肉芽性根尖性歯周炎）…………………… 43
   6. 歯根嚢胞（慢性肉芽性根尖性歯周炎）……………………… 48
   7. 残留嚢胞（残存嚢胞）………………………………………… 55
2. 顎口腔領域の嚢胞 ………………………………………………… 59
   1. 含歯性嚢胞（濾胞性歯嚢胞）………………………………… 59
   2. リンパ上皮性嚢胞 …………………………………………… 63
   3. 類表皮嚢胞 …………………………………………………… 65
   4. 腺性歯原性嚢胞 ……………………………………………… 67
   5. 鼻歯槽嚢胞（鼻唇嚢胞，鼻前庭嚢胞）……………………… 69
3. 粘膜疾患 …………………………………………………………… 70
   1. 過錯角化症（白板症）………………………………………… 70
   2. 軽度の上皮異型を伴った過錯角化症（白板症）…………… 71

3　初期浸潤癌が疑われた症例 ……………………………………………………72
　　4　高度上皮異形成〜上皮内癌，初期浸潤癌（扁平上皮癌）相当 ……………75
　　5　扁平上皮癌 ………………………………………………………………………77
　　6　乳頭腫（扁平上皮乳頭腫）………………………………………………………81
　　7　乳頭腫を疑う病変 ………………………………………………………………85
　　8　線維性ポリープなど（反応性の線維増生）……………………………………88
4　非歯原性腫瘍 …………………………………………………………………………90
　　1　神経線維腫 ………………………………………………………………………90
　　2　神経鞘腫 …………………………………………………………………………92
　　3　脂肪腫 ……………………………………………………………………………95
　　4　リンパ管腫 ………………………………………………………………………97
　　5　血管腫 ……………………………………………………………………………98
　　6　母斑細胞性母斑（色素性母斑）………………………………………………103
　　7　悪性黒色腫 ………………………………………………………………………105
5　歯原性腫瘍 ……………………………………………………………………………108
　　1　腺腫様歯原性腫瘍 ………………………………………………………………108
　　2　集合性歯牙腫 ……………………………………………………………………110
　　3　エナメル上皮腫 …………………………………………………………………112
　　4　エナメル上皮線維腫 ……………………………………………………………121
　　5　角化嚢胞性歯原性腫瘍（旧名：歯原性角化嚢胞）…………………………122
　　6　石灰化嚢胞性歯原性腫瘍（旧名：石灰化歯原性嚢胞）……………………126
　　7　歯原性粘液腫／歯原性粘液線維腫 ……………………………………………127
　　8　扁平上皮性歯原性腫瘍（旧名：歯原性扁平上皮腫）………………………128
6　唾液腺疾患 ……………………………………………………………………………129
　　1　唾石症 ……………………………………………………………………………129
　　2　粘液嚢胞（粘液瘤）……………………………………………………………132
　　3　乳頭状囊腺リンパ腫（Warthin 腫瘍）………………………………………140
　　4　多形(性)腺腫 ……………………………………………………………………142
　　5　再発多形(性)腺腫，多形(性)腺腫由来癌 ……………………………………146
　　6　腺様嚢胞癌 ………………………………………………………………………147
　　7　粘表皮癌 …………………………………………………………………………150
　　8　腺房細胞癌 ………………………………………………………………………153
7　その他 …………………………………………………………………………………154
　　1　症例観察中に認められたさまざまな細胞 ……………………………………154
　　付　病理検査申し込みについて …………………………………………………158


和文索引 …………………………………………………………………………………165
欧文索引 …………………………………………………………………………………169

基礎編

## 1 治療の流れと病理検査の関連

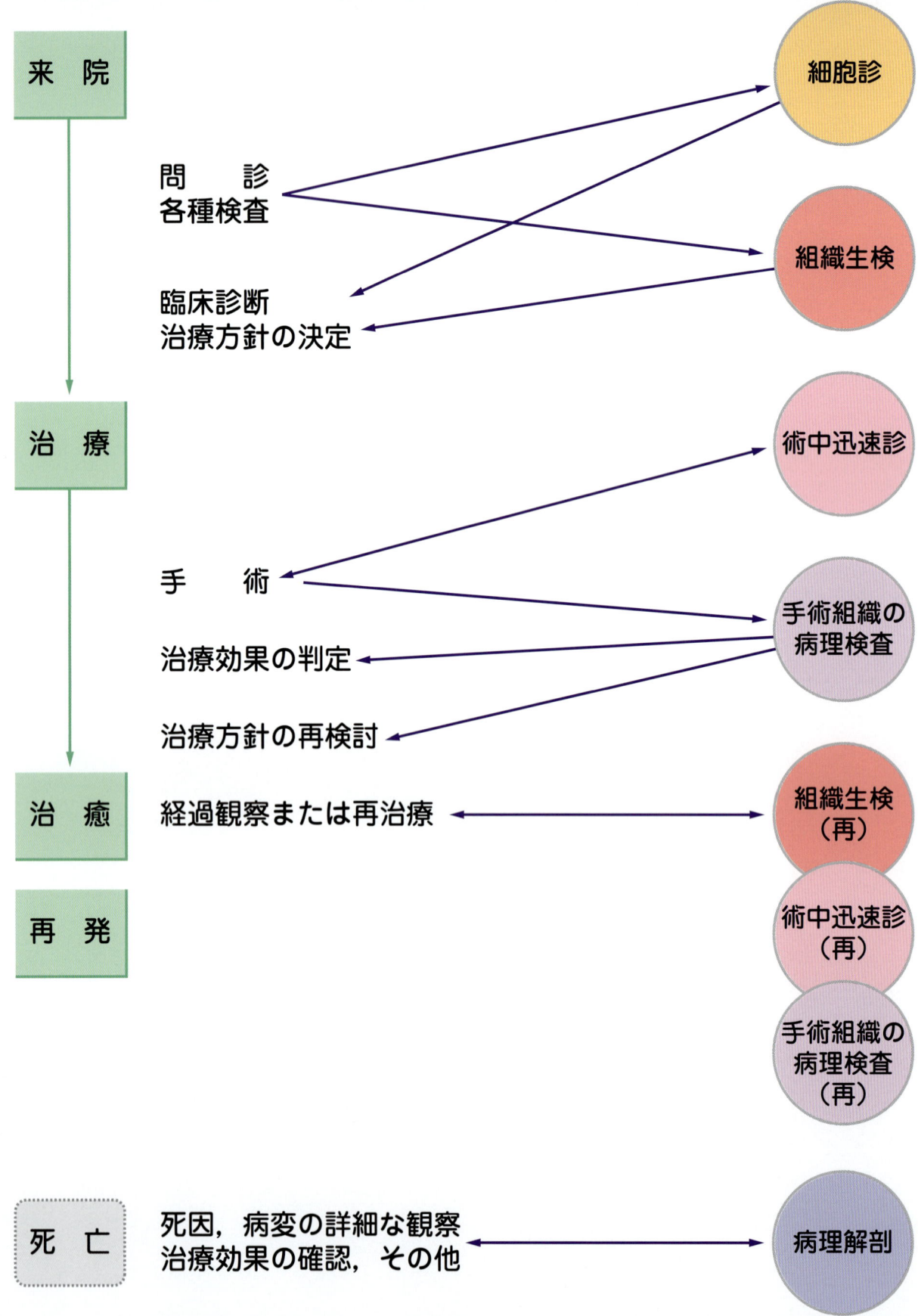

病理検査は，診療の各ステージで治療方針の決定などに深く関与している．

## 2　各種病理検査の特徴

**1　細胞診（サイトロジー）**
- 検体採取法が比較的簡便である（症例によってはベッドサイドでも可）．
- 標本作製に特殊な装置を必要としない．
- 標本作製が組織標本よりも短時間で簡便に行える．
  （乾燥→）固定 → 染色
- 患者（被験者）に対する侵襲性がない，または非常に少ない．
- 基本的に悪性度の判定に用いるが，症例によっては組織型の推定も十分に可能である．
- 組織診に比べると情報量が限られている場合が多い．

**2　組織生検（バイオプシー）**
- 検体採取は外科処置である．
  （経験が必要，非適応症例がある → 適応を見極める必要がある）
- 細胞診と比べて，被験者に対する侵襲性がある．
- 標本作製に各種の特殊な装置が必要である．
- 標本作製に多数のステップが必要である（時間がかかる）．
  固定 → 切り出し →（脱脂・脱灰）→ 脱水
  → パラフィン包埋 → 薄切 → 乾燥 → 染色
- 細胞診に比べて情報量が豊富である．
  （病変の範囲，脈管侵襲の有無，周囲組織との関係など）
- 連続切片による，さまざまな染色での比較検討が，細胞診に比べて容易である．

**3　術中迅速診（ゲフリール）**
- 短時間で標本を作製できる．
  （固定，脱水，パラフィン包埋を省略し，組織を急速に凍結して標本を作製）
  その利点を活用して，手術中に手術断端の確認，リンパ節転移の確認，組織型の確認などを行う．
- 通常の標本よりもアーチファクトが生じやすい．
- 特殊な装置（クライオスタット）を必要とする．
※固定などを省略し，凍結して標本を作製するため，細胞や組織内の物質（脂肪，各種酵素など）を逸脱・消失させずに標本を作製することができる．その特徴を利用して，迅速診断以外の標本観察にも用いられる．

**4　手術組織の病理組織診**
- 基本的に摘出組織のすべてを標本作製する（最終診断，確定診断となる）．
- 病変の範囲，手術断端，組織型，悪性度など詳細な評価を行う．
- 予後判定（治療方針）など，術後の経過観察を含めた治療計画の再検討の資料となる．
- 大型の病変では，標本作製に時間と労力がかかる．

**5　病理解剖（剖検）（オートプシー）**
- 死因，病変の拡がり，他臓器への影響を解明できる．
- 関連疾患，副病変の解明なども期待できる．
- 治療効果を判定できる．
- 遺族の承諾を必要とする．
- 死後すみやかに実施しなければならない．
- 今後の治療に重要かつ多大な情報が提供される．

## 3　標本作製の実際（標本作製の流れと所要時間）

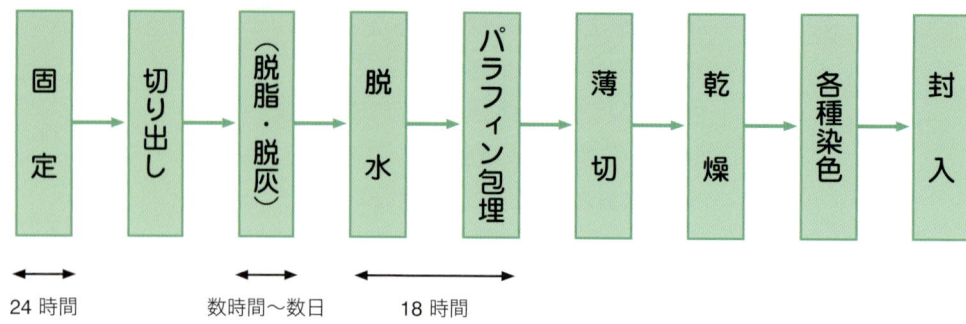

### 1　固　　定

- 固定とは，非常に刺激の強い溶液で組織を変性させる（腐敗させない）ことである．
- 通常の組織標本作製では，10〜20％ホルマリン溶液に浸漬し固定する．
  ホルマリン液は，浸漬組織の10倍以上の量を使用する．

**35％前後の濃度を有するホルムアルデヒド溶液のことを
→通称「ホルマリン（ホルマリン原液）」とよんでいる．**

つまり10〜20％ホルマリン溶液とは，
ホルマリン原液を5〜10倍に希釈したものである．

- 病理組織標本作製用に調整された「中性緩衝ホルマリン溶液」を使用するのがベストである．
- 摘出された組織は，十分量のホルマリンに，ただちに浸漬する．
  ただし施設内に病理部門があり，すぐ提出できる場合は，未固定のまま提出する施設もある（症例によっては，ほかの固定液を使用したほうがよい場合もある）．

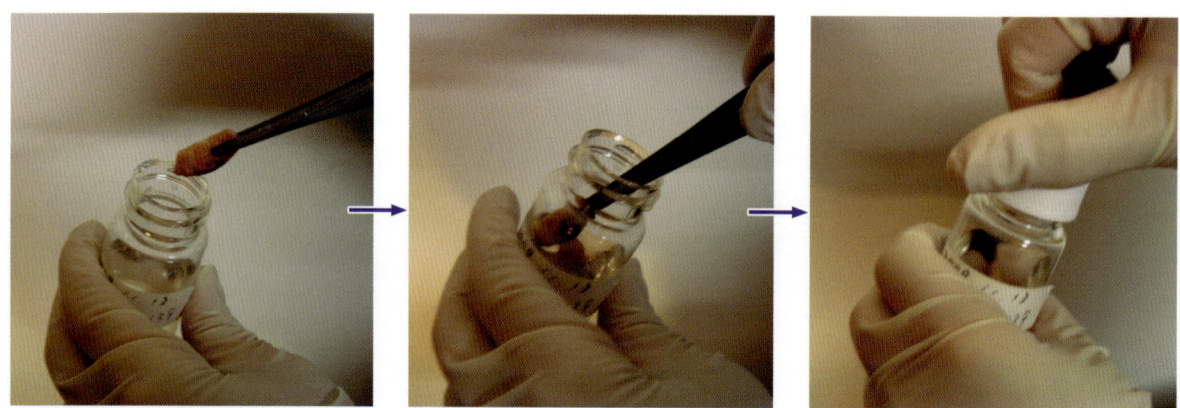

固定すると，文字どおり組織が固くなるので，組織の直径よりも広口の容器（セメントの空きビンなども可）を使用する．口の狭い容器を用いると固定後に出しにくくなることがある．

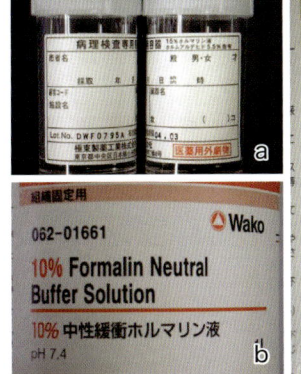
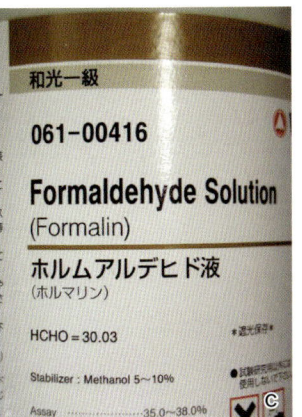

各種ホルマリン溶液
a：各種サイズの密閉容器にあらかじめ小分けされたタイプ（便利）
b：10％中性緩衝ホルマリン溶液
　希釈済なのでそのまま使用
c：ホルマリン原液
　希釈して使用する（安価）．

　ホルムアルデヒドは，人体に対しさまざまな有害作用が確認されており，その取り扱いなど，2008年3月より法律上でも厳格化されている．使用環境，保管や廃棄には十分に注意を払う必要がある．

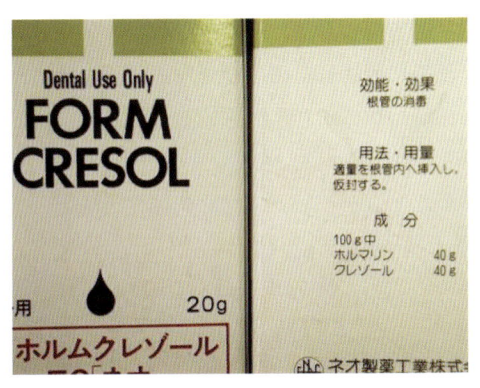
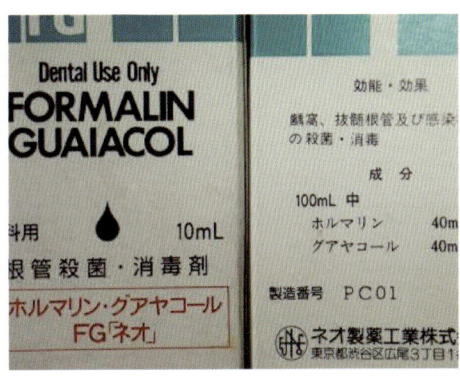

　根管治療に頻用されてきた薬剤の成分として，ホルマリンが含まれている．
　ホルマリン含有の根管治療薬を適切な濃度に希釈すれば組織固定液として代用することもできるが，非常に高額な固定液となってしまう．また電子顕微鏡観察の資料作製時の最初の固定には，2.5％グルタールアルデヒドを用いる．つまり消毒薬として用いるグルタラール製剤にも固定効果があり，固定液として代用可能である．アルコールにも固定効果があり，細胞診の固定には95％エタノールを用いる．組織浸透性が低いため，一般的には組織固定には用いないが，菲薄な組織や微小組織であれば，代用することも可能である．

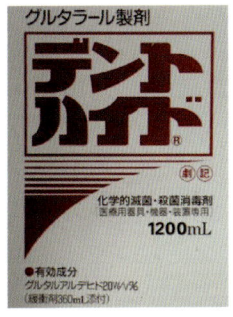
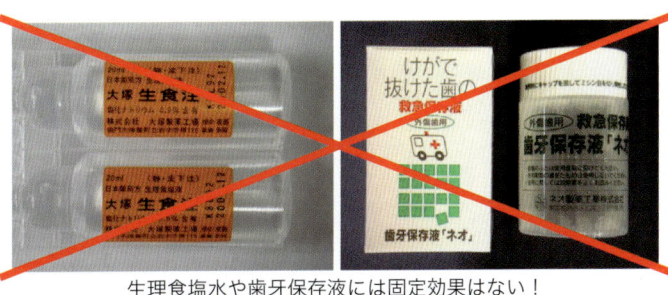

生理食塩水や歯牙保存液には固定効果はない！

## 2　切り出し

**病理診断は，切り出しからスタートする！**

- 手術などで摘出，切除された組織から，どのような標本を作製するのかグランドデザインし，組織を分割していく操作を，「切り出し」という．
- 切り出し方によって，顕微鏡観察で，どの部位をどの方向から観察するのかが決まる．つまり適切な切り出しによって，診断に必要な情報を得ることができる．
- まず申込書に記載された情報と照らし合わせながら，摘出物の肉眼的観察を行う．そして病理診断を行うには，どの部位をどの方向から観察するべきかを見極め，割入れを行う．
  例）周囲組織と病変との境界部位がよくわかるように切り出す．
  　　病変の最大部位を切り出す．
  　　歯牙との連続性が観察できるように切り出す．
  　　CTなどのエックス線画像と対比できるように切り出す．
- 切り出しの前後に写真撮影を行う．
- 一般的に，生検などで試験切除された微小組織などは切り出さず，そのまま標本を作製する．しかし切り出しを行わなくても，観察すべきことは沢山ある．

　標本作製は臨床検査技師などスタッフとの共同作業で行う．
　切り出しは，**病理医・口腔病理医が行う病理診断のスタートであり，適切な病理診断にとって非常に重要な行程となる．**
（顕微鏡観察し診断を行う担当者が切り出しを行うのが望ましいが，別な観察者が十分理解できるように情報を記録しておくことが肝要である）

例1

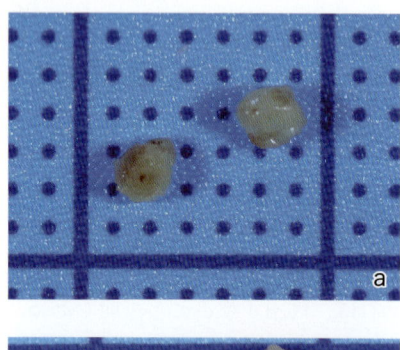
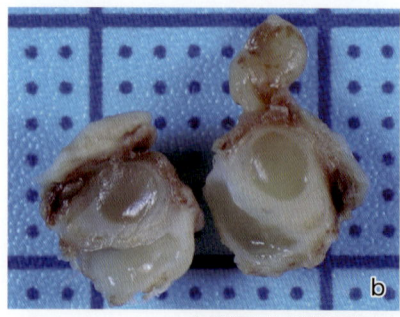
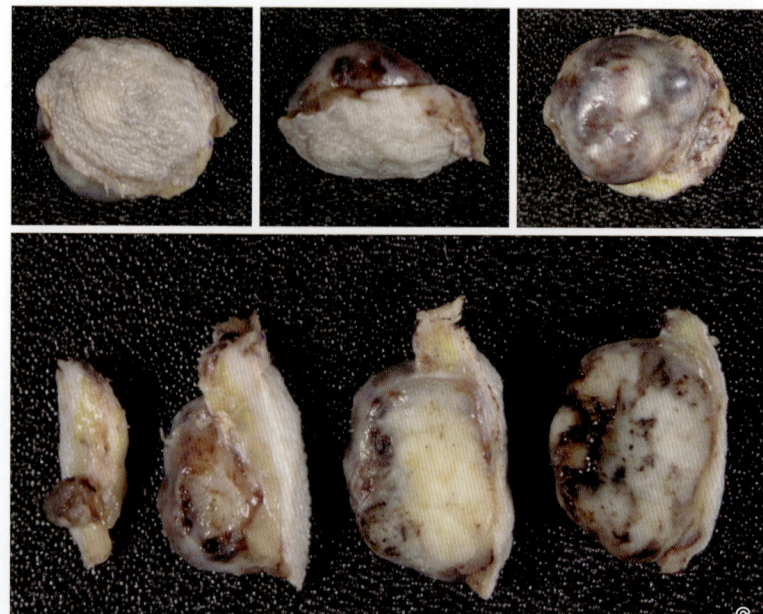

a：内視鏡的に試験切除された胃粘膜生検組織；個数，色調などを確認（ひとマス1 cm）
b：最大割面で半割した粘液嚢胞；内部のゼリー状内容物の有無，性状などを確認する．
c：口蓋から切除された多形(性)腺腫；被覆粘膜との関係，深部方向で完全に摘出されたかなどを観察できるように，口蓋粘膜を含む長軸方向で分割

例2：舌側縁部の白色病変

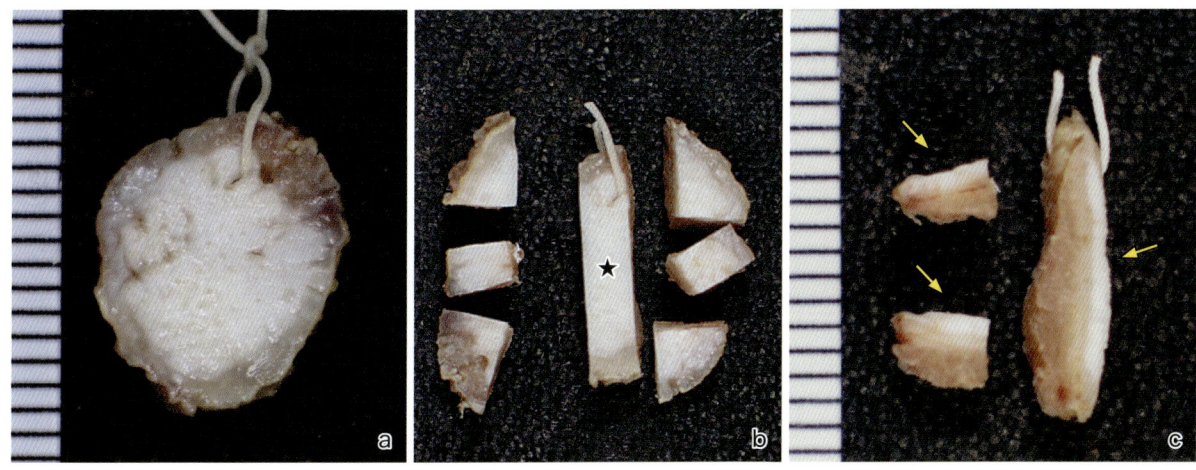

　まず最大割面にて全体像を観察するため，長軸方向中央部を切り出し(b★)その両側は，正常組織との境界を観察するため，直交する方向に切り出しを行った．切り出した時点で，角化亢進のためと思われる表層の厚い白色層が観察された(c矢印)．

例3：唾液腺腫瘍

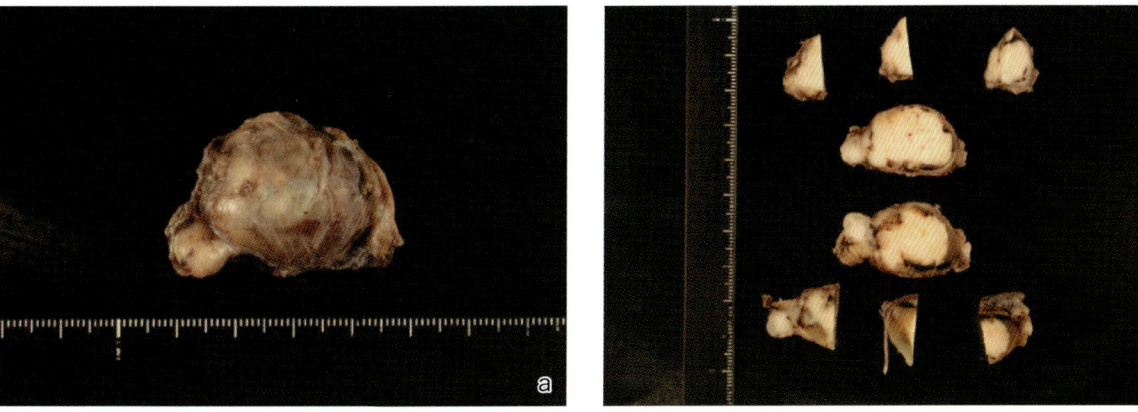

　まず最大割面にて半割したところ，病変が広範に認められた．一部では周囲組織との境界も不明瞭であったため，周囲被膜との関係を詳細に観察できるように切り出しを行った．

例4：根尖部病変

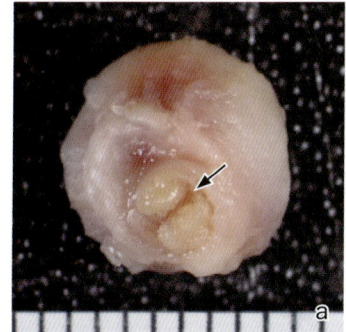 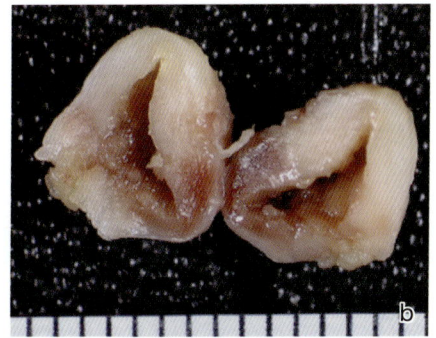

　歯牙根尖との連続性があった部位(孔，矢印)を含み，内部構造を観察できる割面を出した．

例5：根分岐部，根尖部病変

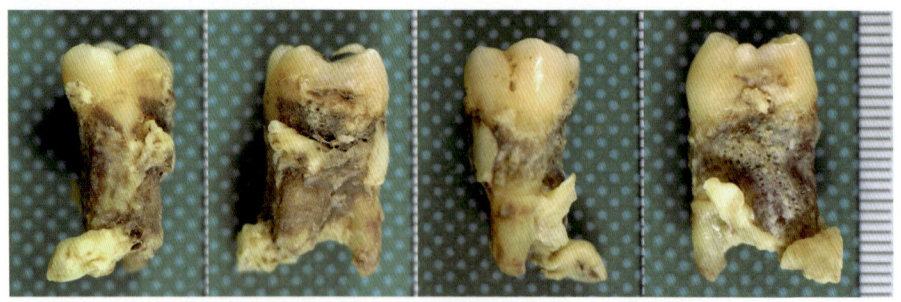

歯牙の外観を観察撮影し，どの部位を標本にするか検討する．観察面を決めたあと，硬組織カッティングマシンで分割する．

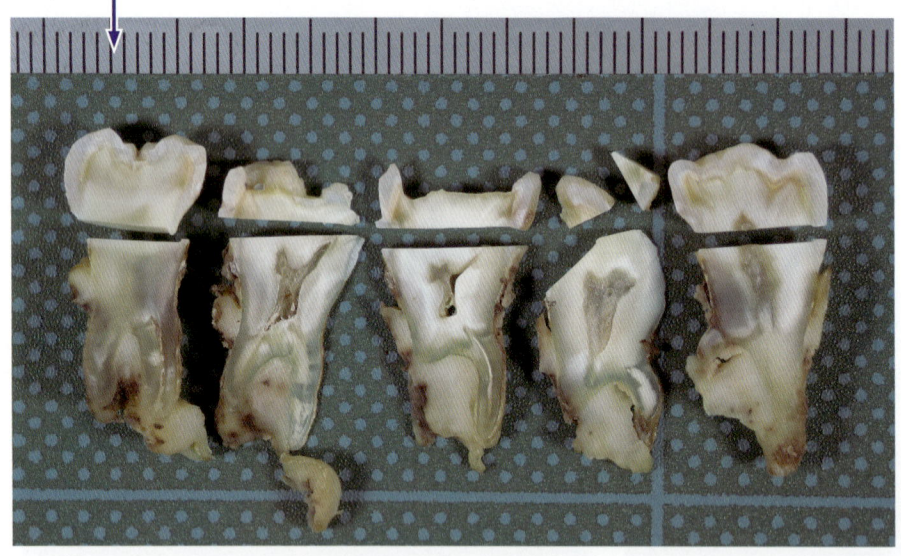

　主目的は，根分岐部〜根尖部に認められる充実性軟組織の性状と歯牙との関係を観察することである．そのため脱灰操作に時間を要するエナメル質（歯冠部）はトリミングした．
　また脱灰処理の影響を少なくするため，軟組織の一部は歯牙から剥離し，脱灰処理は行わず，通法にて標本作製を行った．脱灰処理を行うと，ヘマトキシリン・エオジン（HE）染色の染色性が低下するだけでなく，正しい免疫染色などの結果が得られない場合がある．

例6：歯根周囲病変

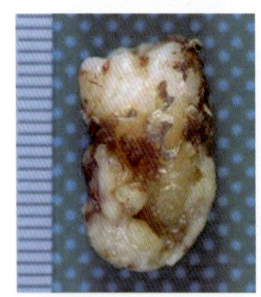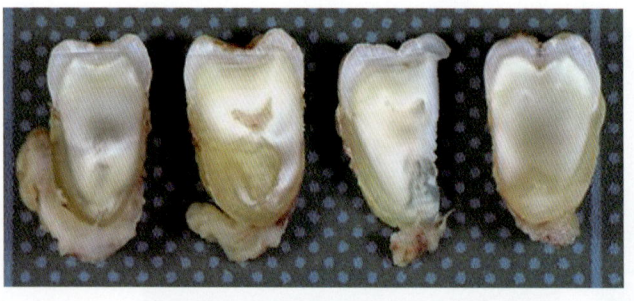

　分割することによって，内部の状態を，より詳細に観察することが可能となるほか，硬組織の場合は，組織を薄くすることで脱灰処理期間を短縮することが可能となり，それによって標本の精度も維持できる．

例7：部分切除された舌側縁部腫瘍（肉眼的には潰瘍形成を伴った白色病変）

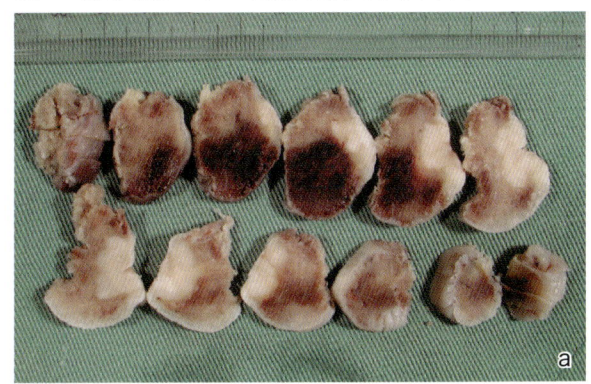
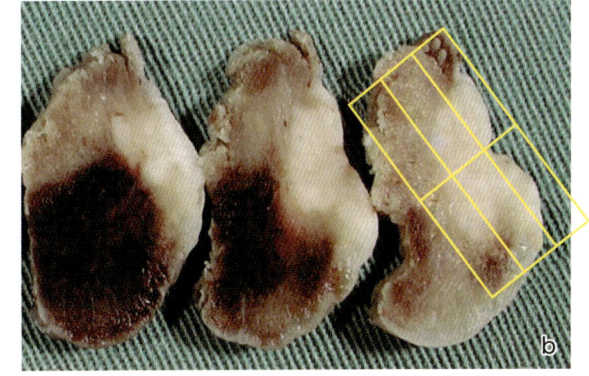

　ほぼ等間隔で割入れを行った．割入れの方向は，深部方向での手術断端の確認が行いやすいように（腫瘍の深部への浸潤状態が観察できるように）行っている（各臓器によって取り扱い規約があるので，それに則って行う）．一度，割面での観察を行ったあとに，プレパラートに納まるようにさらに切り出し（b 黄枠）していく．標本が完成したときに，どの部位かわかるように，正しくナンバリングと記録を行う．術前生検や，術中迅速診では病変の一部分を観察しているにすぎない．よって手術で摘出された組織は，原則としてすべて標本を作製し，組織型や手術断端を全域で確認するほか，脈管侵襲など周囲組織への影響なども確認する．そうしてなされた診断こそが最終診断となりうる．方向などが不明瞭な場合は，手術を担当した臨床医とともに切り出しを行う．

例8：静脈石形成を伴った血管腫

例9：脂肪腫

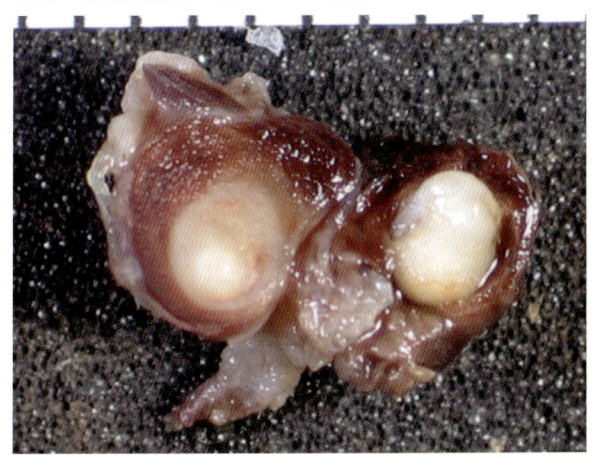
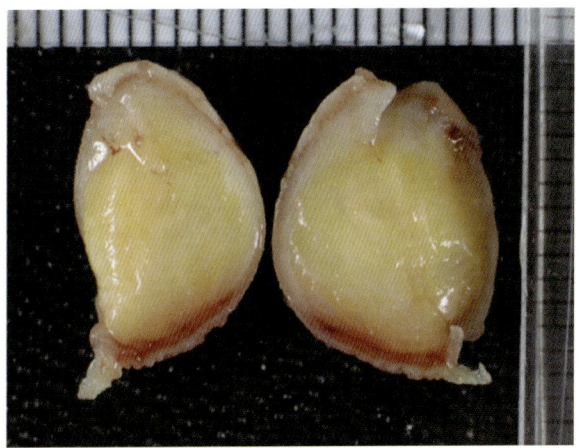

　硬組織や石灰化した成分を含み脱灰処理が必要になる場合がある．ただ長時間の脱灰処理を行った標本は観察しづらく，正確な免疫染色などが行えないこともある．そこで一部は硬組織成分を外し，軟組織成分のみを，脱灰せずに標本を作製することもある．

　左症例の血管成分を含む病変や，上症例のように脂肪成分を含む症例など，肉眼所見から病変の成分を推測できる場合もある．脂肪を多量に含む病変は，アルコールによる脱脂処理が必要なことがある．

## 3　脱脂・脱灰

　脂肪を多く含む組織は，固定後に脱脂処理を行う．また骨・歯牙などの硬組織や，石灰化を伴った病変の標本を作製する場合には，脱灰処理を行わないと，パラフィン浸透や薄切処理ができない．

　そこで EDTA などのキレート剤や，硝酸，塩酸，ギ酸などの強酸を用いた脱灰液に組織を浸漬し，標本作製が可能な状態まで軟化させる．脱灰処理には時間がかかり，脱灰後の標本は染色性が低下する場合も多い．できるだけ処理時間を短縮するために，硬組織カッティングマシンなどで組織を薄くしてから脱灰液に浸漬する．

　口腔領域には，顎骨および歯牙に関連した病変が多数あるため，口腔病理診断を行うには硬組織標本の作製はさけることができない．

※**研磨標本**

　エナメル質はほとんどが無機質で構成されているため，脱灰処理を行うとエナメル質が消失してしまい，観察ができない．これが脱灰標本の一番の欠点である．エナメル質の形態観察を行うには，レジンなどに包埋した歯牙を，機械的に光が透過できるまで薄くし，研磨標本を作製する．しかし研磨標本を作製するには，脱灰処理以上に煩雑な行程と時間を必要とする．

**各種硬組織標本**

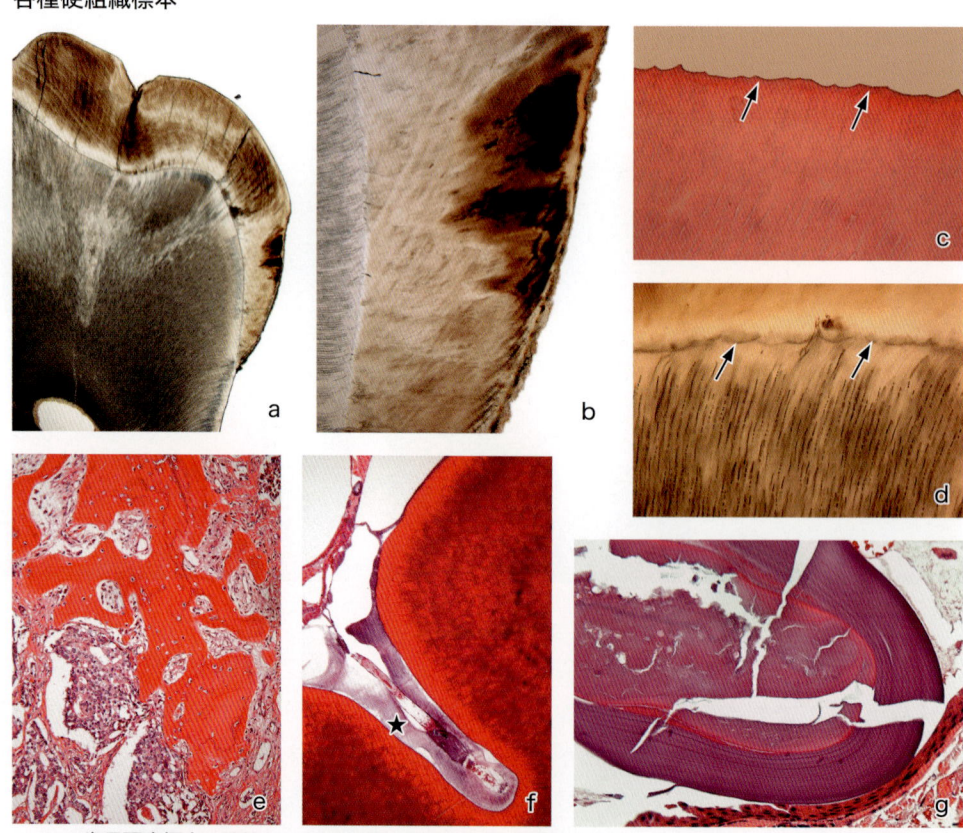

a, b：歯牙研磨標本；隣接面エナメル質に表面下脱灰が観察できる．
　 c：歯牙脱灰標本；エナメル質が消失して表層にエナメル象牙境がみられる（矢印）
　 d：歯牙研磨標本；エナメル象牙境部（矢印）
　 e：骨組織を含む脱灰標本；転移腫瘍による骨組織の破壊を認める．
　 f：歯牙腫脱灰標本；石灰化度の低い有機エナメル質部が残存している（★）
　 g：唾液腺組織脱灰標本；導管内に年輪状の唾石形成が観察される．

## 4 脱水，パラフィン包埋，薄切

　光学顕微鏡で標本を観察するには，光を通すために標本を薄くする必要がある．前項に示した研磨標本では砥石などを用いて数 10 μm レベルまで薄くするが，パラフィン包埋による標本では，3 μm 程度に薄切する．このレベルで薄切するために，組織内にパラフィンを浸透させ，冷し固めてパラフィンブロックを作製する．パラフィンを浸透させるには，組織から水分を除く操作（脱水）が必要になる．通常は，ホルマリン固定が終了した組織を水洗し，切出し後 70％エタノールに移し，そこから時間をかけて 80％ → 90％ → 95％ → 100％とエタノール濃度を上げて脱水を行う．しかしエタノール自体もパラフィンと相溶性がないため，キシロールやベンゼンなどのパラフィン相溶性のある溶液（中間剤）とエタノールを置換する必要がある．中間剤との置換終了後に，加熱融解したパラフィン中に組織を移し，組織内にパラフィンを浸透させる．最終的にパラフィンごと組織を冷却し，パラフィンブロックが完成する．

　脱水からパラフィン浸透までは自動包埋機で行う場合が多い．この作業には約 18 時間程度を要するため，over night で行う施設が多い．術中迅速診における標本作製は，組織固定およびこの脱水，パラフィン包埋操作を省略し，代わりに組織を凍結し薄切する．

　現在はシステム化されたカセットを用いて上記行程を行い，そのカセットでパラフィンブロックを作製する．このカセットはプレパラートと同規格（サイズ）になっている．大型組織のままで標本作製したい場合には，それに合う大型プレパラートなどを使用する．

　パラフィンブロックは，滑走式または回転式ミクロトームにて薄切し，水の上に浮かべる．皺を伸ばし，プレパラートの上に載せ，乾燥させると，ようやく染色前の準備が完了する．この薄切操作は非常に繊細で，熟練度を要する，ある種職人技的な作業でもある．

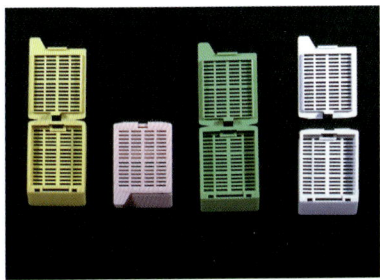

a：規格化されたカセット

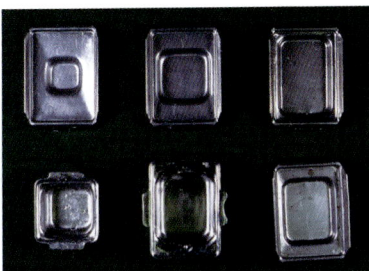

b：パラフィンを固める金枠

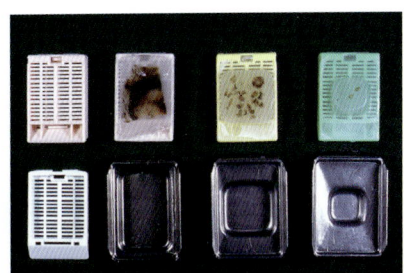

c：カセットと一体化したパラフィンブロック

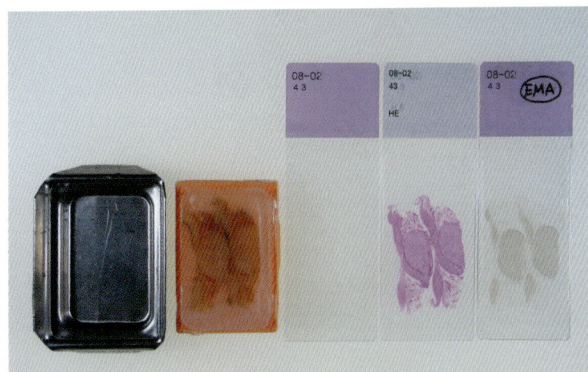

左から，パラフィン包埋用金枠，パラフィンブロック，未染薄切標本，HE 染色標本，EMA 免疫染色標本

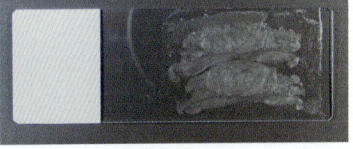
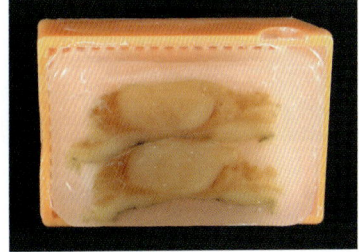

未染標本（上）とパラフィンブロック（下）

## 回転式(ロータリー式)ミクロトーム

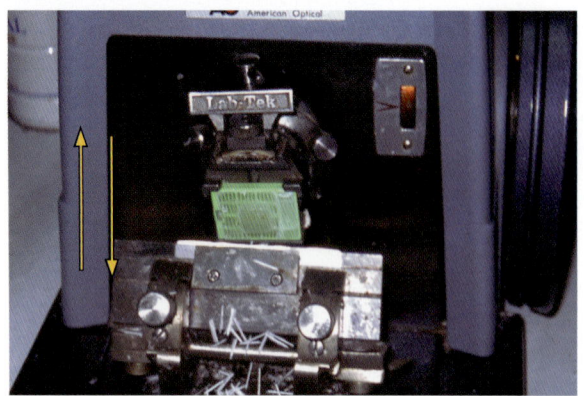

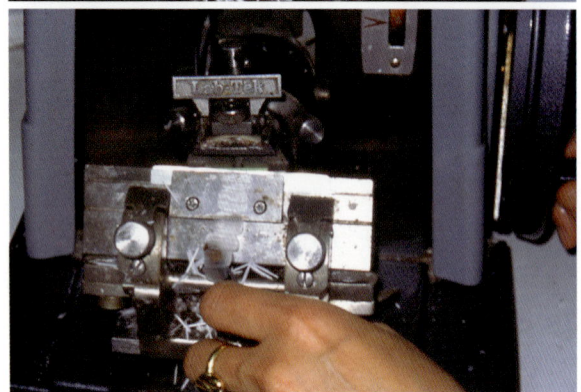

**パラフィンブロック**：移動(上下＋前方)
**刃**：固定
パラフィンブロックが1回上下するたびに，設定した厚さと同じだけ前方(刃の方)へ移動し，移動した厚さ分，パラフィンブロックを薄切する．

## 滑走式(ユング型)ミクロトーム

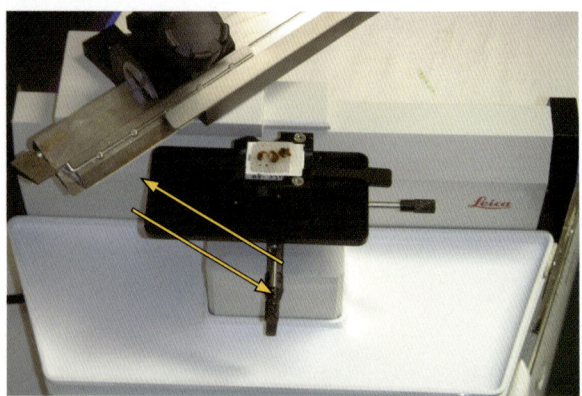

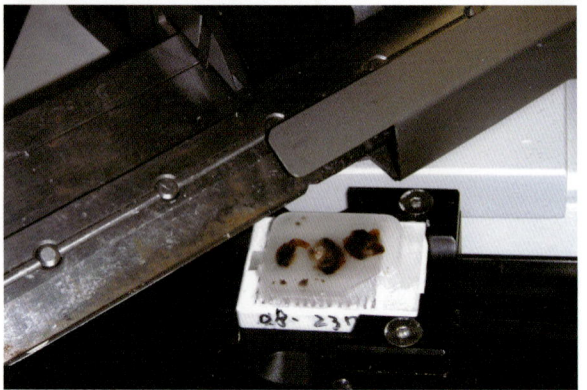

**パラフィンブロック**：固定(上方移動のみ)
**刃**：移動(前後)
刃を前後させてパラフィンブロックを薄切する．刃が前後1回移動すると，設定した厚さ分，ブロックが上方に移動する．

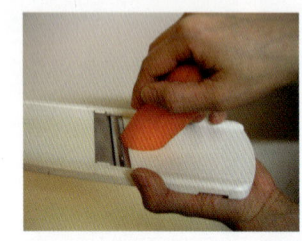
←切るものを動かす
(刃は固定)
回転式と同じ

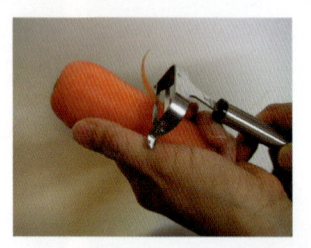
刃を動かす→
(切るものは固定)
滑走式と同じ

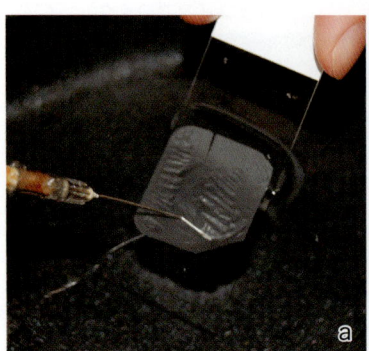
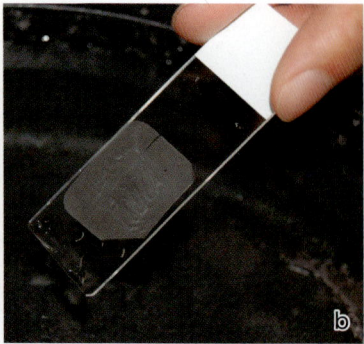
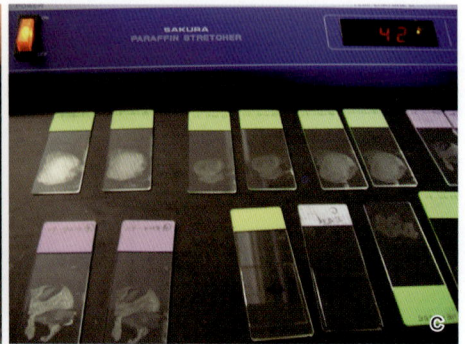

薄切されたパラフィン切片は，水や湯に浮かべて伸展させ，スライドガラスにすくって載せ，十分に乾燥させる．

## 5　染色，封入，その他

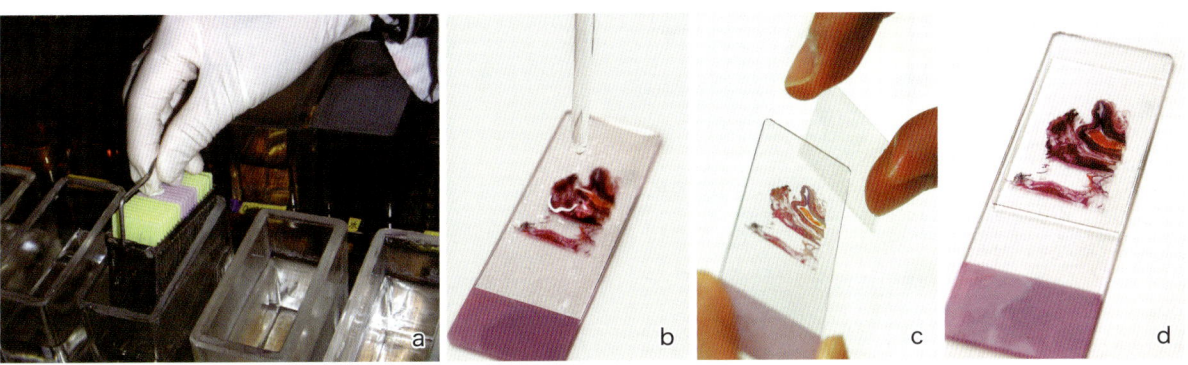

　乾燥後，目的に応じて各種染色を行い，封入剤をかけてカバーガラスで封入する．これで標本作製が終了する．組織標本作製にはさまざまなステップがある．それぞれのステップごとに，さまざまな機器や薬剤と臨床検査技師の熟練した技術が必要となる．

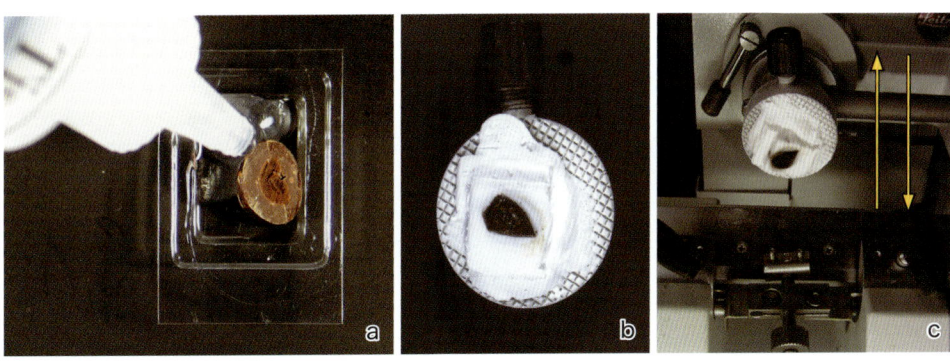

　術中迅速診（ゲフリール）の場合は，未処理（未固定）のままジェル状の TC コンパウンドに埋めて急速冷凍し，薄切する．低温のまま薄切できるミクロトーム（クライオスタット）の，薄切原理は回転式ミクロトームと同じである．未固定のまま作業を行うので，感染性の検体を扱う場合は，その後の消毒を含めて慎重な対応が必要とされる．

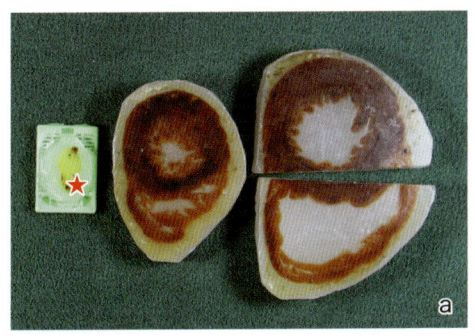
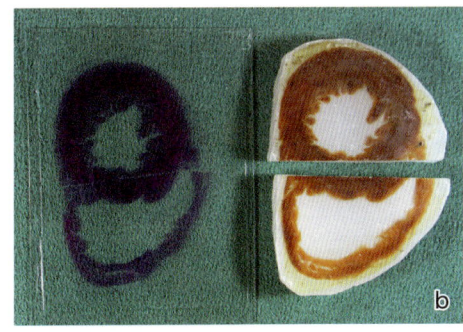

　通常は切り出しを行って，標本を作製するが，大型の組織で病変の分布様式などを観察するときは，細かな切り出しはせず，写真のように大型のパラフィンブロックを作成する場合がある（a★：通常サイズのパラフィンブロック）．
　急性心筋梗塞で死亡し，病理解剖によって摘出された心室の標本を，2 つのブロックに分けて作成し，ガラス上で 1 つに合わせた（b）．

13

# 4 細胞診

## 1 細胞診と組織診の違い

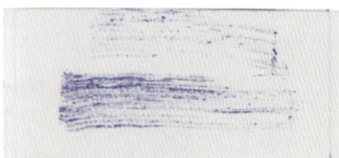
a：ギムザ染色

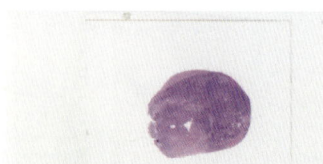
b：HE染色

摘出組織は被膜で覆われていたため最大割面で半割し，割面をブラシで擦過し細胞診標本を作製した(a)．その後，ホルマリンに浸漬固定し，通法どおり組織標本を作製した(b)．

| 細胞診 | 組織診（組織生検） |
|---|---|
| ・検体採取法が比較的簡単<br>・標本作製に特殊な装置が不要<br>・迅速な標本作製が可能<br>　（乾燥→）固定 → 染色<br><br>・被験者に対する侵襲性がない，<br>　または非常に少ない．<br>・組織診に比べると情報量が少ない．<br>　（基本的には細胞の良悪を判断する検査） | ・採取法は外科処置（経験が必要）<br>・標本作製に特殊な装置，技術が必要<br>・通常，標本作製に多くのステップと時間が必要<br>・固定 → 切出し → 脱水<br>　→ パラフィン包埋 → 薄切 → 染色<br>・被験者に対する侵襲性がある．<br>・細胞診より情報量が多い．<br>　（病変の範囲，周囲組織との関係，脈管侵襲の有無など）<br>・さまざまな染色による追加検討が可能 |

### HE染色（撮影倍率は一致していない）

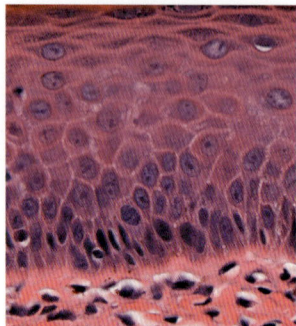
a：重層扁平上皮

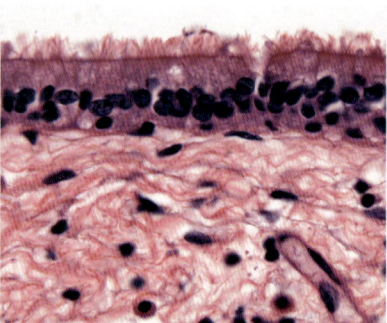
b：多列線毛円柱上皮

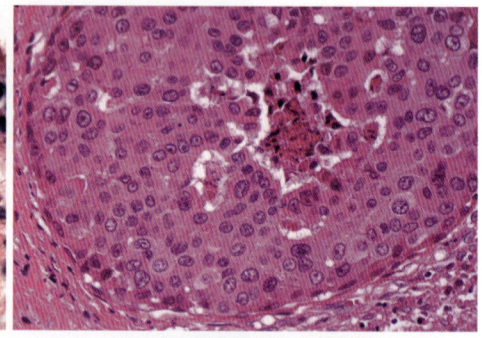
c：中心壊死を伴った癌胞巣

### パパニコロウ染色（撮影倍率は一致していない）

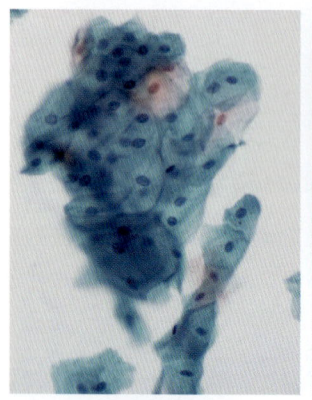
a：重層扁平上皮

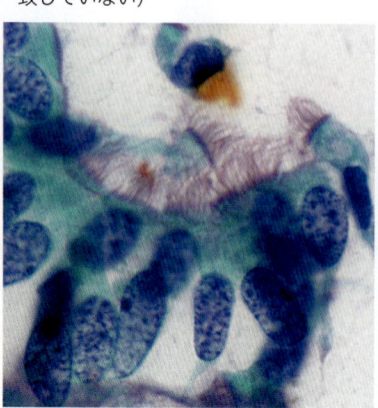
b：多列線毛円柱上皮

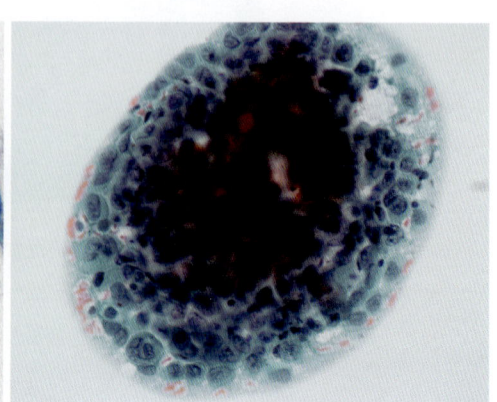
c：中心壊死を伴った癌胞巣

## 2　細胞採取法

### (1) 各種採取法の特徴

**擦過(剝離)細胞診**　病変表層を綿棒やブラシなどで擦過し、細胞を採取する.

　表在性の病変もしくは、深部病変が潰瘍などを形成している場合も、同様に外部からアプローチする．口腔領域の粘膜疾患などが対象となる．

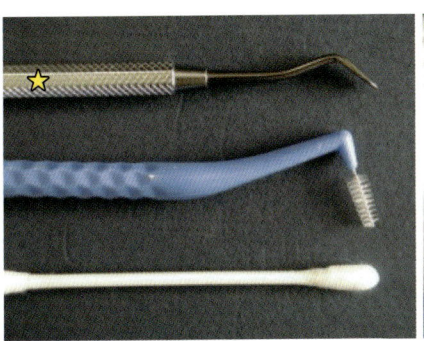 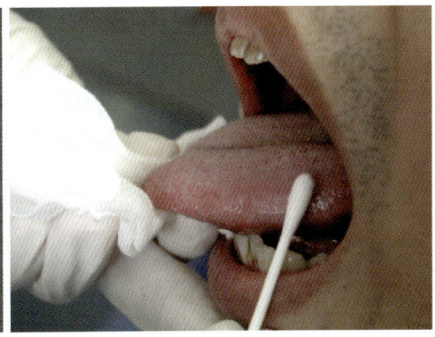

☆**練成充塡器**：通常は用いないが、擦過によって細胞が剝離されることを示すために、学生へのデモンストレーション時に使用

　腟・子宮頸部，甲状腺など日常的に細胞診が頻繁に行われる部位では、専用の採取器具が多数開発，使用されている．口腔領域専用器具もあるが、日常使用している歯間ブラシや綿棒で十分検査できる．

**捺印細胞診**　生検・手術で採取した組織を、そのままスライドグラスに印鑑を押すように軽く接触させて細胞を採取する．

　術中迅速診の際に、術中迅速細胞診として併用する．凍結標本で生じるアーチファクトがないので、細胞形態などの評価が重要な症例の検査には有用である．

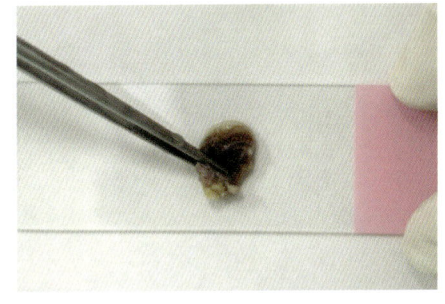

**穿刺(吸引)細胞診**　細い注射針(と注射器などの吸引器具)を用いて、深部組織から細胞を採取する．甲状腺，乳腺，唾液腺などの腺組織の病変や軟部組織など、擦過では採取できない部位の病変から細胞を採取する．

　エコー観察下で、病変部位を確認しながら採取することも多い．

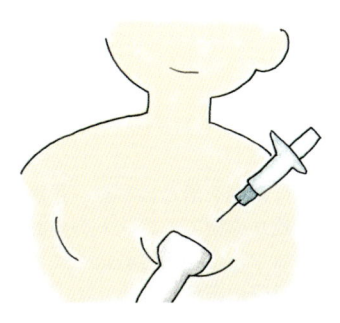 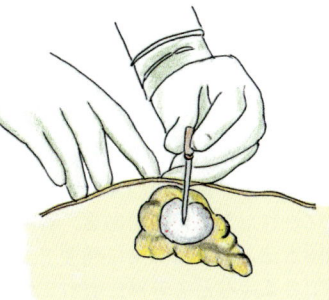 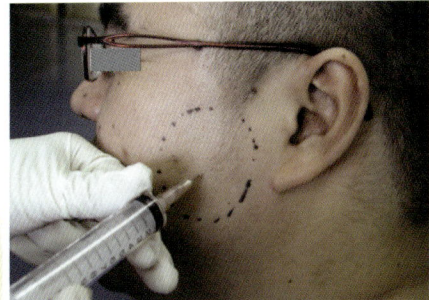

### (2) 擦過細胞診と穿刺細胞診

　学生教育の場で，多くの学生が細胞診について誤解している点がいくつかある．その1つが，穿刺吸引細胞診が液体成分を対象とする細胞診だと思っていることである．囊胞性疾患などで，試験穿刺をして内溶液の性状を確認する場合があるが，この際，感染性疾患を疑う場合には細菌検査を行い，腫瘍性病変を疑う場合には細胞診も行うことがある．この際に行う細胞診は，囊胞壁の細胞が剝離し，囊胞液中に混在していたものを，遠心分離した沈渣として採取し，プレパラートに塗抹して標本を作製する．つまり採取方法としては囊胞内容液の穿刺吸引を行っているが，採取した細胞の大半は内容液中に剝離（自然脱落）した細胞を観察していることになる．

　このほか液性検体を対象とする細胞診としては，尿（剝離した膀胱などの尿路病変の細胞），腹水や胸水（腔水中に混じた脱落細胞），気管支洗浄液（内視鏡的に洗浄し吸引した液中に混じた剝離細胞）などが対象となるが，上記同様に剝離細胞を観察する検査である．喀痰細胞診も同様である．

　一方，穿刺吸引細胞診は，甲状腺や唾液腺など深部に存在する臓器，筋肉や粘膜下に生じた病変を対象とする．細胞を採取する際には，注射針を病変部に穿刺し，その注射針の内腔に入った細胞（小組織）をプレパラートに塗抹して標本にする．充実性の組織から試験採取するので，注射針中に採取するのがむずかしいときは，採取しやすくするために注射筒をつけ，内筒を引いて陰圧をかけて採取する．専用の装置に注射器をセットして用いることもある．つまり次のように考えると理解しやすいと思われる．

**擦過（剝離）細胞診**
　　＝自然脱落，もしくは擦過によって剝離した細胞を対象とする細胞診
**穿刺（吸引）細胞診**
　　＝穿刺によって針内に採取された細胞を対象とする細胞診

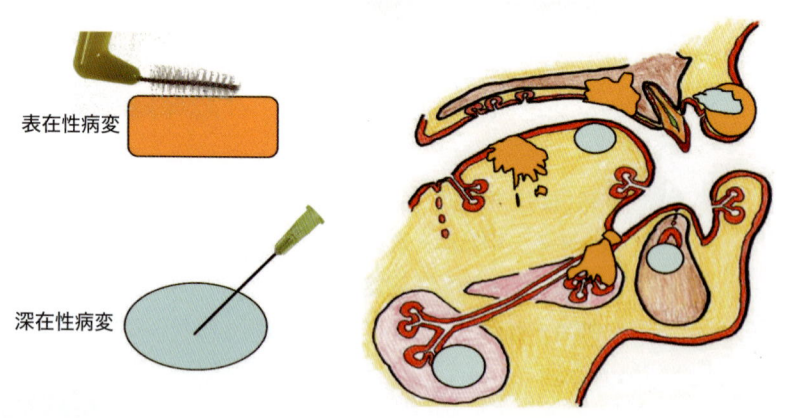

#### 液状検体細胞診 liquid-based cytology とは

近年その有用性が注目されている細胞採取処理，標本作成システムである．
　検査部位を擦過したブラシを，専用の固定液が入った容器内で撹拌し，固定液内に細胞を落とし容れ，固定後は専用の機器で均一な塗抹標本を作製する画一化されたシステムである．専用容器や機器が必要で，コストの点などクリアしなければならない問題もあるが，採取固定法としては非常に簡便で，術者の経験などに左右されにくく，細胞の乾燥挫滅なども少なく，良質な標本作製ができる点などで非常に優れている．また細胞の重積がないため，観察しやすい標本を得ることができる．

## （3）擦過細胞診のポイント

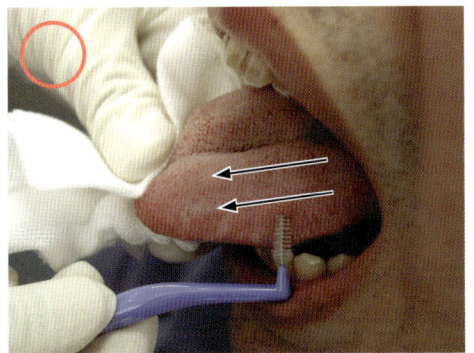
ソフトタッチで十分に細胞を採取できる．同一方向に数回軽く擦過するだけで十分である．

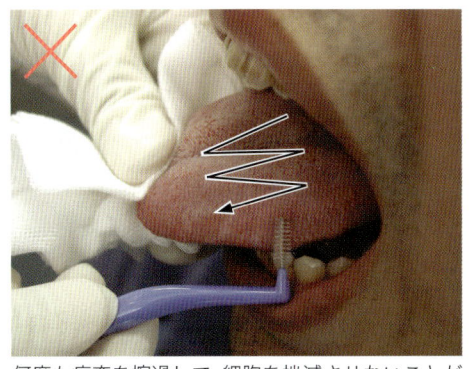
何度も病変を擦過して，細胞を挫滅させないことが重要である．

> 生検と異なり，明らかに目視できる検体が採取できないため，
> 初心者は，つい過剰に擦過して，組織を剥離してしまうことがある．
> プレパラートにくもりが生じる程度で，十分に採取されている．

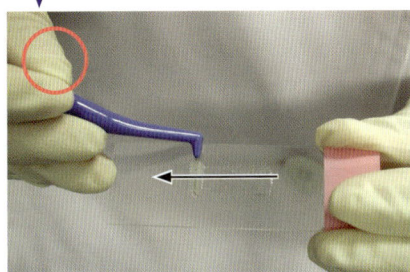

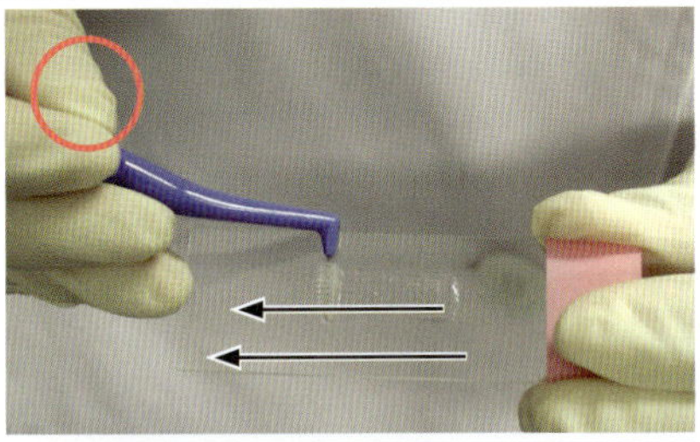

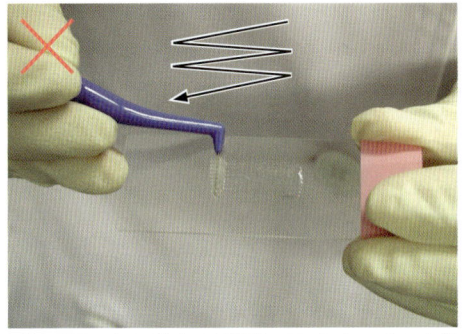
プレパラートに塗布する際もソフトタッチで十分である．何度もこすり付けるような操作を行うと，せっかく採取した細胞が挫滅してしまう．

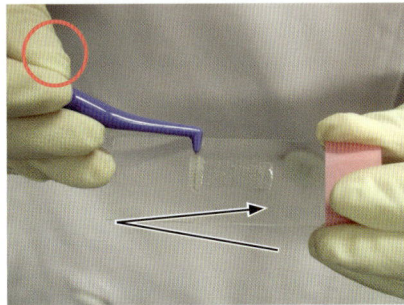
一方方向に軽く塗布する．または漢字の「二」の字や「V」の字を書くように（重ならないように）塗抹する．

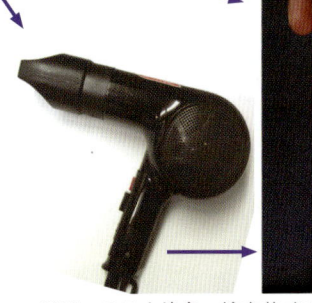
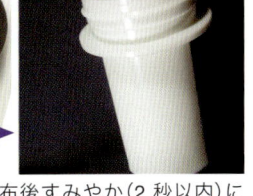
・**パパニコロウ染色**：塗布後すみやか（2秒以内）に95％エタノールに浸漬する．
・**ギムザ染色**：塗布後，ドライヤー，エアシリンジなどの冷風で乾燥させる（乾燥後メタノール固定）．

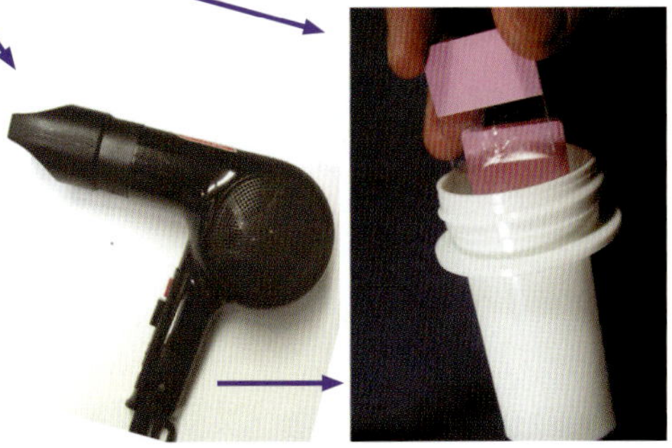

## 3 ギムザ染色とパパニコロウ染色（両染色とも正常粘膜から採取作製）

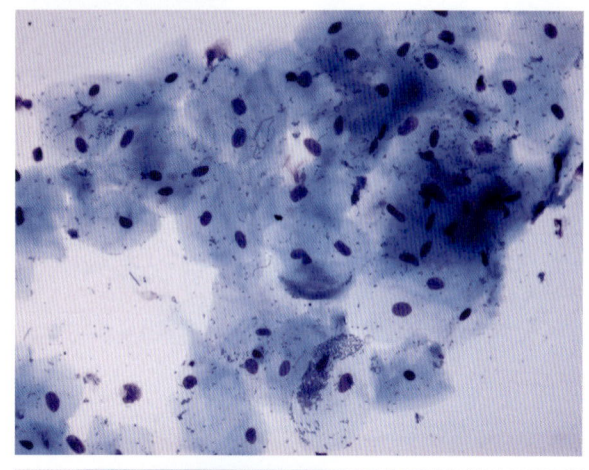 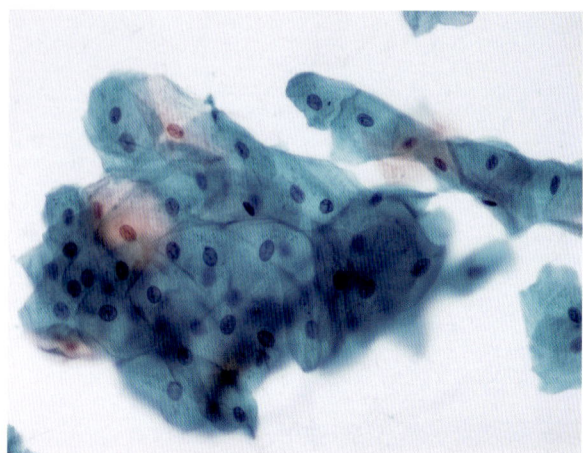

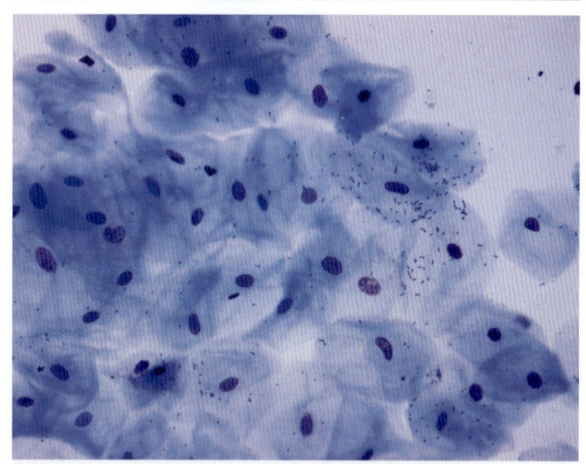 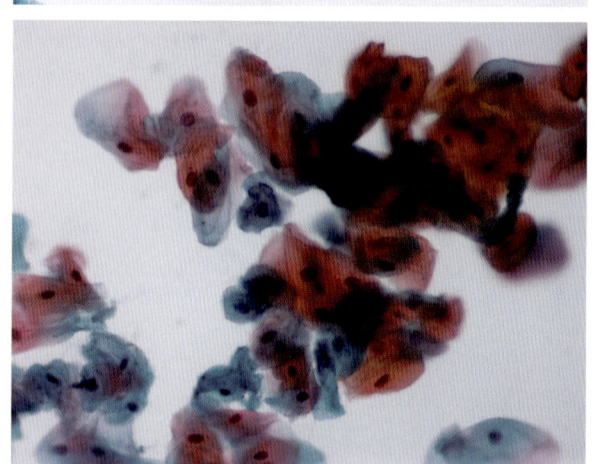

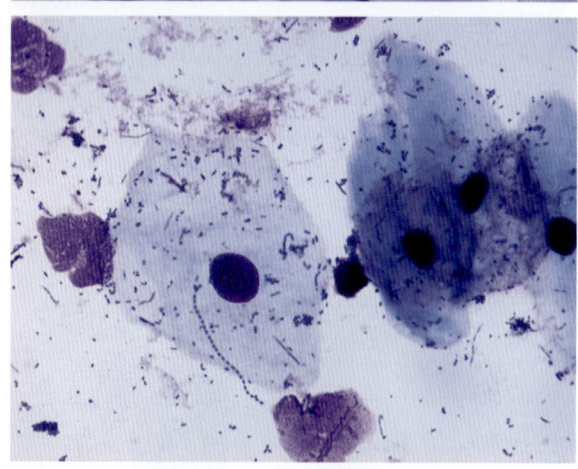 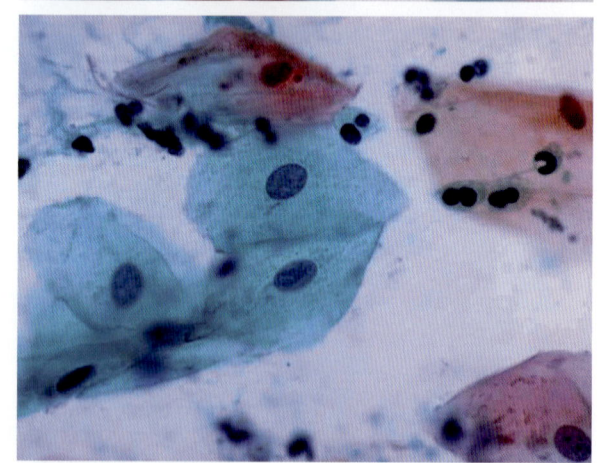

ギムザ染色（急速に乾燥後，メタノール固定）
- 血液塗抹標本の染色に用いられてきた．
- 液状検体やリンパ節標本などに適する．
- 重積性が著明な場合は染色性が悪い．
- 核は紫色，核小体は淡紅色～淡青色．
- 細胞質は淡青色～青藍色
　（細胞の種類によって異なる）．

パパニコロウ染色（95％エタノール固定）
- 細胞の透明度がよく，細胞が重なっていても観察しやすく，核構造も見分けやすい．
- 重層扁平上皮の表層は，朱色～黄橙色～桃色．中層は，淡青色～淡緑色．基底層は，青緑色．
- 腺細胞や中皮細胞：淡青～緑色
- 赤血球：橙色（緑色のこともある）

## 4　各種細胞診

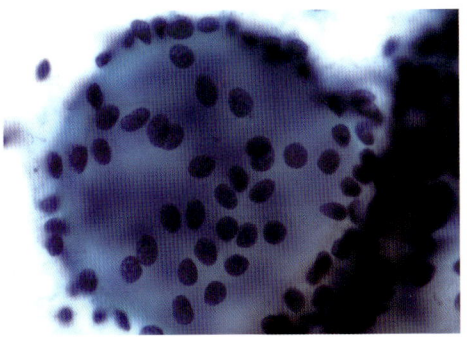
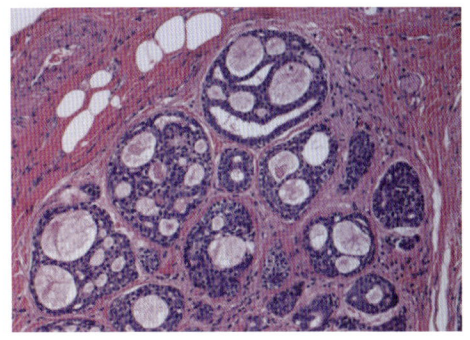

**口底部擦過細胞診（腺様嚢胞癌）**　舌下腺に生じた病変が浸潤増殖して，菲薄な口底粘膜に潰瘍を形成し，病変が口腔内に露出したため，擦過による採取が可能であった．細胞診においても小塊中に篩状構造様の所見が観察される．

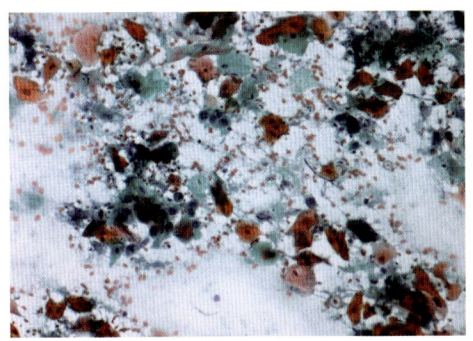
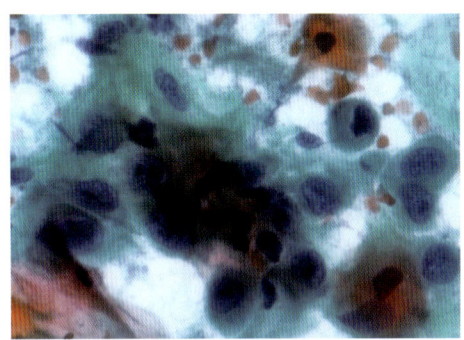

**舌側縁部擦過細胞診（扁平上皮癌，高分化型）**　壊死性の背景に，異型の目立つ扁平上皮細胞が，小塊状や孤立散在性に多数観察される．オレンジG好性の異型表層（角化相当）細胞も散見される．

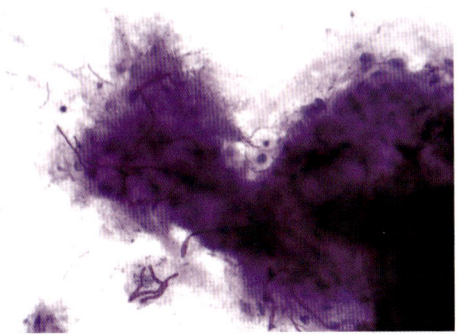
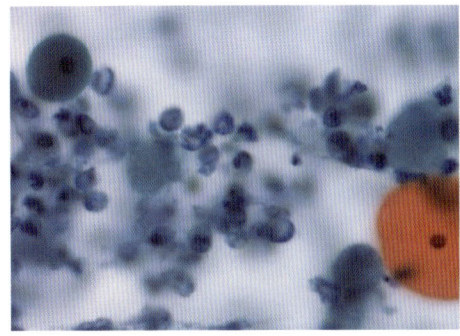

**頰粘膜擦過細胞診（カンジダ症）**　易剝離性の白色病変から採取．PAS染色により，多数の仮性菌糸が上皮集塊内に認められる．

**下顎智歯部嚢胞穿刺吸引細胞診（角化嚢胞性歯原性腫瘍）**　多数の炎症細胞内に角化細胞を含む上皮細胞が観察される．細胞異型はほとんど認めない．

---

細胞診で得られる情報は，質，量ともに，組織診で得られるものとは異なる．組織診で得られる周囲組織との関係，病変の範囲などは細胞診では確認できない．しかし細胞採取の仕方，採取された細胞の状態（集塊を形成しているかなど）で，条件は変わるが，症例によっては，特徴的な細胞や集塊の形状などから組織型を推測することが十分可能である．両者の特徴を十分認識したうえで，臨床に応用していくことが大切である．

# 5 各種染色法について

## 1 ヘマトキシリン・エオジン(HE)染色

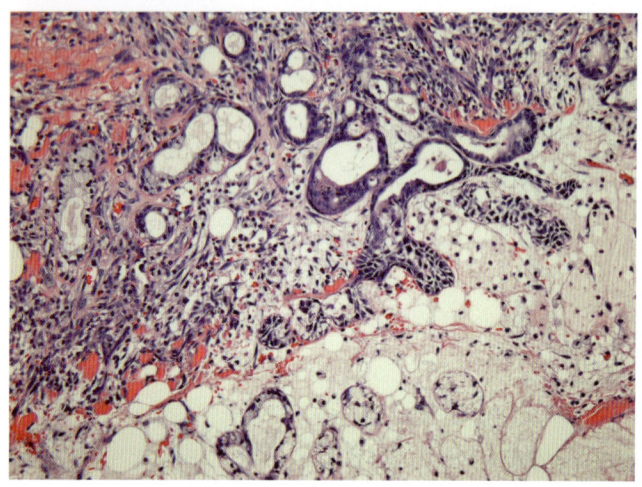
粘液嚢胞の粘液貯留部位と，腺房の消失，導管の拡張が目立つ小唾液腺組織

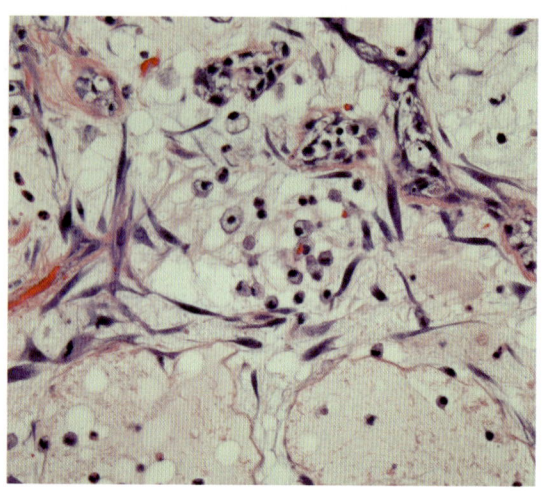
漏出粘液中に多数のマクロファージや線維芽細胞を混じた粘液肉芽組織

通常，病理組織学的に形態観察を行うには，HE標本染色を用いる．HE染色は，塩基性のヘマトキシリンと酸性のエオジンの2種類の染色液を用いた二重染色法である．

乳頭腫

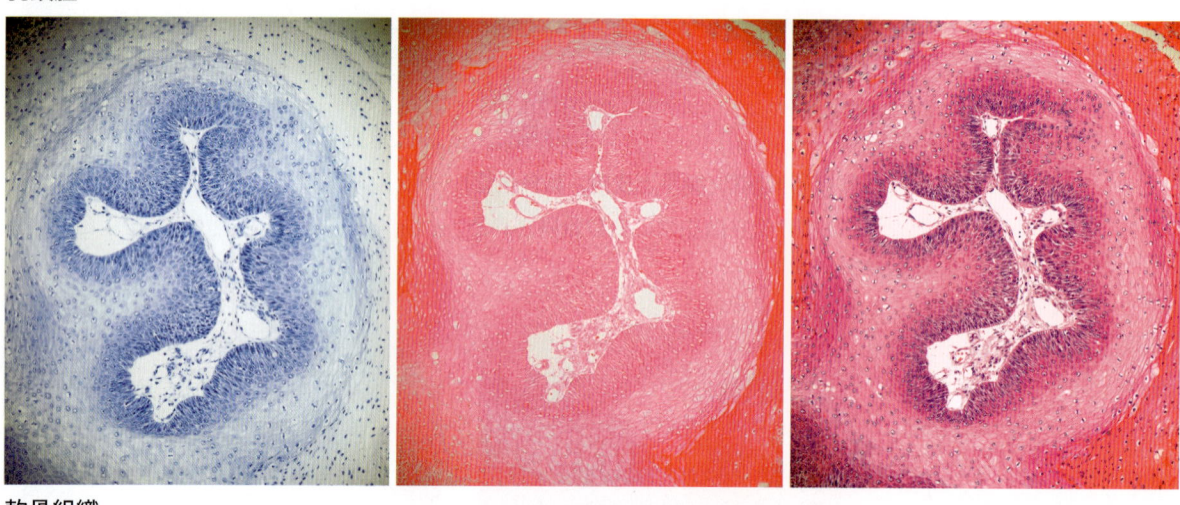

軟骨組織

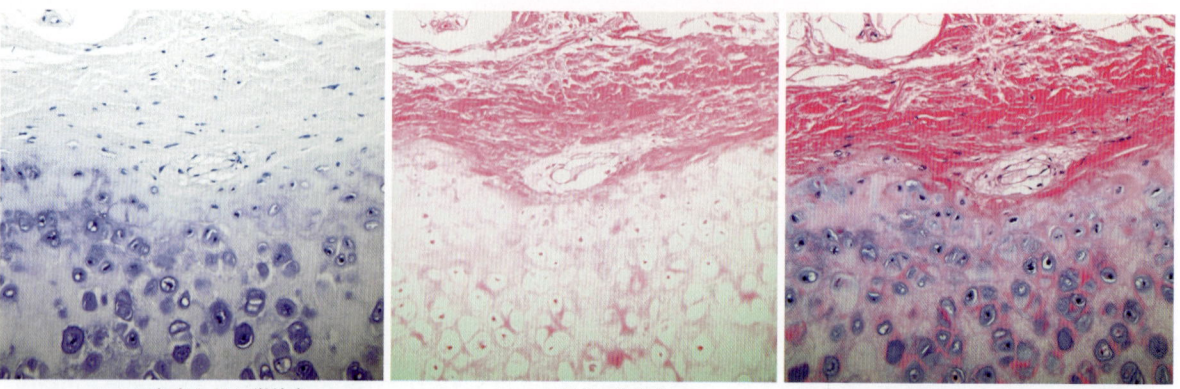

a：ヘマトキシリン単染色　　b：エオジン単染色　　c：ヘマトキシリン・エオジン二重染色

ヘマトキシリン，エオジンそれぞれ単染色しただけでは顕微鏡観察のための十分な染色状態を得ることはできない．二重染色を行うことで，はじめて有効な染色法となる．

## 2　特殊染色

### (1) 鍍銀染色

　鍍銀染色は，結合組織の1つである細網線維（微細な膠原線維の一種で好銀性）の染色を目的とする．細網線維-黒，膠原線維-赤紫～レンガ赤色，核-黒またはエンジ色，細胞質-うす紫を示す．細網線維の分布状態を観察することで癌腫と肉腫の鑑別などに用いる．

**扁平上皮癌（高分化型）**

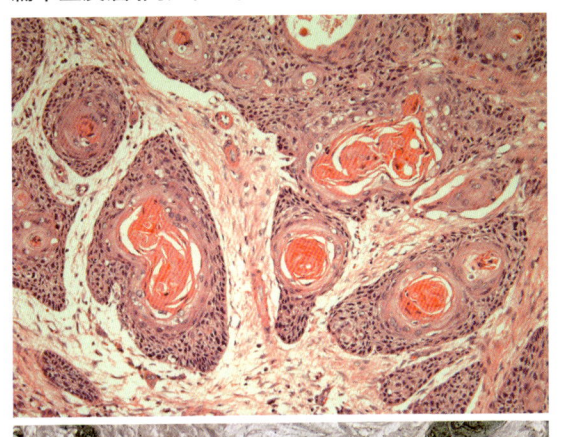

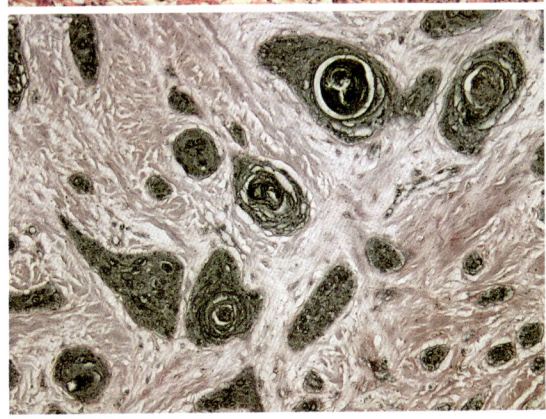

**無色素性黒色腫**

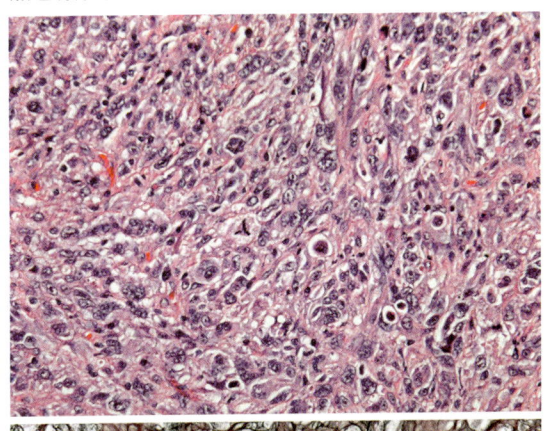

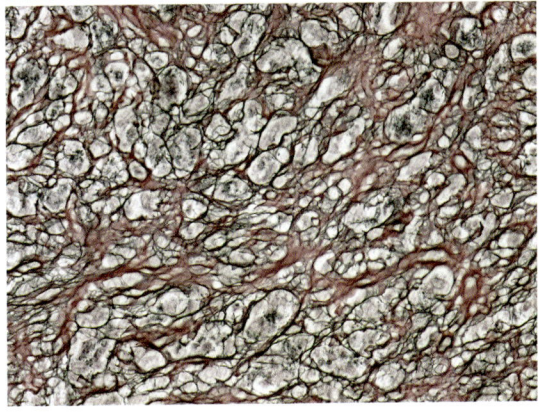

**上皮性悪性腫瘍（癌腫）のイメージ**

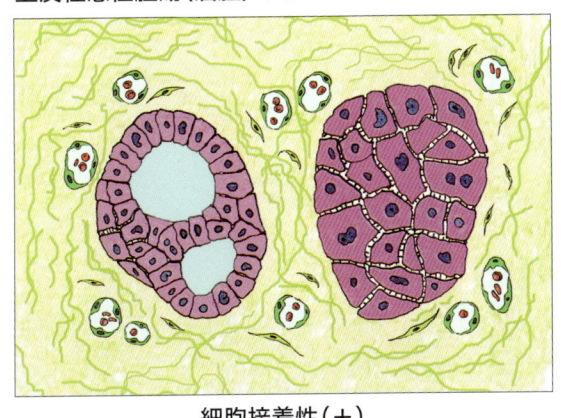

細胞接着性（＋）
↓
周囲間質（血管や結合織）と混ざり合わない
↓
（胞巣状構造をとる）

**非上皮性悪性腫瘍（肉腫）のイメージ**

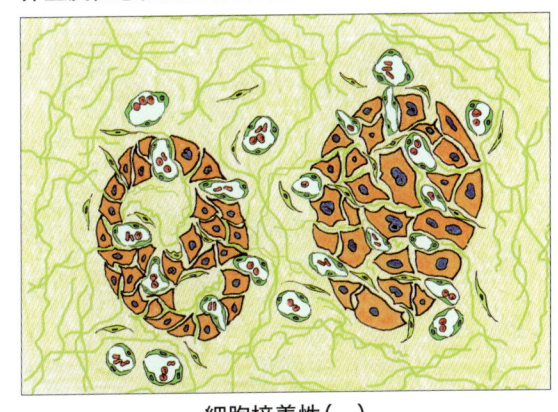

細胞接着性（－）
↓
周囲間質（血管や結合織）と混ざり合う

## (2) エラスチカ・ワンギーソン染色

弾性線維，膠原線維のほか，筋線維を染め分ける．
弾性線維は紫黒色，膠原線維は赤色，筋線維・細胞質は黄色調を呈する．

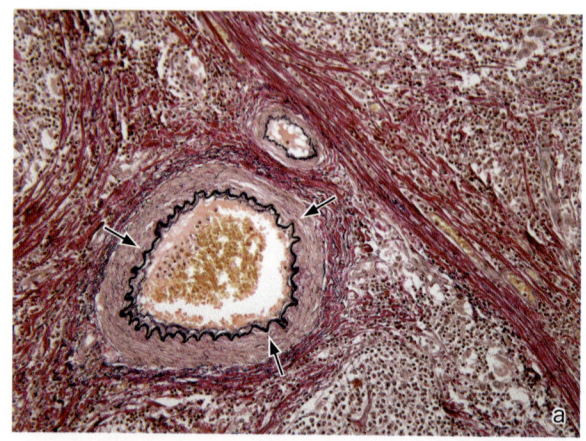
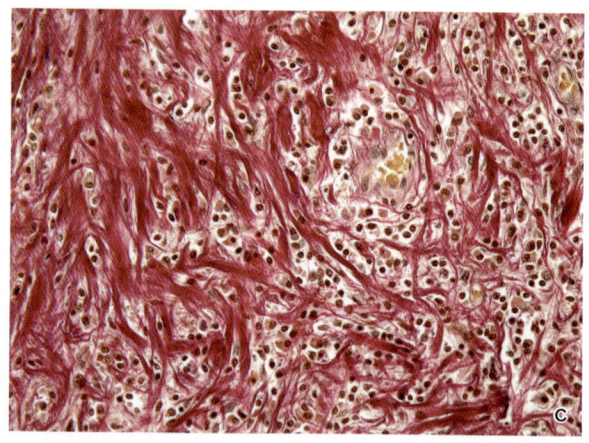
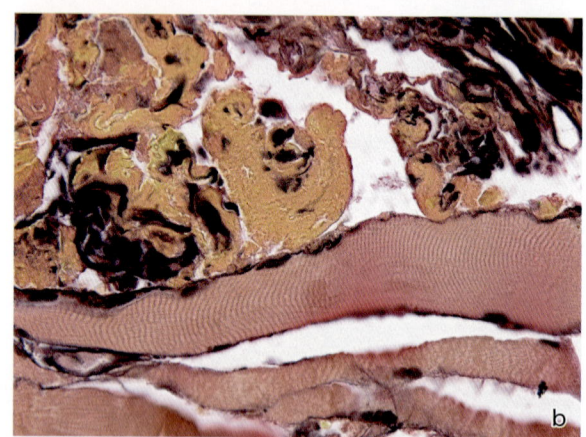

a：周囲に悪性腫瘍の浸潤増殖をみる大小の動脈
　　弾性板が明瞭に認識できる（矢印）．
b：aと同一病変内でみられた錯綜する抗原線維束
c：横紋構造が明瞭な筋線維束

## (3) マッソン・トリクローム染色

膠原線維を緑（青）に，細胞質を赤に染め分ける．

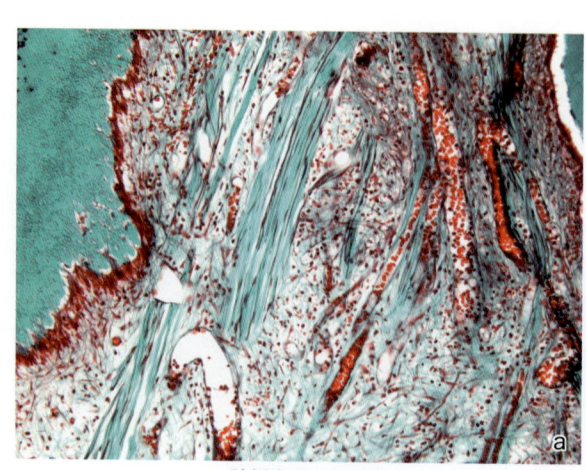
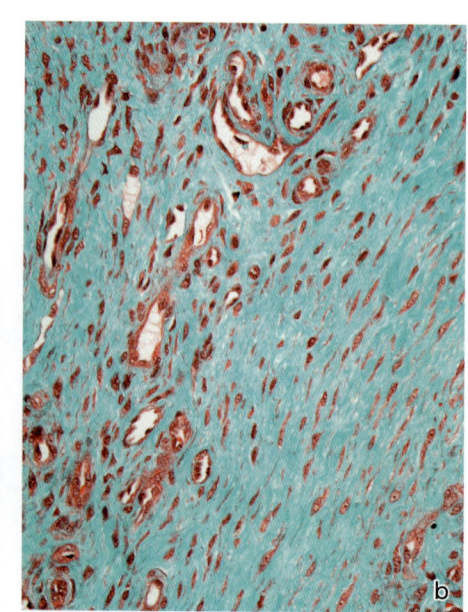

a：破折歯牙の歯髄組織
b：肉芽組織
　　膠原線維（緑）内に，多数の毛細血管や紡錘形の線維芽細胞が観察される．

### (4) コンゴーレッド染色

本来生体には存在しないタンパク質であるアミロイドを赤染する（偏光顕微鏡で確認）．

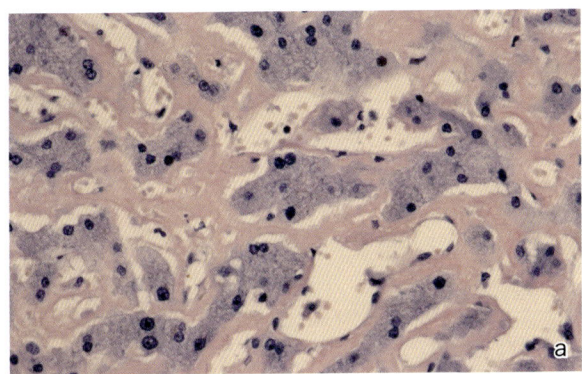
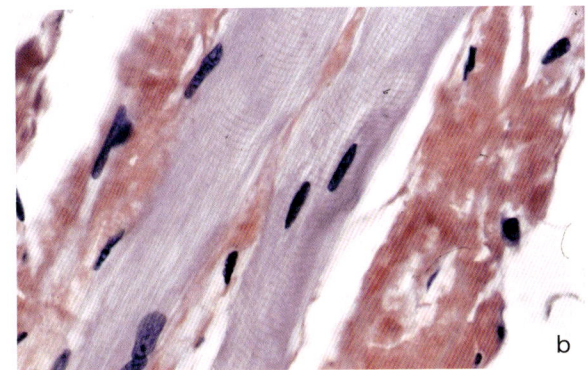
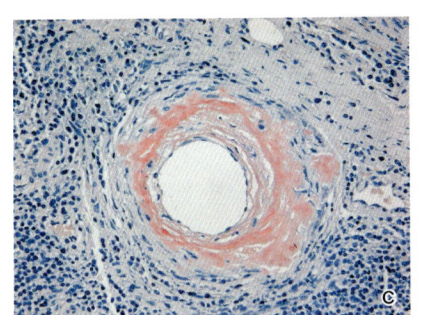

a：アミロイド肝
　肝細胞索と類洞の間に多量のアミロイド沈着をみる．
b：アミロイド舌
　舌筋周囲に沈着したアミロイドにより舌筋は萎縮．
　筋の萎縮量以上の沈着があると，舌は仮性肥大を呈する．
c：血管壁周囲に沈着したアミロイド
　血管周囲はアミロイド沈着の好発部位である．

### (5) 脂肪染色（オイルレッド O 染色，ズダンブラック染色）

ホルマリン固定パラフィン包埋標本では，標本作製中に脂肪成分が溶解するのを防ぐため未固定組織のまま凍結して薄切標本を作製し，残存脂肪成分を赤染する．

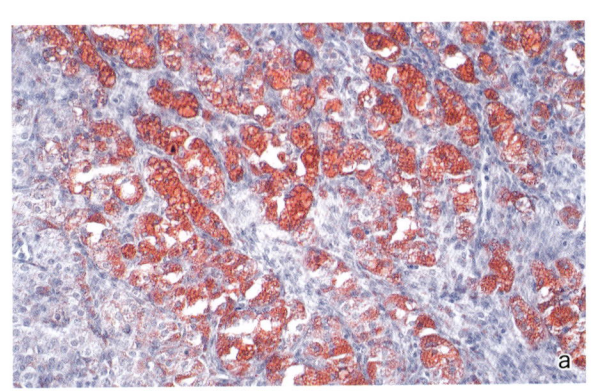
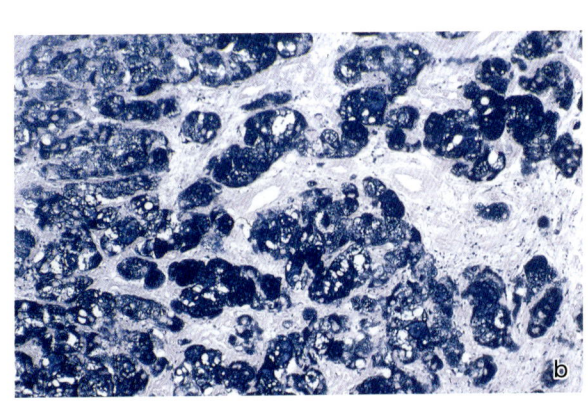
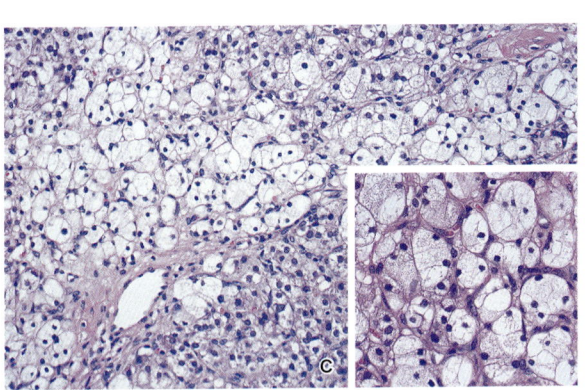

**腎臓に生じたステロイド産生腫瘍**　steroid cell tumor
a：オイルレッド O 染色
b：ズダンブラック染色
c：HE染色
　HE 染色では淡く泡沫状で豊富な細胞質を有する腫瘍細胞の増殖が観察される．これがグリコーゲンや粘液ではなく豊富な細胞内脂肪であることを証明するために，脂肪染色が必要となる．

### (6) 粘液染色（アルシアンブルー染色，ムチカルミン染色，PAS染色）

アルシアンブルー染色，ムチカルミン染色，PAS染色などは，ムコ物質などを染め出す性質を利用して，粘液の証明などに用いられる．

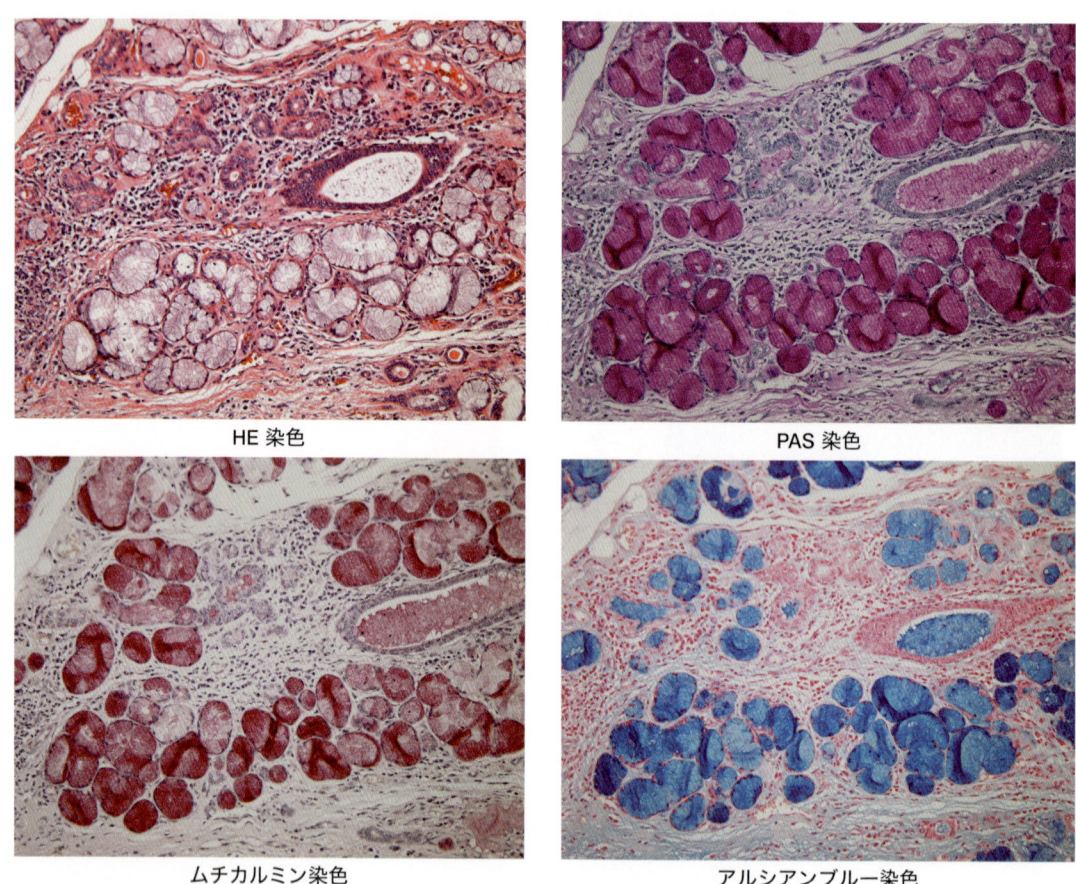

HE染色　　　　　　　　　　　PAS染色

ムチカルミン染色　　　　　　　アルシアンブルー染色

口蓋腺（粘液腺）腺房および導管内の粘液が確認できる．

### 歯原性粘液腫（歯原性粘液線維腫）

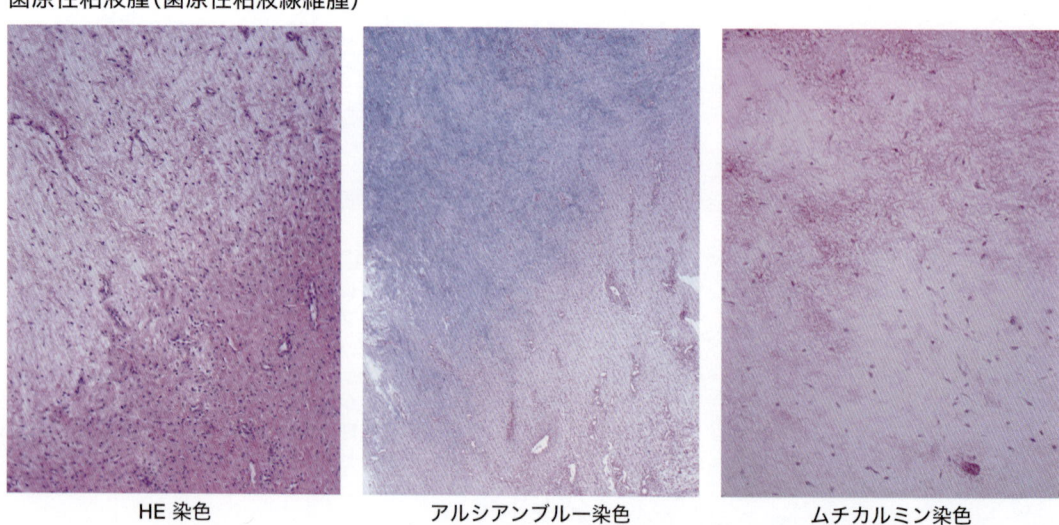

HE染色　　　　アルシアンブルー染色　　　ムチカルミン染色

左上方の明るい領域が粘液腫状の部位．右下方は線維の増生が目立つ．

### (7) PAS 染色

PAS 反応（Periodic Acid Schiff reaction）は，多糖類のほか，グリコーゲン，粘液物質のほか，真菌類の証明などにも広く用いられる．

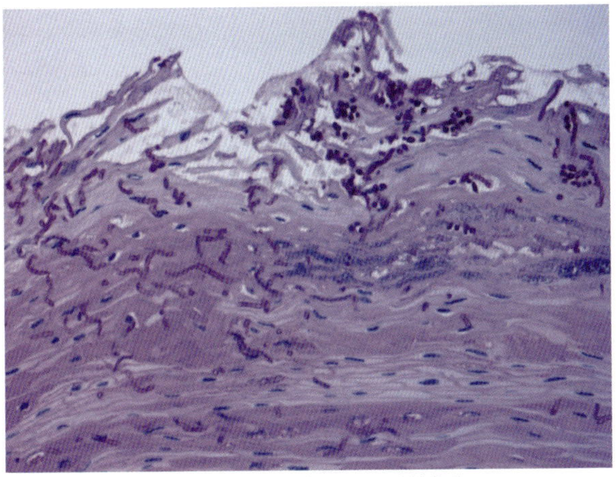

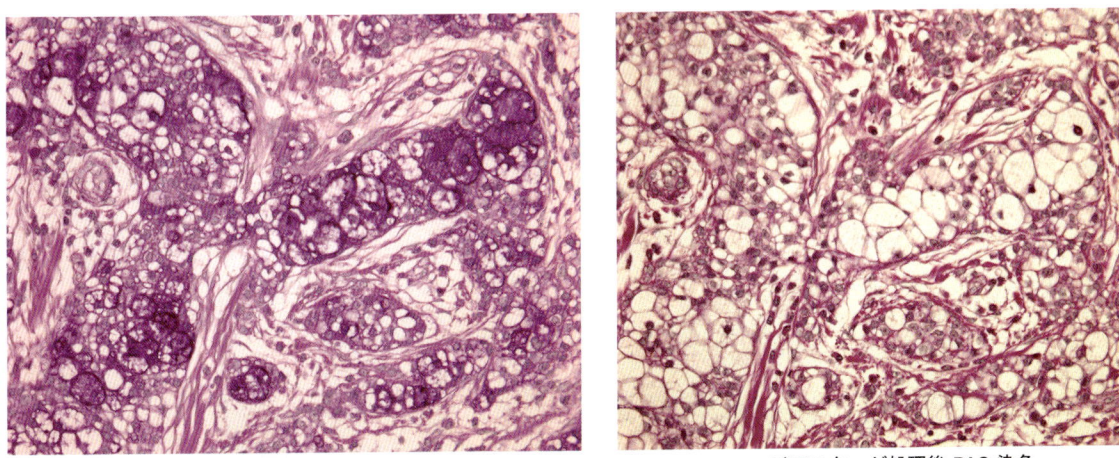

肥厚した角化層内のカンジダ菌糸 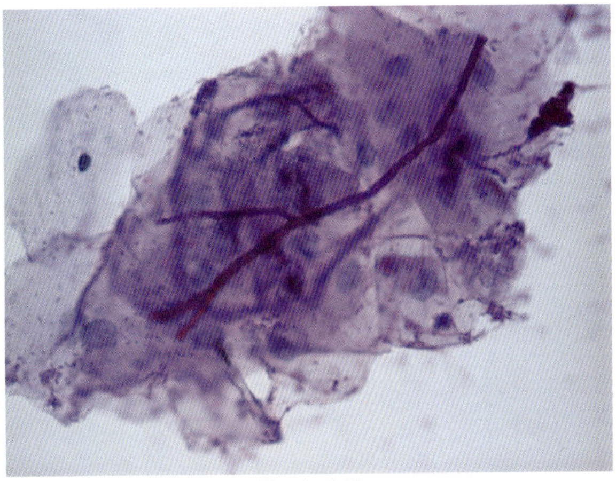　　　　　　　擦過細胞診

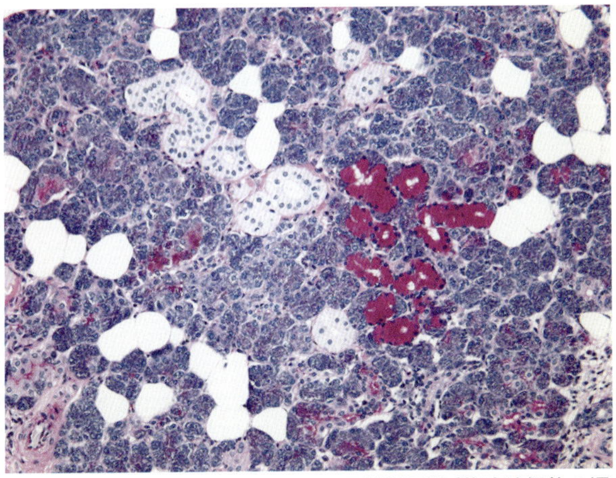

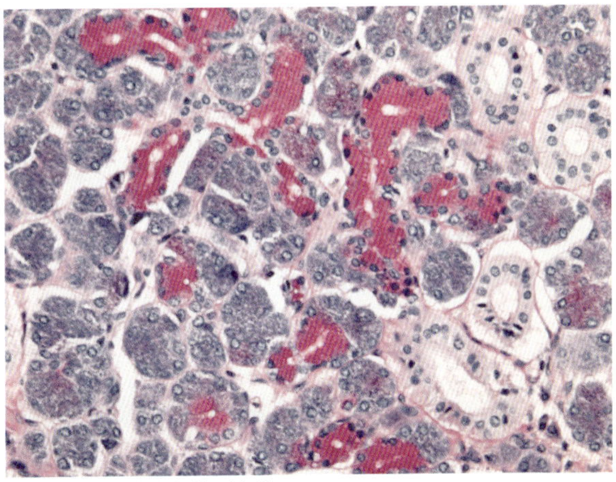

正常顎下腺（漿液腺優位の混合腺）組織内の粘液腺部位が赤染

明細胞性腺癌 PAS 染色　　　　　　　　　ジアスターゼ処理後 PAS 染色

腫瘍細胞が PAS 染色で広範に陽性を示しているが，ジアスターゼ消化処理後の PAS 染色では陰性である．これは細胞質内の赤染した物質が粘液ではなくグリコーゲンであり，酵素処理により消失したことを意味する．よってアルシアンブルー染色や，ムチカルミン染色にも陰性である．

(8) 微生物の染色
さまざまな微生物を証明・観察するための染色が，目的に応じて行われる．

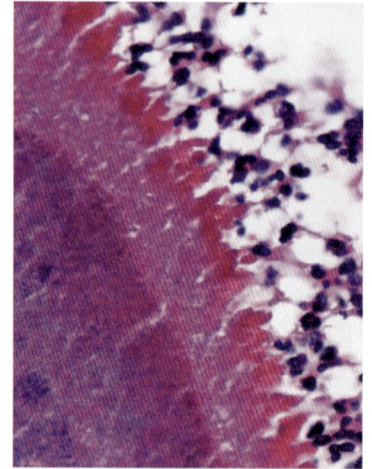
HE 染色

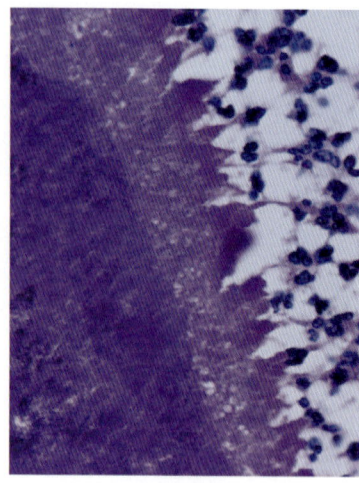
PAS 染色

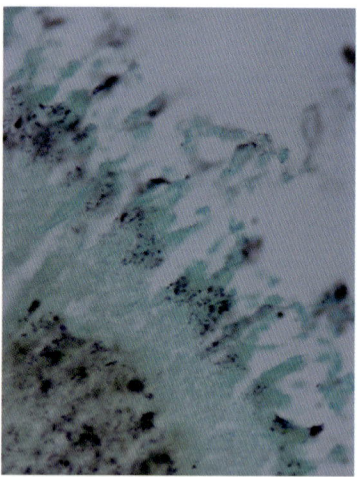
グロコット染色

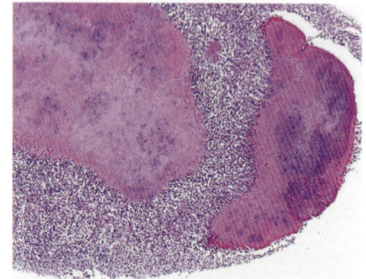
HE 染色全体像

**頬粘膜放線菌症の菌塊**　HE 染色で菌塊辺縁部にエオジン好性の棍棒体の配列が認められる．
　PAS 染色，グロコット染色ともに真菌類の証明に有用である．

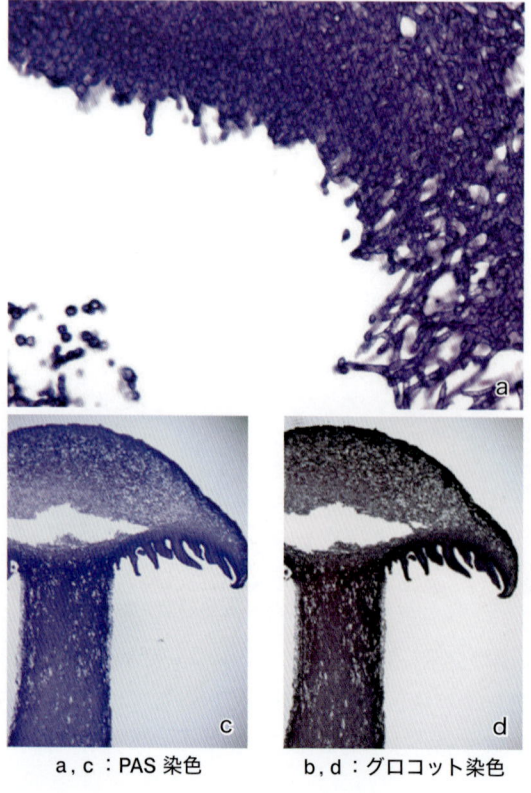

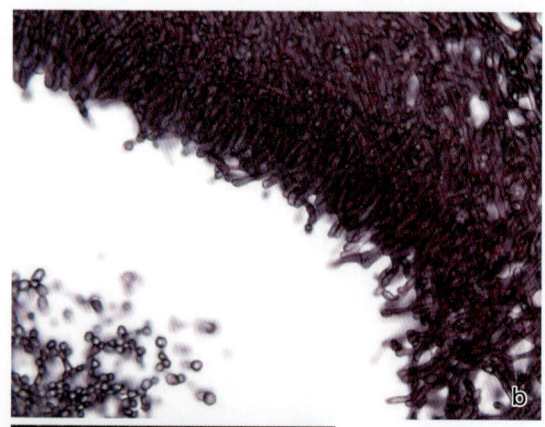

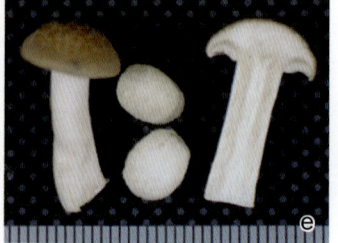

a, c：PAS 染色　　b, d：グロコット染色

**ブナシメジ**　キノコが真菌類であることがよくわかる．

26

## 慢性胃炎

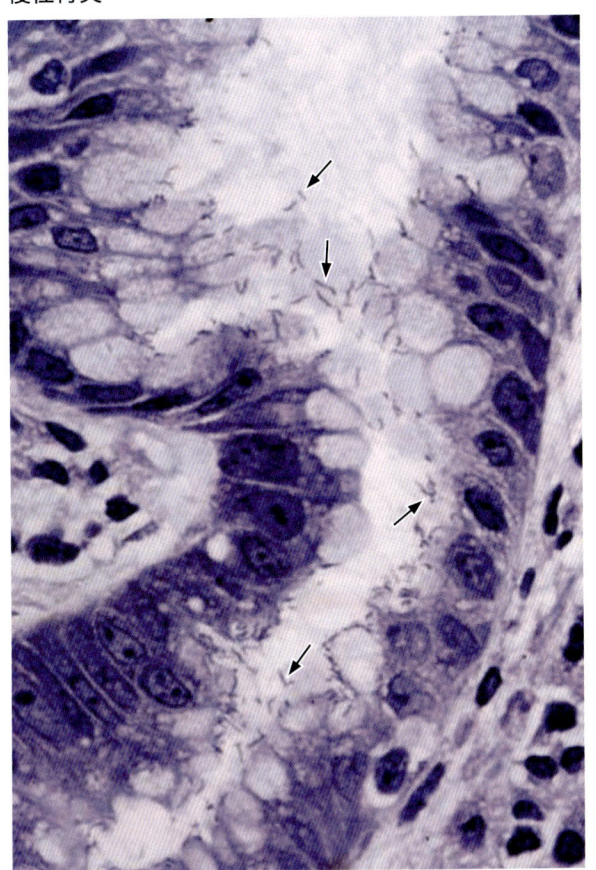

**チオニン染色した胃の生検組織**
小窩内に多数の *Helicobacter pylori*(ヘリコバクター・ピロリ)が確認される(矢印).

## 結核組織

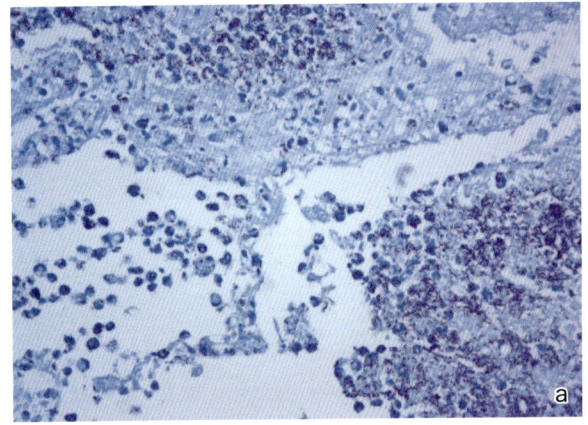

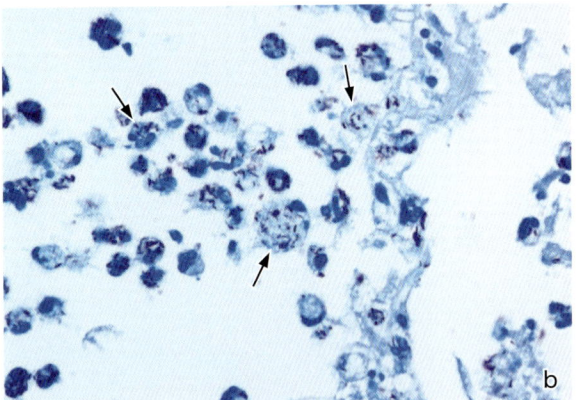

**チール・ネルゼン染色した結核組織**
チール・ネルゼン染色は結核菌などの好酸菌を赤染する. b では好中球やマクロファージに貪食された菌が赤染されている(矢印).

## 上顎洞アスペルギルス症

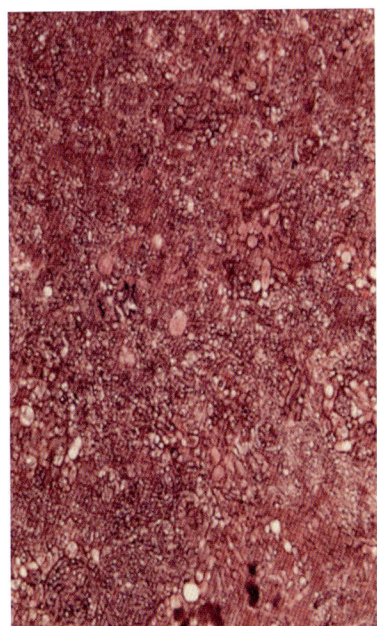

HE 染色

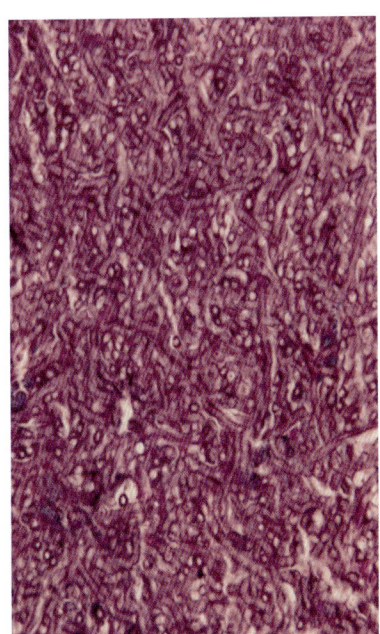

PAS 染色

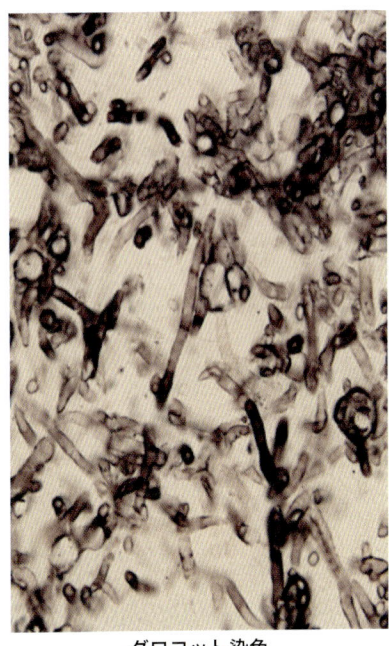

グロコット染色
Y 字状に分岐する有隔菌糸が認められる.

## 3　免疫組織化学染色

### (1) 免疫組織化学染色の原理と種類

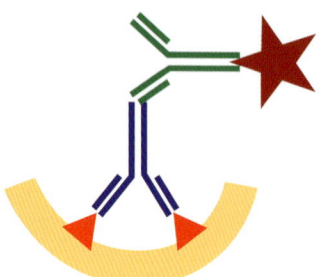

▲：抗原
★：発色部位
Ⅱ：一次抗体
Ⅱ：二次抗体

免疫組織化学染色(免疫組織染色，免疫染色)は，その名が表すとおり免疫反応(抗原抗体反応)を用いた染色法である．ある目的とする細胞，小器官，成分などに存在する抗原部位に，それと特異的に結合する一次抗体と結合し，さらに発色剤と反応する二次抗体を結合させることなどにより，その目的部位だけを発色(可視化)させる．

|  | 代表的な抗体名 |
|---|---|
| 神経系マーカー | S-100 protein, GFAP, neurofilament, NSE |
| 筋系マーカー | myoglobin, muscle actin, smooth muscle actin |
| 間葉系マーカー | vimentin |
| 組織球系マーカー | $\alpha_1$-antichymotripsin, KP-1 (CD68) |
| 上皮系マーカー | EMA, widekeratin, 各種 cytokeratin |
| 血管系マーカー | FactorⅧ, CD34 |
| 腫瘍関連マーカー | AFP, CEA, CA19-9, HMB-45, P53, Her2, PSA |
| 細胞増殖能マーカー | Ki-67, PCNA |
| リンパ球系マーカー | LCA, L-26, UCHL-1, IgG, Kappa, CD79a |
| レセプター系マーカー | estrogen receptor, androgen receptor |
| ホルモン関連マーカー | glucagon, insulin, thylogloblin |

**免疫組織染色による発色部位の違い**

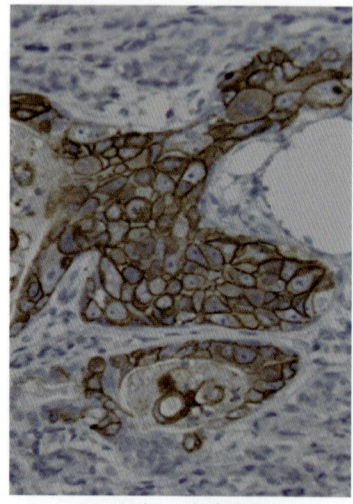

Her2/*neu* 免疫染色
おもに細胞膜が染色される．

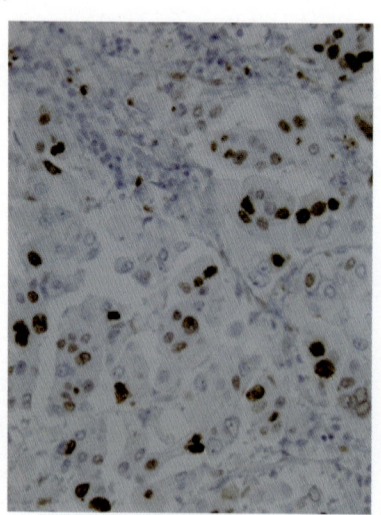

Ki-67 免疫染色
核が染色される．

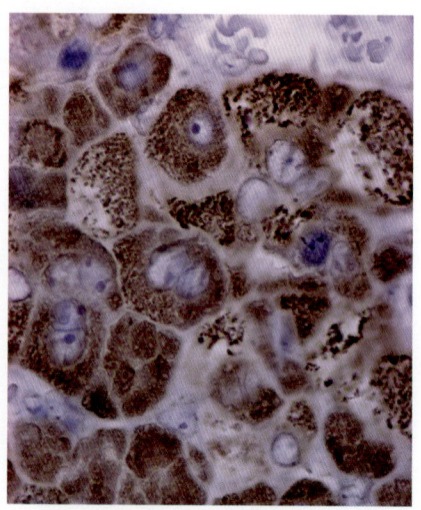

ミトコンドリア免疫染色
細胞小器官が染色される．

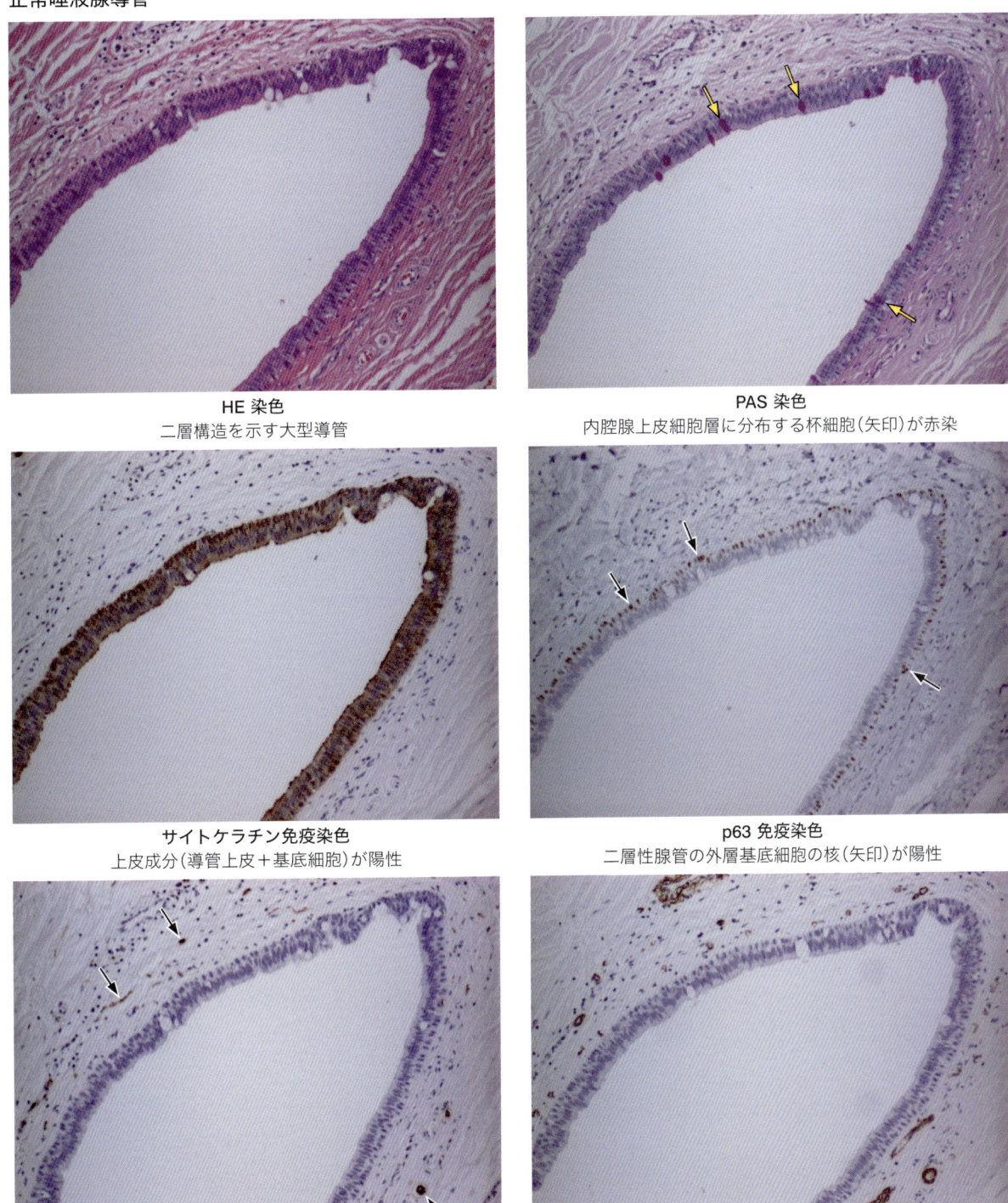

正常唾液腺導管

**HE染色**
二層構造を示す大型導管

**PAS染色**
内腔腺上皮細胞層に分布する杯細胞(矢印)が赤染

**サイトケラチン免疫染色**
上皮成分(導管上皮＋基底細胞)が陽性

**p63免疫染色**
二層性腺管の外層基底細胞の核(矢印)が陽性

**S-100蛋白免疫染色**
導管周囲間質に分布する小神経線維束(矢印)が陽性

**平滑筋アクチン免疫染色**
毛細血管壁の血管平滑筋が陽性

免疫染色では，二次抗体による目的部位の発色後，観察しやすいようにヘマトキシリンを用いて細胞核のみを染色(核染)している．

5 各種染色法について

## 食道に生じた基底細胞様（類基底型）扁平上皮癌　basaloid squamous cell carcinoma

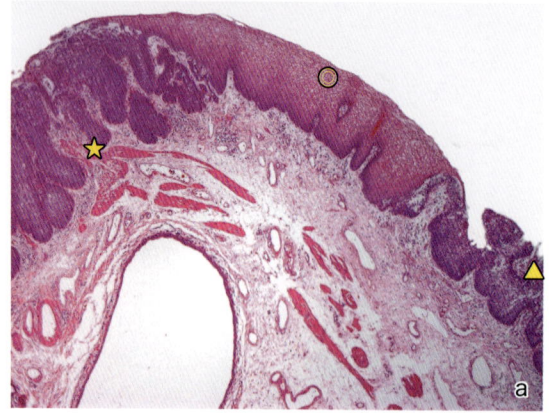

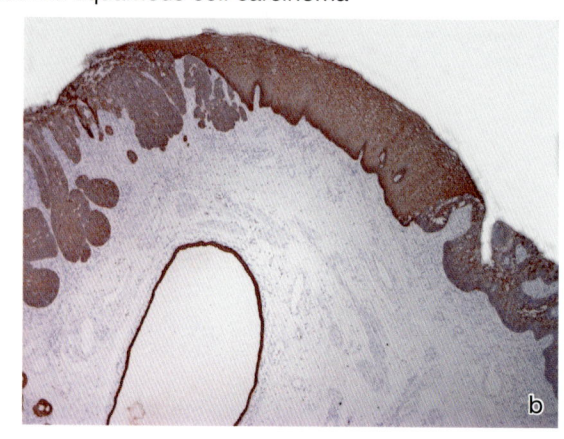

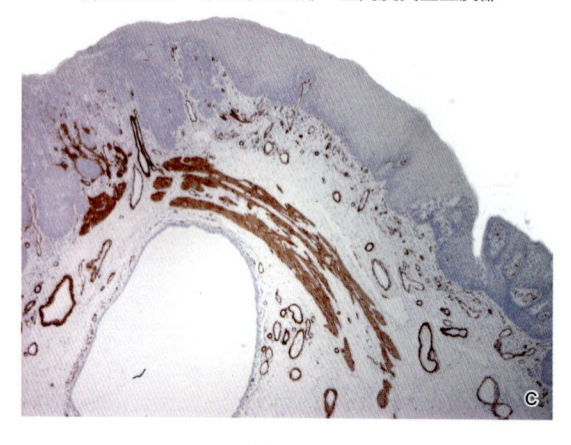

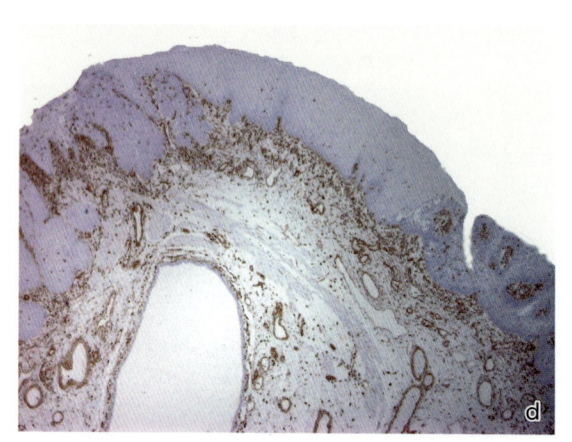

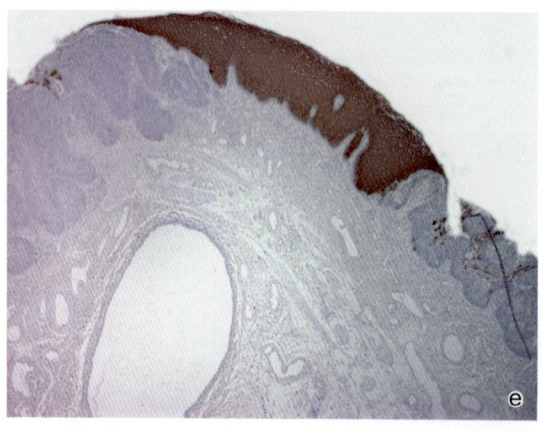

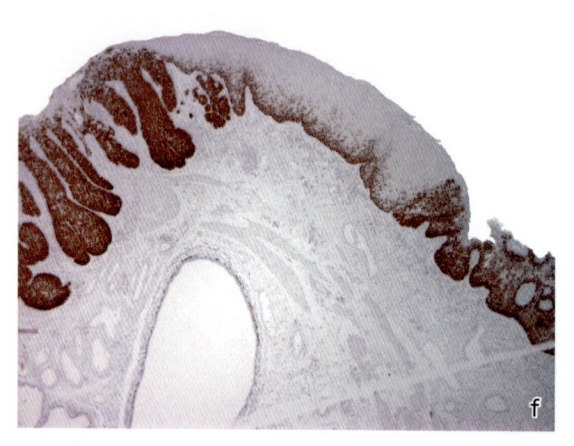

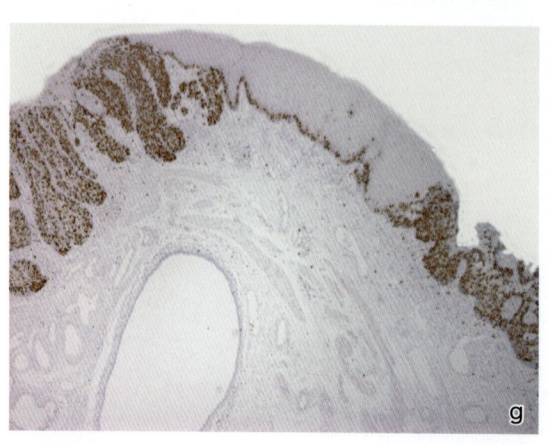

☆浸潤癌部　〇肥厚上皮部　△高度異型上皮部

a：HE染色
b：汎サイトケラチン免疫染色
　　被覆上皮全域と粘膜上皮下の腺管上皮が陽性
c：平滑筋アクチン免疫染色
　　血管平滑筋を含む平滑筋線維束が陽性
d：ビメンチン免疫染色
　　間葉系成分に陽性．サイトケラチンと反対の染色性
e：CK13（サイトケラチン13）免疫染色
　　正常な分化傾向が保たれている有棘層上方細胞に陽性
f：p63免疫染色
　　通常は基底細胞や筋上皮細胞のマーカーとして用いる
　　が，扁平上皮悪性化のマーカーとしても用いる．
g：Ki-67（MIB-1）免疫染色
　　増殖細胞の核に陽性，p63陽性部位とほぼ一致する．
　　（異型基底細胞が不規則に過剰増殖している）

## 舌扁平上皮癌　squamous cell carcinoma

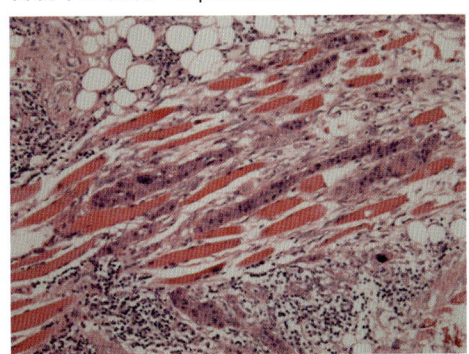

HE 染色

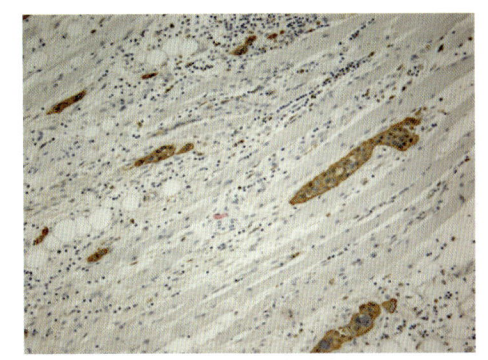

サイトケラチン免疫染色

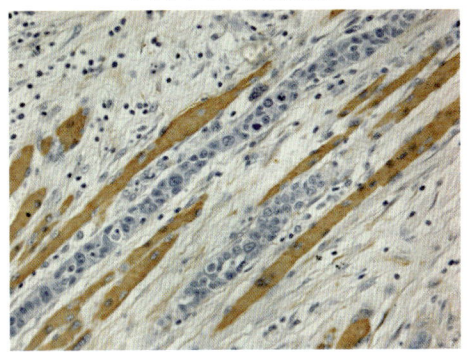

平滑筋アクチン免疫染色

サイトケラチン染色では筋線維間の腫瘍胞巣のみが染色され，逆に平滑筋アクチン染色では舌筋線維束のみが染色され，腫瘍細胞が染色されない．しかしヘマトキシリンによる核染により大型で高度異型を伴った密度の高い腫瘍細胞の状態もある程度認識することができる．

扁平上皮癌胞巣が，舌筋線維束間に索状を呈し，浸潤増殖しているのが認識できる．

## 扁平上皮癌リンパ節転移

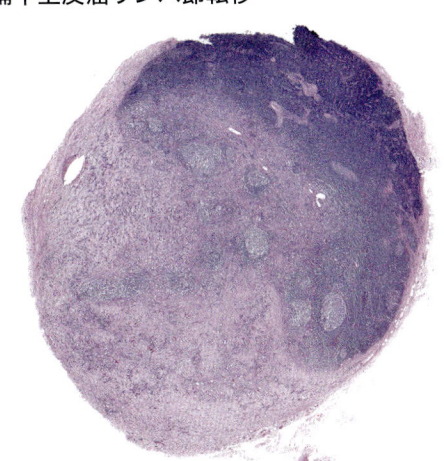

HE 染色

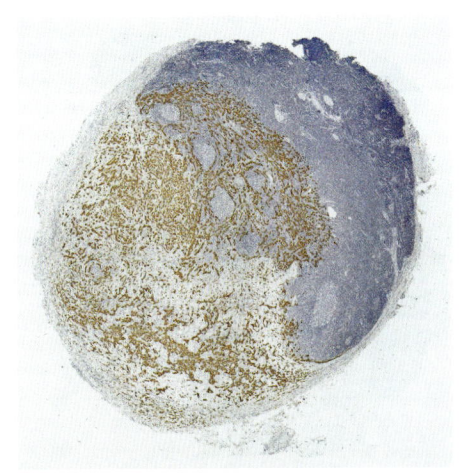

サイトケラチン免疫染色

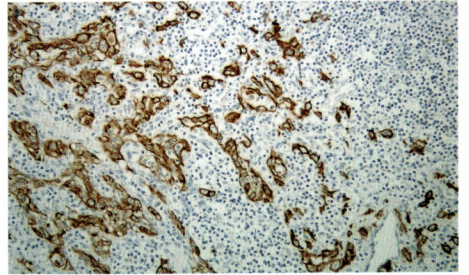

サイトケラチン免疫染色

扁平上皮癌が，リンパ節に転移し増殖している．癌細胞には，細胞接着性が低下し，1～数個程度の小塊状を呈し，明瞭な胞巣構造をとらないものもある．

下唇粘液嚢胞 mucous cyst 粘液貯留部と周囲肉芽組織の辺縁部

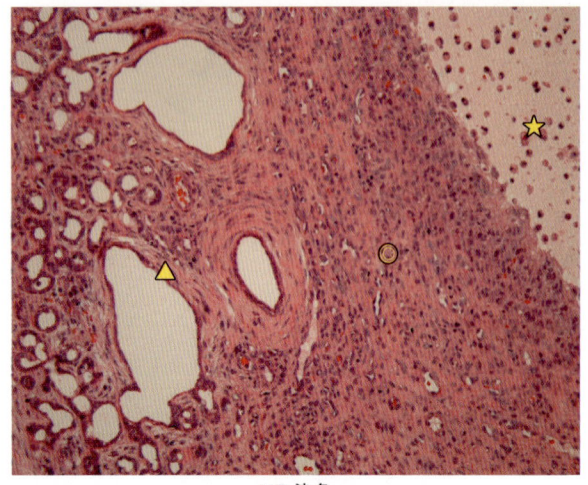

HE 染色
☆粘液貯留部　○肉芽組織
△腺房消失と導管拡張の目立つ小唾液腺

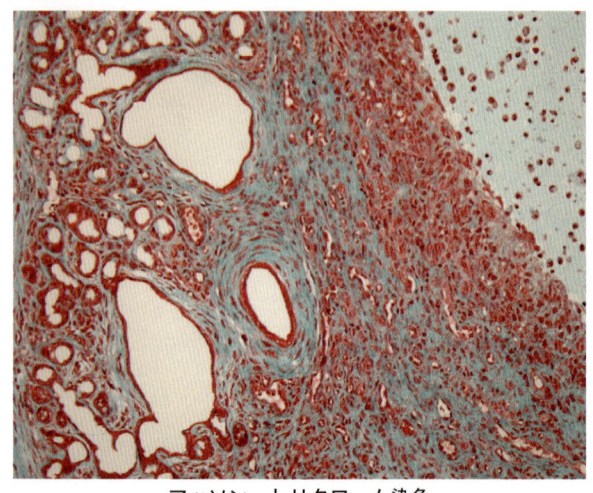

マッソン・トリクローム染色
膠原線維が緑染，肉芽組織を構成する線維芽細胞や，毛細血管内皮細胞などの細胞質が赤染

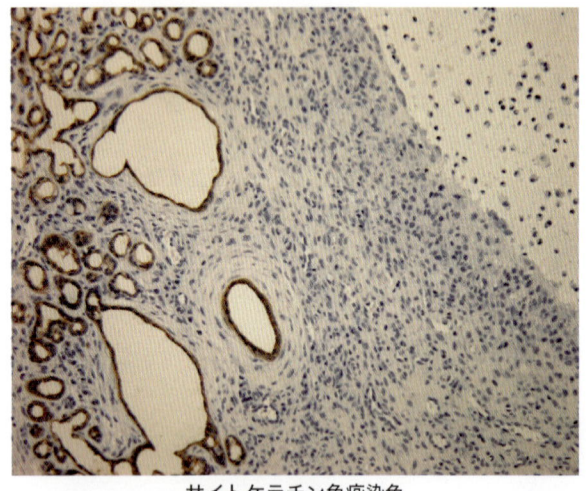

サイトケラチン免疫染色
拡張した唾液腺導管上皮が陽性

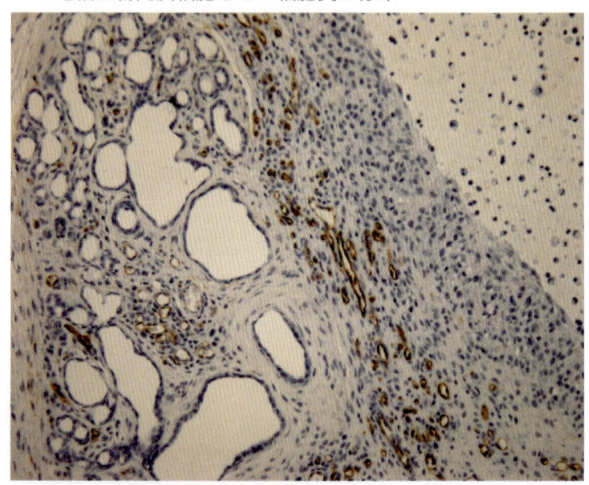

CD34 免疫染色
毛細血管内皮細胞に陽性
肉芽組織に豊富な微細毛細血管が認識できる．

歯根肉芽腫 radicular granuloma にみられた泡沫細胞

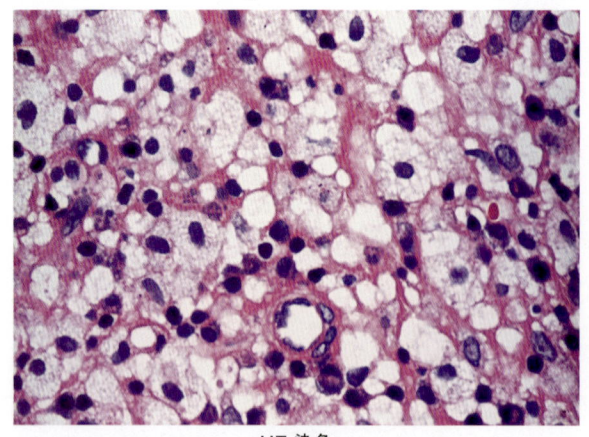

HE 染色

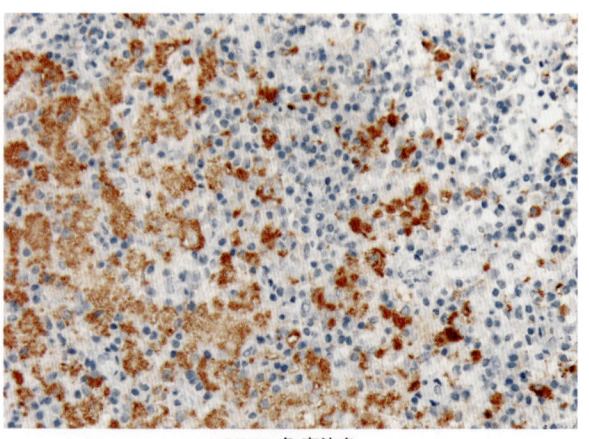

CD68 免疫染色

泡沫状の細胞質を有する細胞は，マクロファージ系マーカーの CD68 に陽性である．

## 口唇部血管筋腫　angiomyoma

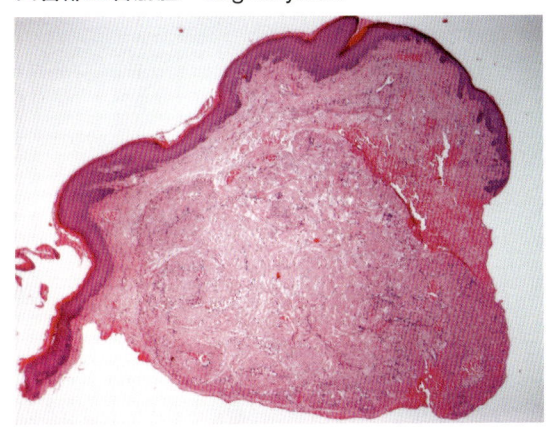

**HE染色**
低倍率では腫瘍の範囲は認識しにくい．

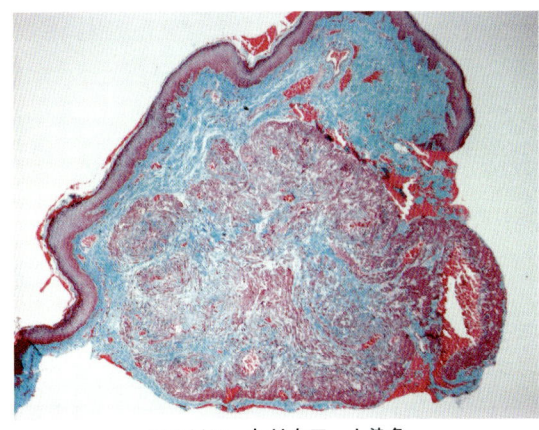

**マッソン・トリクローム染色**
膠原線維が緑染，細胞質が赤染し，腫瘍領域がおおむねわかる．

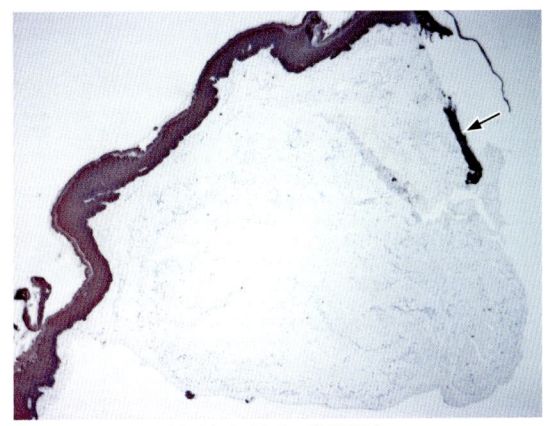

**サイトケラチン免疫染色**
口唇部被覆上皮と口唇腺の導管（矢印）が陽性

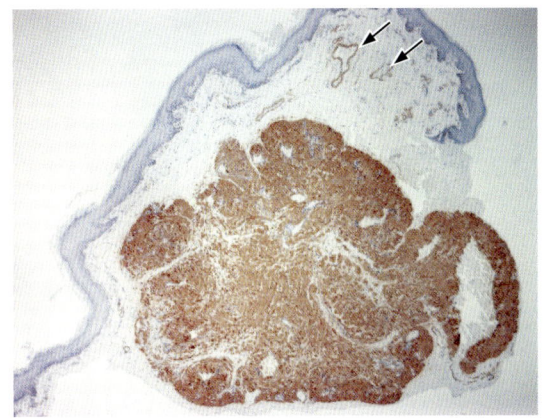

**平滑筋アクチン免疫染色**
腫瘍が明瞭に認識できる．正常血管平滑筋（矢印）にも陽性

## 耳下腺 Warthin 腫瘍　Warthin tumor

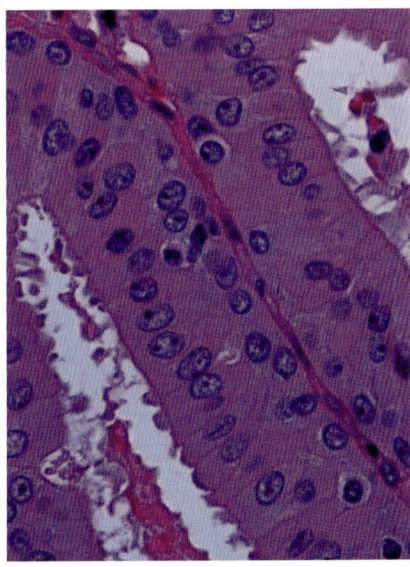

**HE染色**

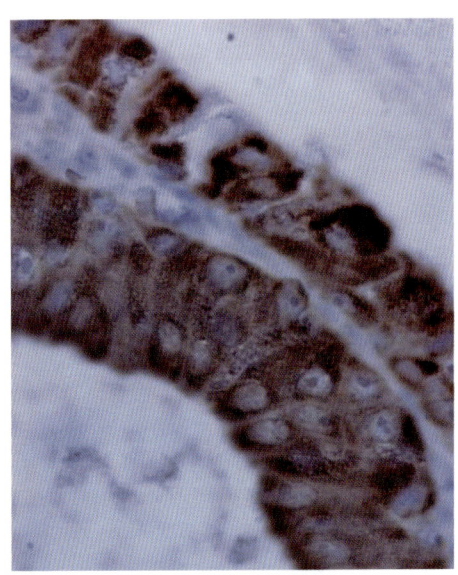

**ミトコンドリア免疫染色**

細胞質が豊富なオンコサイトとよばれる特徴的な好酸性細胞の変化は，細胞質内のミトコンドリアが増加したことによる．

# 6 標本観察のポイント(注意点)

低倍率,中・高倍率それぞれに重要な観察ポイントがある.臨床情報をもとに,症例ごとにポイントを把握しながら観察を進めることが大切である.

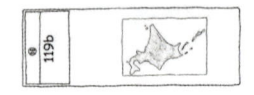

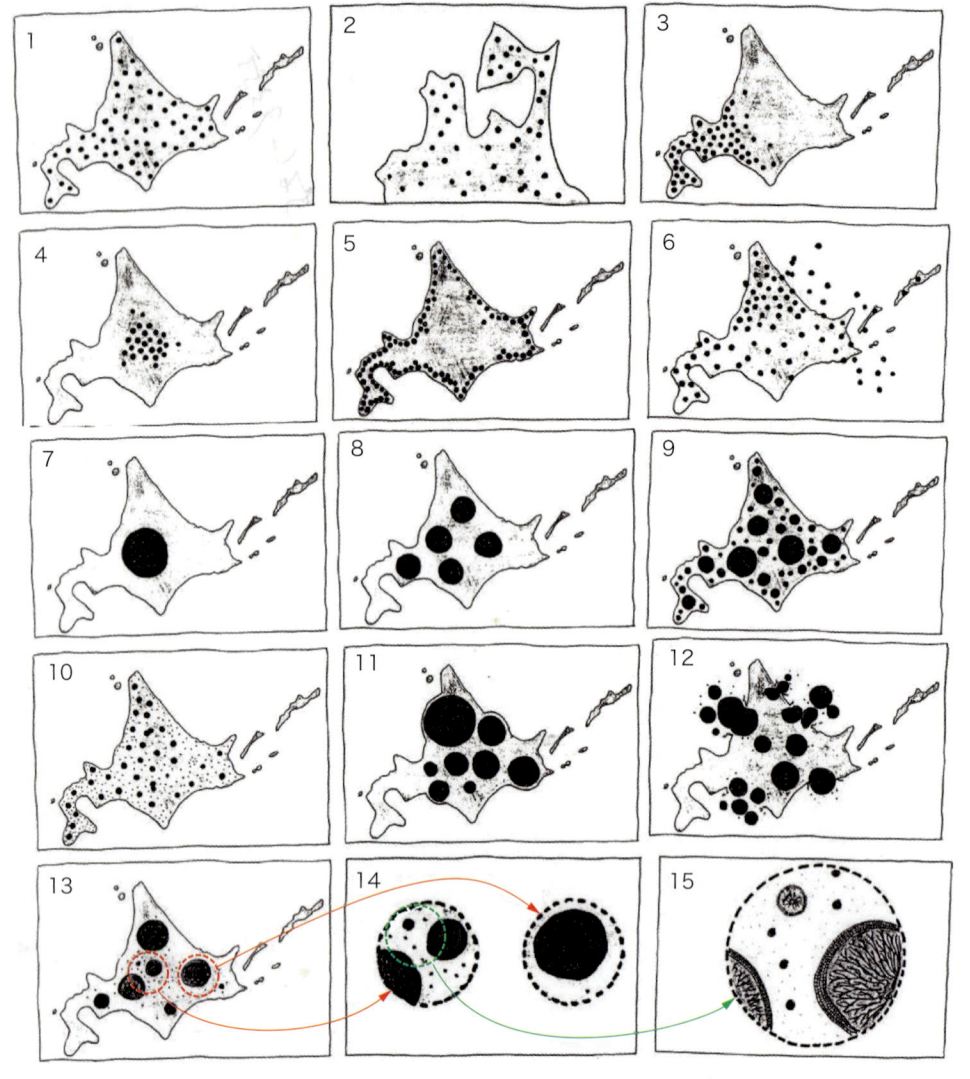

文章を書くとき,5W1H を意識するのと同様に,標本を観察する際にも,どこに,どのような病変が,どのように分布,進展しているのかを,まずルーペや低倍率で観察する.それから病変と周囲組織との関係を常に意識しながら観察し,病変の特徴を観察するために倍率を上げていく.

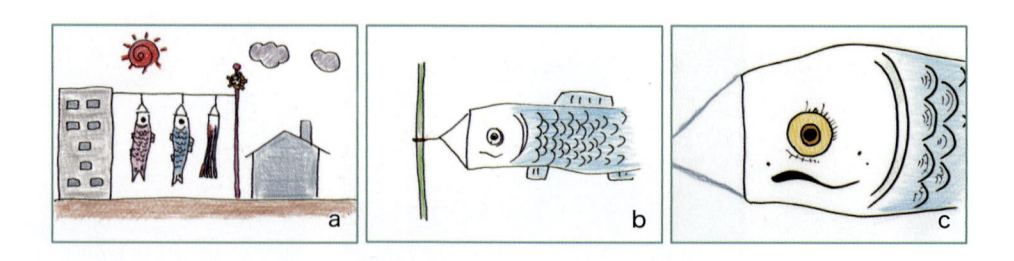

b では鯉のぼりが,どのように設置されているかわからない.背景を含めた全体像(a)を見る必要がある.また高倍率(c)で観察しないとわからない細かな特徴もある.

**三次元的（立体的）なものを
二次元的（平面的）に観察していることを忘れないこと！**

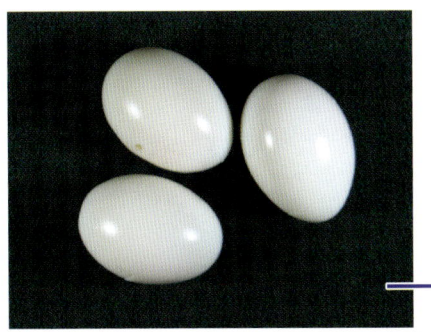

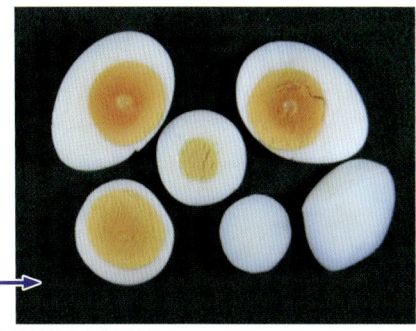

（これが本当の）卵円形で核が偏在している…形質細胞に置き換えてみる．
断面によって形状や大きさが変わる．赤血球など自分の目安になるようなものについて大きさなどをしっかり認識し，それとの比較で，ほかの細胞の状態を判断する．

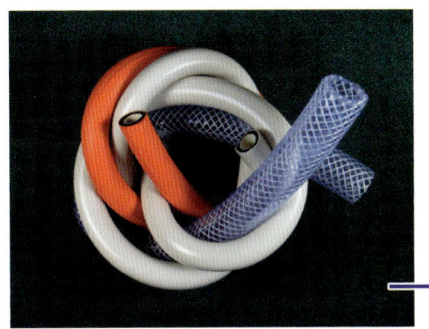

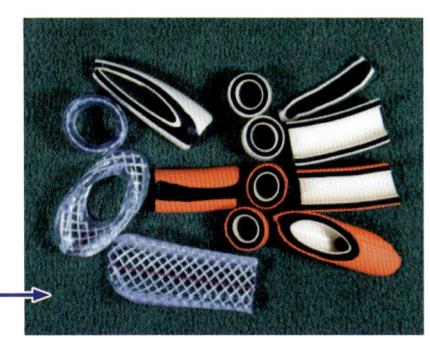

各種脈管，腺管などに置き換えてみる．
切断面によって血管壁や腺管の構造がどのように観察できるかを認識する．

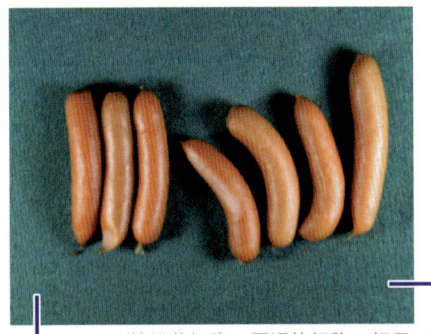

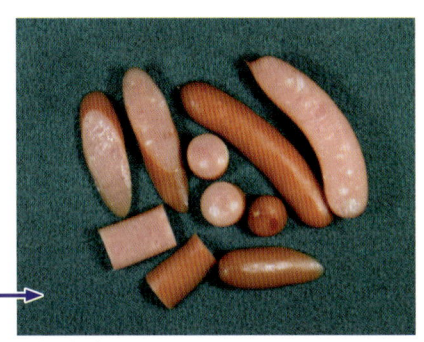

線維芽細胞，平滑筋細胞の細長い形状の細胞核などを想定してみる．
縦断面と横断面では形状が異なるが，内部の性状は同じであることなどを理解して観察する．

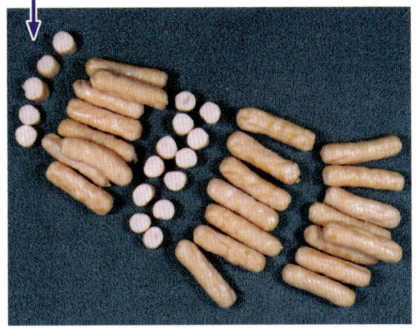

柵状配列のイメージ

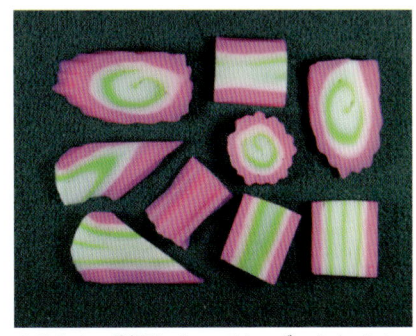

ナルトも，断面によっては，ずいぶんイメージが異なる．

6 標本観察のポイント（注意点）

症例編

# 1 歯髄疾患および歯周組織疾患

## 1 歯髄充血および高度の石灰変性

hypermia and calcification of the pulps

症例：30歳代，男性
経過：強い鈍痛を主訴に急患として来院．上顎左側中切歯隣接面に深存性の二次齲蝕を認めたため，同齲蝕を原因とする急性歯髄炎の臨床診断のもと，抜髄処置を施行

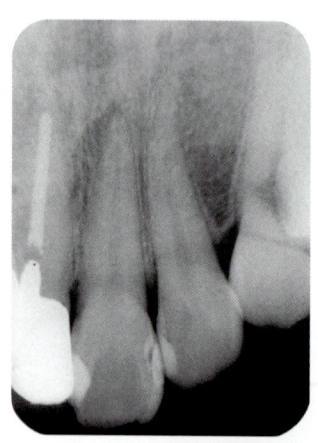

デンタルエックス線像

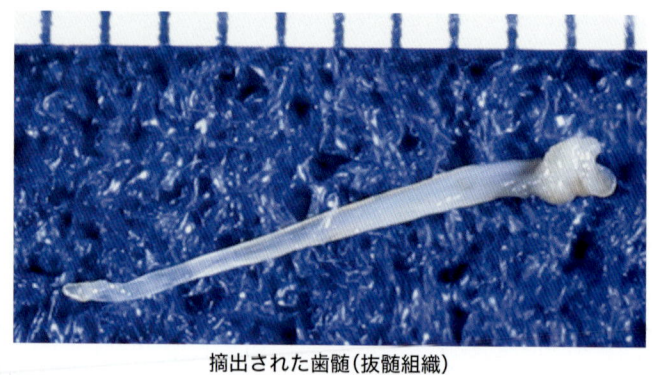

摘出された歯髄（抜髄組織）
歯髄全体に石灰変性がみられる．本来柔らかい歯髄組織が，抜髄されても彎曲せず，まっすぐな場合には，高度石灰化を伴っている場合が多い．

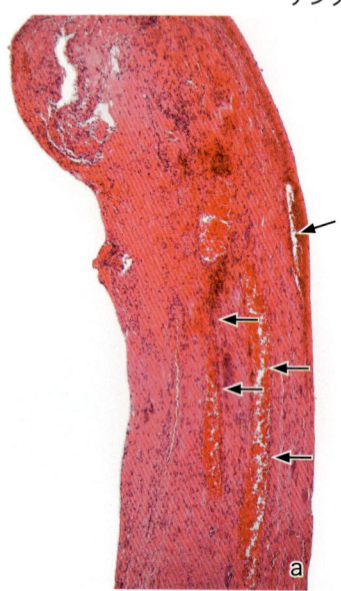

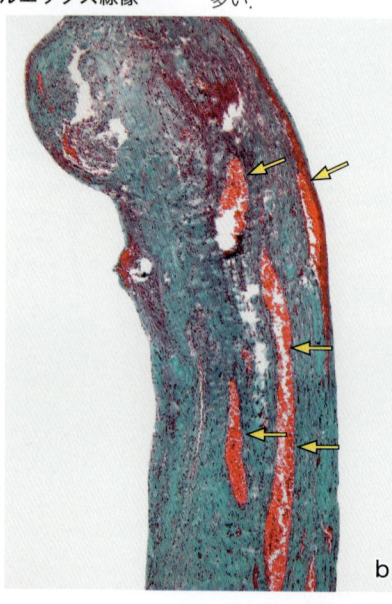

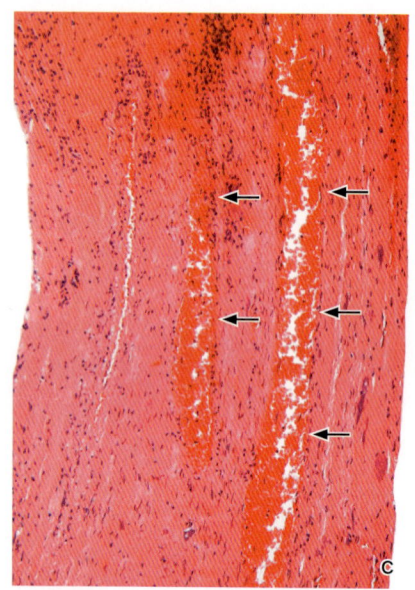

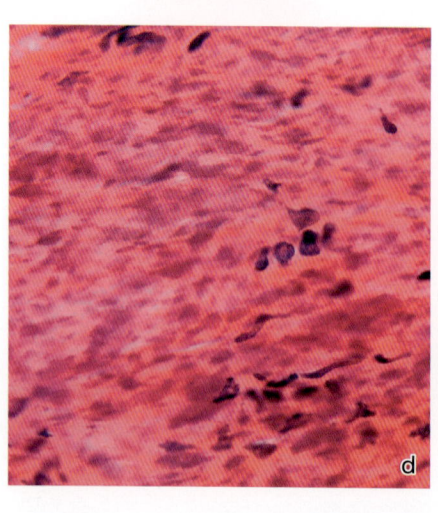

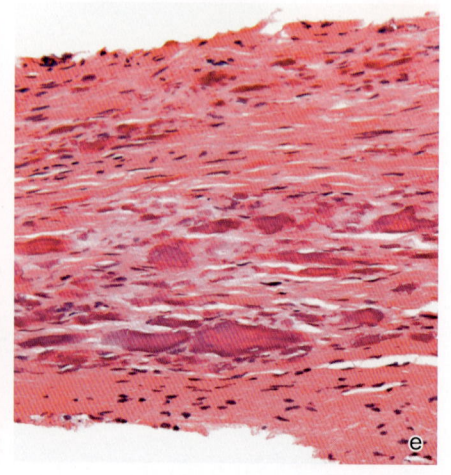

多数の毛細血管が充血拡張している．しかし明瞭な炎症細胞浸潤は認められない（a, b, c 矢印）．血管周囲の間質部分では高度の石灰化がみられる（d, e）．

38

## 2 初期急性歯髄炎（急性漿液性歯髄炎の疑い）
acute (serous) pulpitis

症例：50歳代，男性
経過：外傷による歯牙破折を主訴に来院．そのほかの詳細は不明．歯の破折に伴う急性歯髄炎の臨床診断のもと残根部の抜髄処置を施行

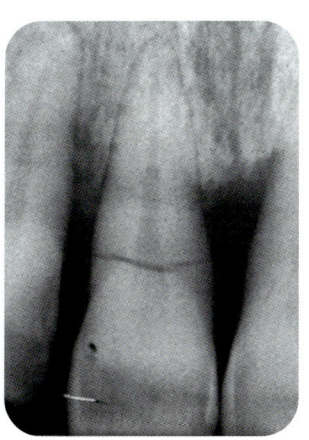

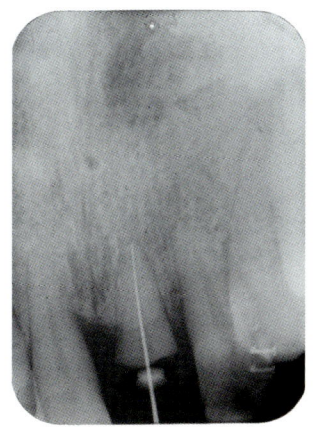

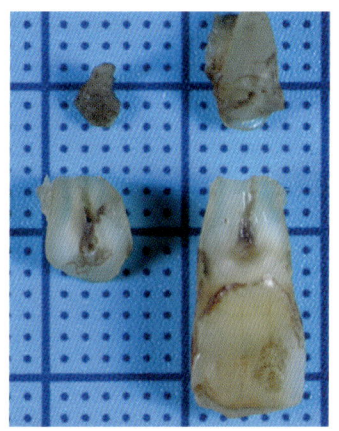

デンタルエックス線像

抜去された破折歯牙

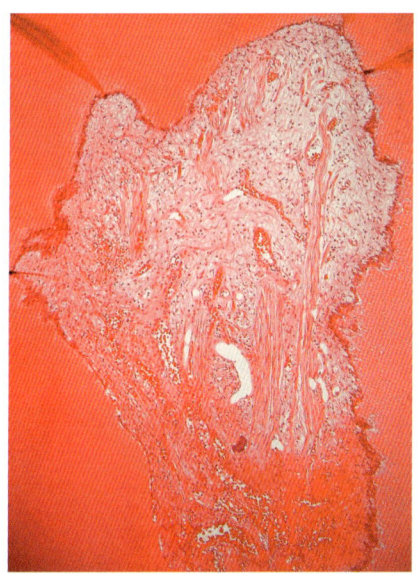

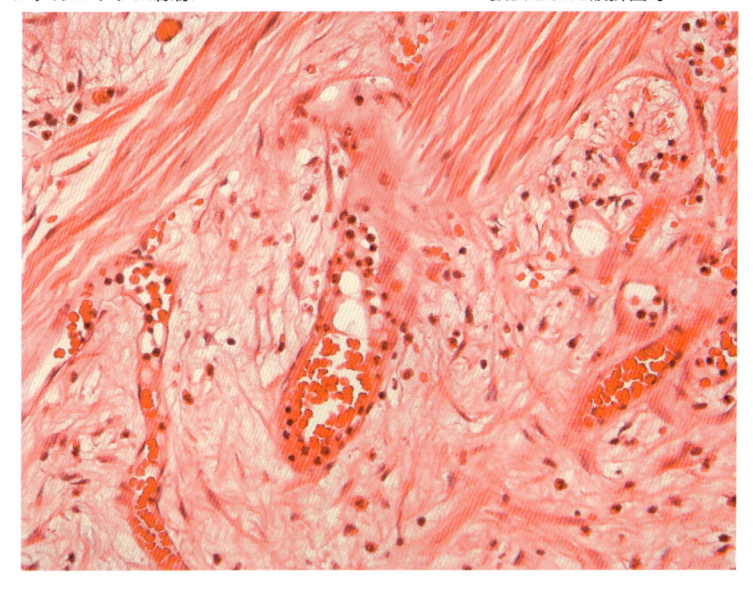

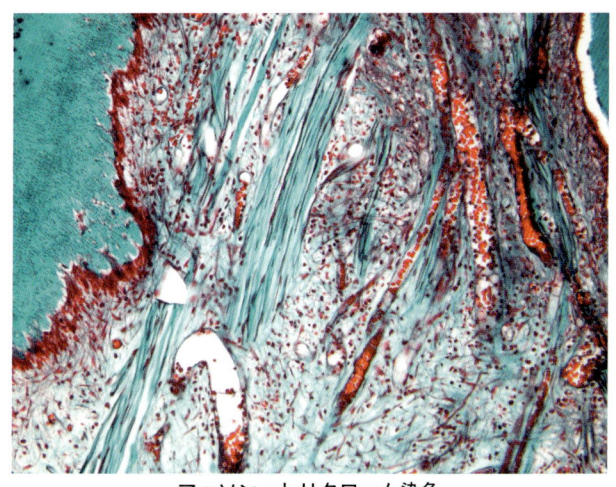

マッソン・トリクローム染色

・歯の破折による露髄
・充血，水腫状の間質
・壁着した好中球や滲出した好中球が散見
・正常歯髄構造は保持されている．

上記所見や臨床経過から，比較的初期段階の歯髄炎に相当する組織所見と判断した．

39

## 3 急性化膿性歯髄炎（＋辺縁性歯周炎）
acute suppurative pulpitis （＋marginal periodontitis）

症例：50歳代，男性
経過：疼痛を主訴に来院．深在性の齲蝕による急性歯髄炎＋高度の歯周炎のため下顎右側第二大臼歯を抜去

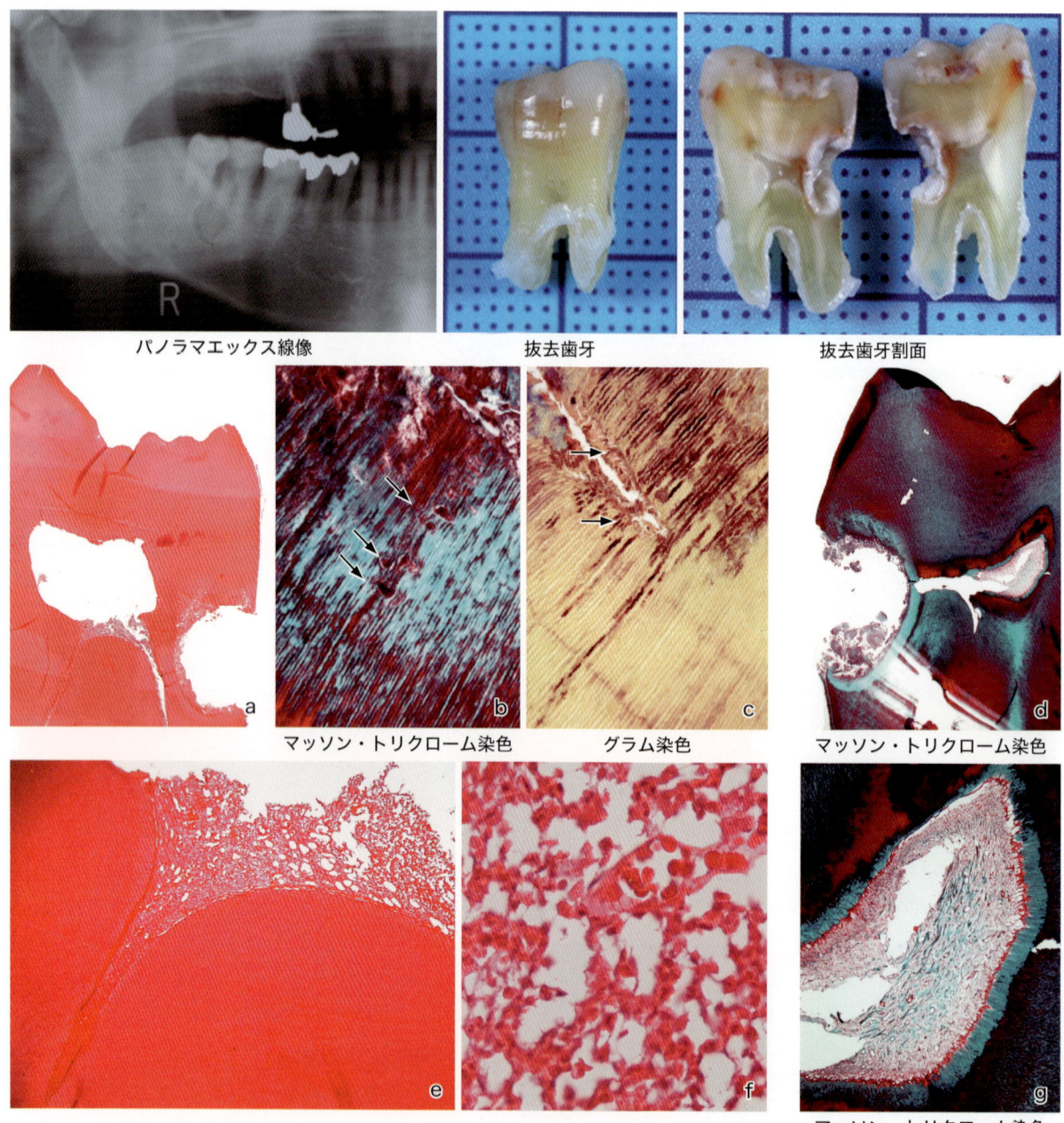

パノラマエックス線像　　　抜去歯牙　　　抜去歯牙割面

a

b　マッソン・トリクローム染色

c　グラム染色

d　マッソン・トリクローム染色

e

f

g　マッソン・トリクローム染色

- 隣接面に深在性の齲蝕を認める（他部位にもあり）（a）．
- 象牙細管内への細菌感染を認める．数珠状拡張（b 矢印），グラム染色陽性（c 矢印）．
- 隣接面齲蝕に近い髄床底から根部歯髄で，高度の空胞変性と著明な好中球浸潤を認める（e, f）．
- 反対側歯冠部歯髄は，ほぼ正常の歯髄構造で，炎症性変化は認めない（d, g）．
- 辺縁部から歯周組織の破壊が進行しているが，根尖付近は歯根膜構造が保持されていた．

## 急性化膿性歯髄炎

症例：30歳代，女性
経過：上顎第三大臼歯にC3相当の齲蝕を認め，抜去

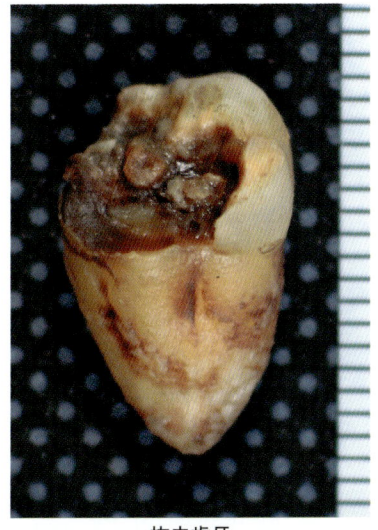

抜去歯牙

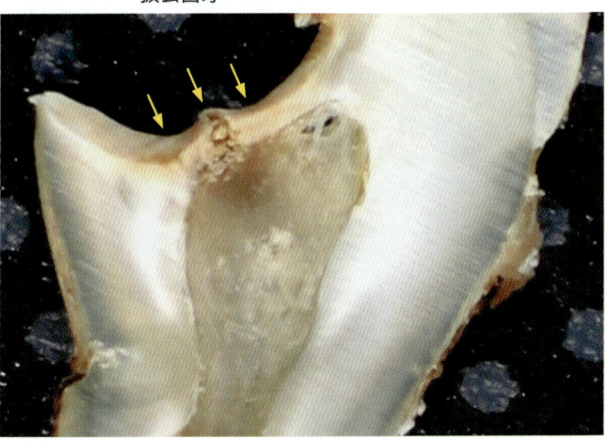

抜去歯牙割面

抜去歯牙割面拡大
齲窩は深いものの，天蓋は一層残存（軟化象牙質様：矢印）

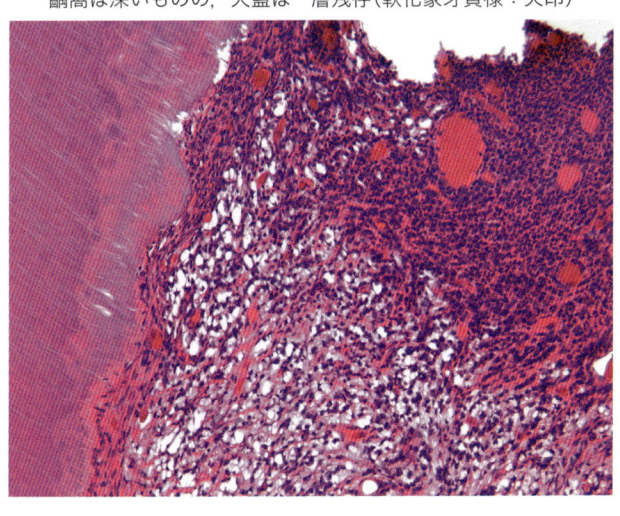

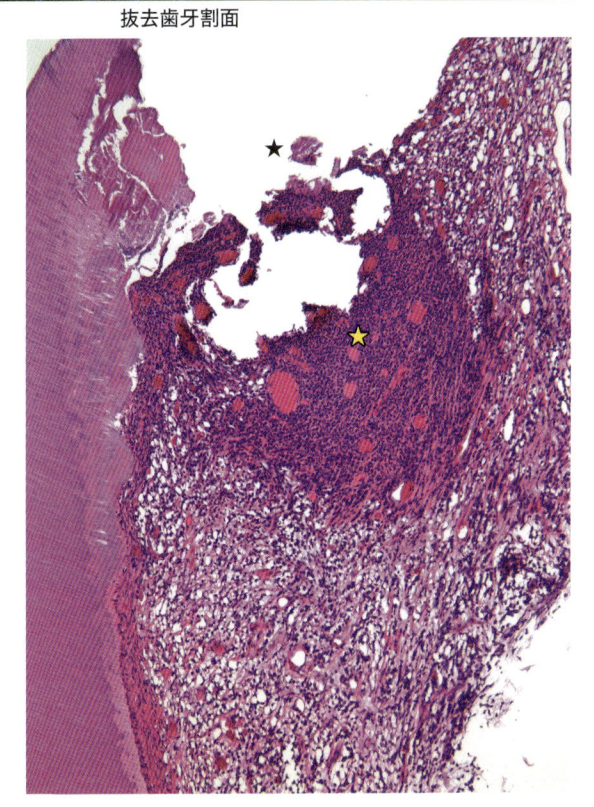

標本作成時に残存天蓋部が喪失したため，HE染色では露髄様を呈する（★）．表層には高度の好中球浸潤による膿瘍形成が認められる（☆）．

## 4 歯髄壊死（上行性歯髄炎）
pulpal necrosis（ascending pulpitis）

症例：60 歳代，男性
経過：7 年前より齲蝕治療などのため通院．4 か月前より，下顎右側大臼歯部に疼痛があったが放置．その後，下顎右側第二大臼歯の高度動揺を主訴に来院．約 1 週間，経過を観察したが，ポケットから著明な排膿がつづいたため抜歯

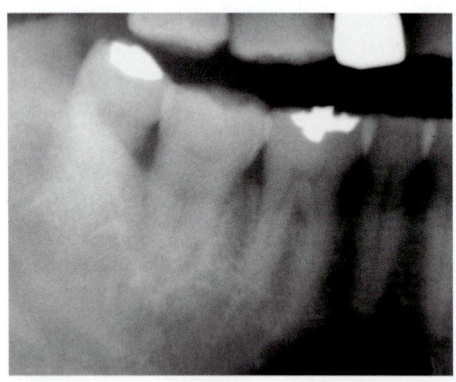

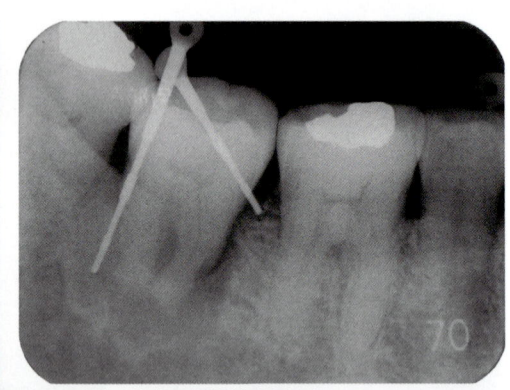

辺縁部から連続する根尖部周囲の骨吸収像（高度の辺縁性歯周炎）

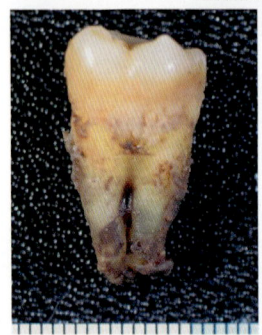

歯根周囲に肉芽様軟組織や歯石が広範に付着

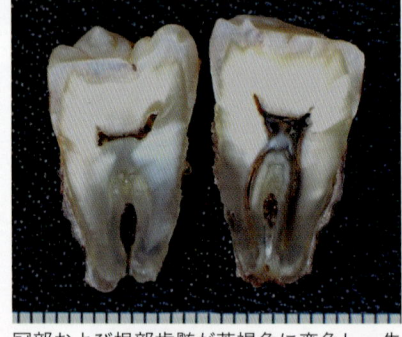

冠部および根部歯髄が茶褐色に変色し，失活を疑う．

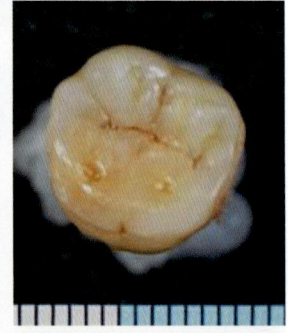

歯髄炎の原因になるような齲蝕や歯質欠損はみられない．

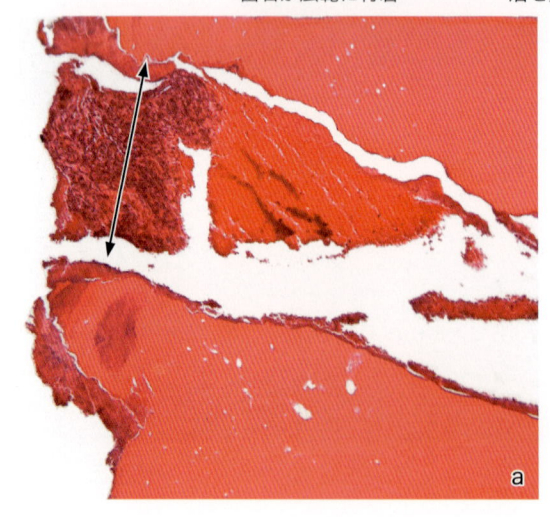

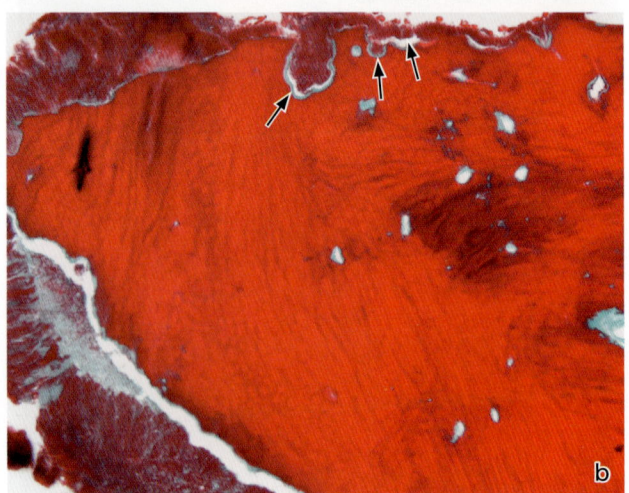

- 根尖部付近（a 矢印：根尖部根管）の歯髄側硬組織の吸収像を認める（b 矢印）．
- 冠部歯髄の壊死．炎症細胞浸潤や細菌感染は冠部歯髄よりも根部歯髄で著明

## 5 歯根肉芽腫（慢性肉芽性根尖性歯周炎）
radicular granuloma（chronic granulomatous apical periodontitis）

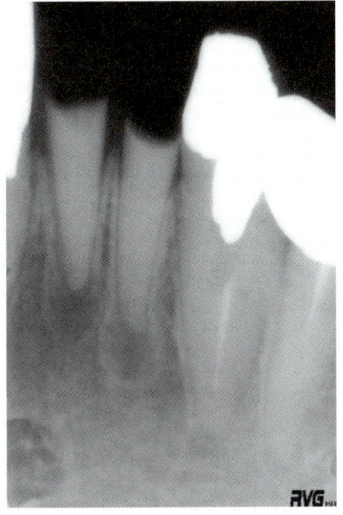

症例：70歳代，女性
経過：下顎前歯部歯肉腫脹を主訴に来院．下顎左側切歯部歯肉に圧痛あり，投薬処置，歯肉膿瘍切開処置を行うが，症状が改善しないため抜歯．抜歯時，根尖部に病変が付着した状態で摘出

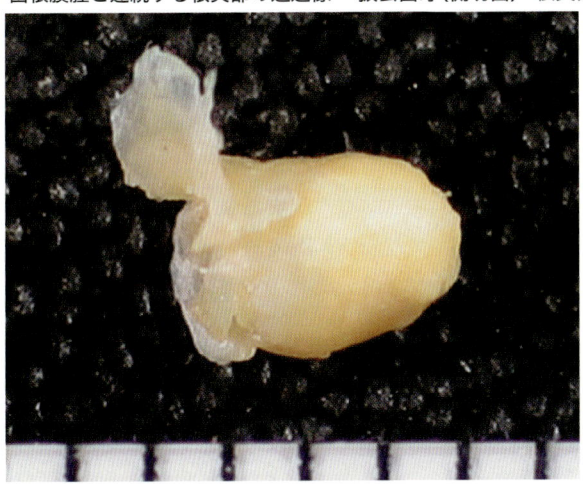

歯根膜腔と連続する根尖部の透過像

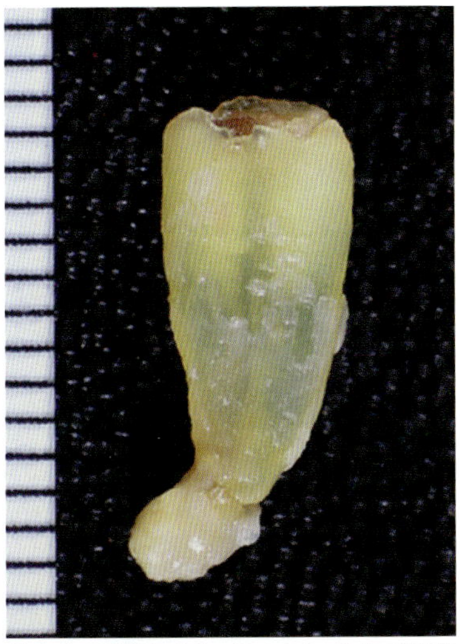

抜去歯牙（側切歯）：根尖部に病変が付着

歯牙から剝離された病変全体像（ホルマリン固定後）

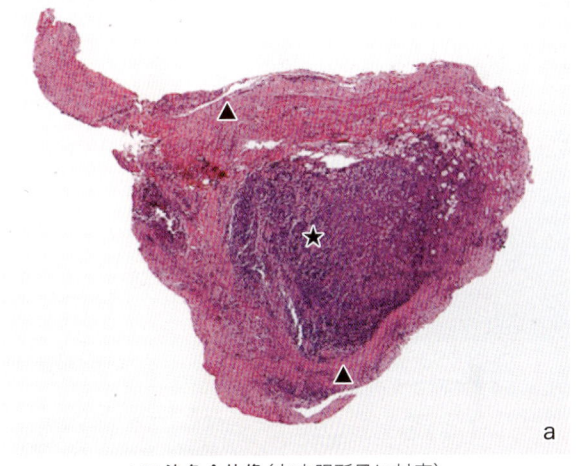

HE染色全体像（左肉眼所見に対応）

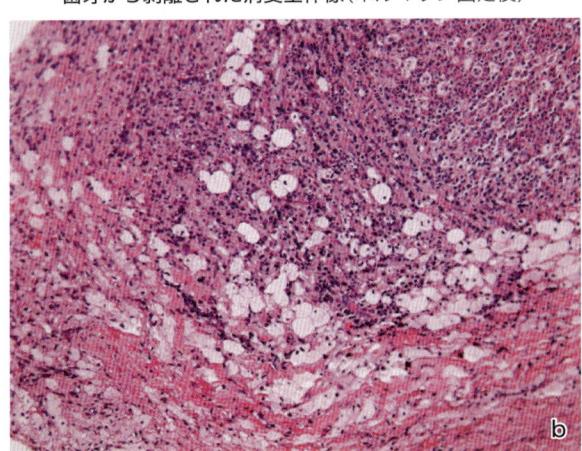

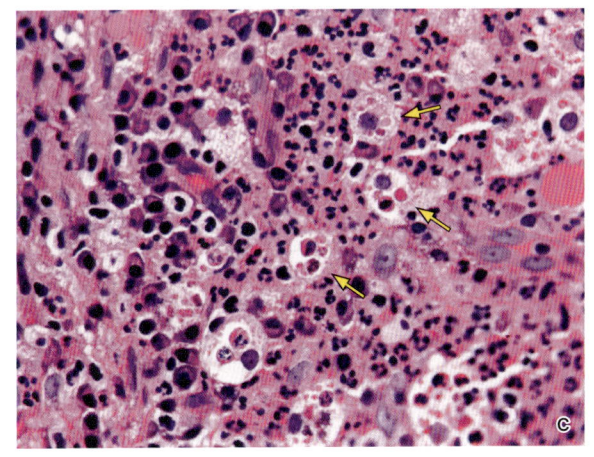

中央部に，濃染する肉芽組織層（★）と，それを囲む線維性結合組織層（▲）から構成される（a）．肉芽組織層，線維性結合組織層ともに明るい胞体の大型細胞（泡沫（状）細胞，マクロファージ）が多数混在している（b）．高倍率で観察すると，マクロファージ内に貪食された好中球や赤血球が認められる（c 矢印）．

## 歯根肉芽腫（慢性肉芽性根尖性歯周炎）

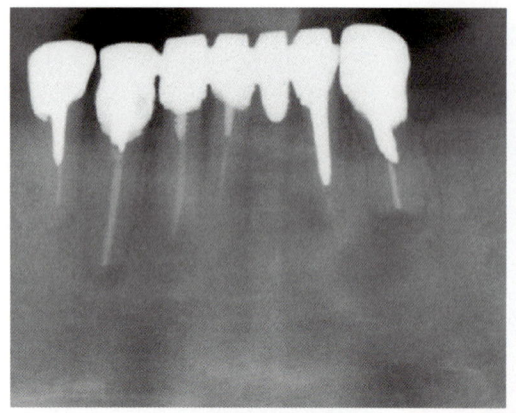

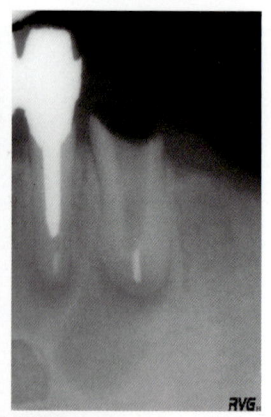

根尖部から連続する不規則な形状の透過像

症例：60歳代，女性
経過：下顎左側犬歯部唇側歯肉の腫脹を主訴に来院．補綴物を除去し感染根管処置を行うが，症状が改善しないため，歯根尖切除術および根尖病変摘出術を施行．該当歯牙の骨植は良好．

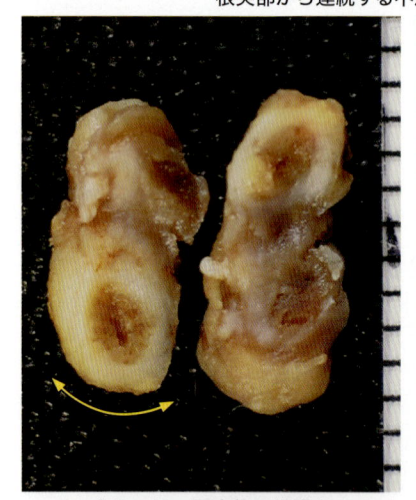

ホルマリン固定後の組織を
最大割面で2分割

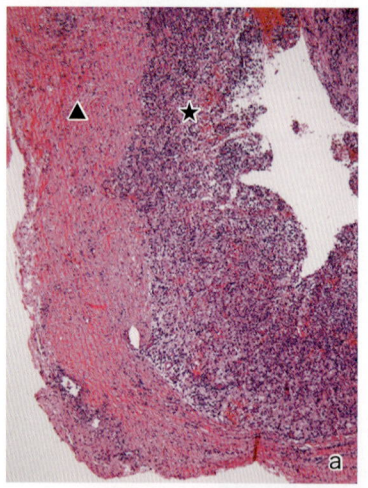

HE染色（左図黄線付近）

割面で黄白色を呈する部位は，HE染色で線維性結合組織層（▲），灰茶褐色調の部位が，炎症細胞浸潤の著名な肉芽組織層（★）に相当する（a）．

中央部に裂隙様の小空洞がみられるが，不規則な形状で上皮の裏装もなく，明瞭な嚢胞腔が形成されていないため歯根肉芽腫と診断された．

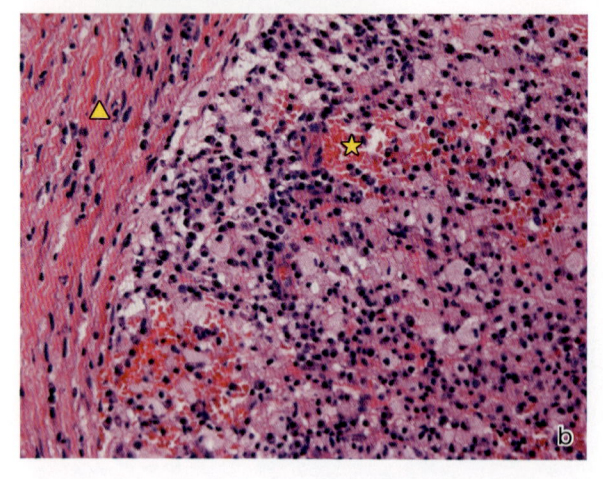

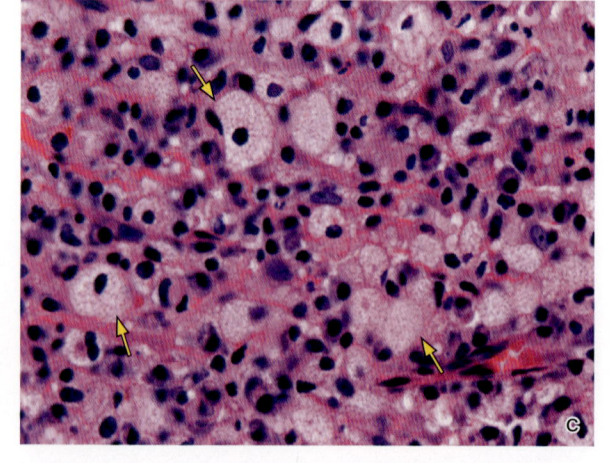

異物処理が施された周辺部には線維芽細胞が形成した線維性結合組織層（△）がみられ，その内部には破壊された根尖部歯周組織や異物を処理修復する肉芽組織（☆）が観察される（b）．

肉芽組織内には大小さまざまのマクロファージが認められる．大型のマクロファージの一部は泡沫状を呈している（c 矢印）．

## 歯根肉芽腫（慢性肉芽性根尖性歯周炎）

症例：20歳代，女性
経過：下顎第二大臼歯根尖部に生じた歯根肉芽腫．抜歯時，歯牙に付着した状態で摘出

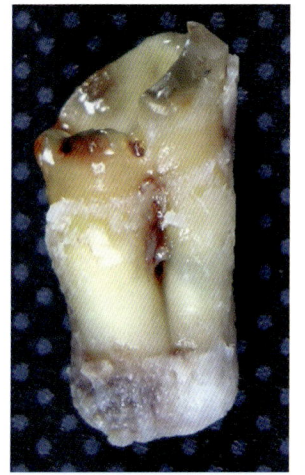

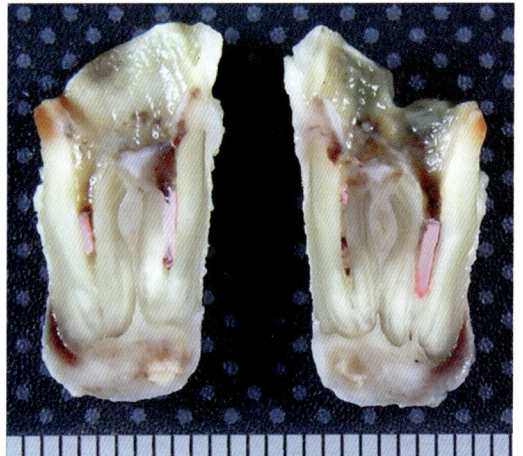

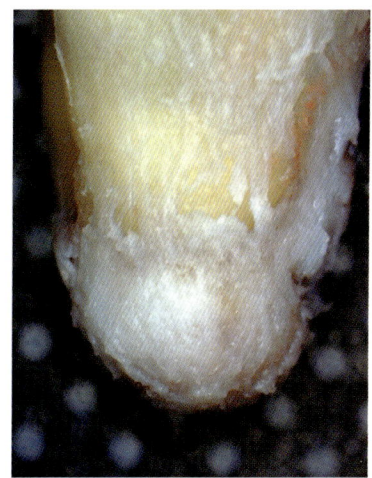

抜去歯牙

抜去歯牙割面

根尖部拡大

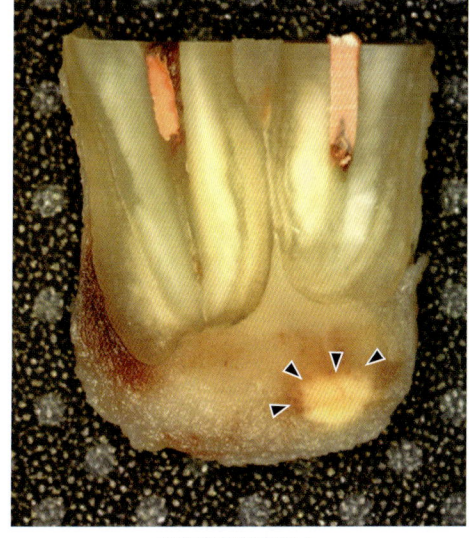

抜去歯牙割面拡大
根管充填剤は，根尖部に到達しておらず，明らかな死腔が存在する．肉眼的に黄色を呈しているのは，泡沫細胞の集簇部（矢印）

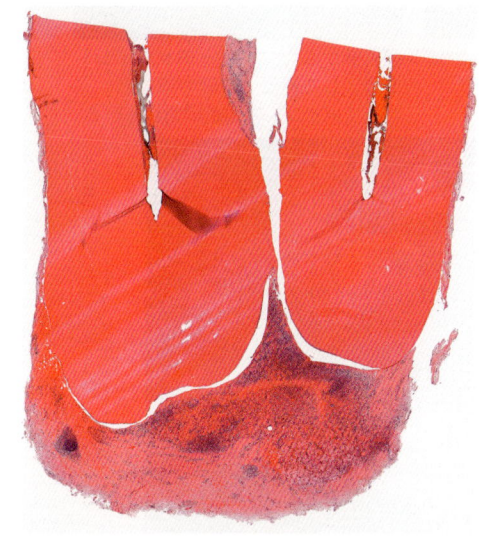

HE染色全体像

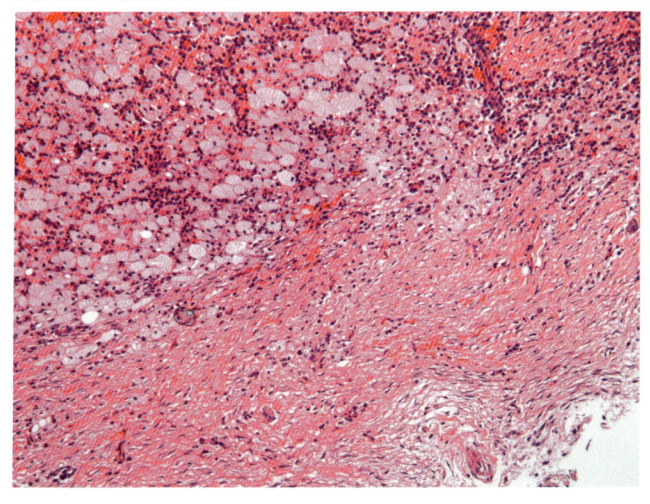

臨床診断は歯根嚢胞であったが，肉眼的にも組織学的にも嚢胞構造はなく，根尖周囲を包むように認められる腫瘤状の組織は，泡沫細胞を多数混じた肉芽組織と，その周囲の線維性結合組織から構成される歯根肉芽腫の所見であった．

## 歯根肉芽腫（上皮性歯根肉芽腫，慢性肉芽性根尖性歯周炎）

radicular granuloma（epithelized radicular granuloma, chronic granulomatous apical periodontitis）

**症例**：50 歳代，女性
**経過**：通院中の歯科医院で，上顎左側切歯根尖部の瘻孔を指摘される．エックス線的に病変は不明瞭だが，瘻孔からの排膿があるため感染根管処置，瘻孔掻爬を行う．しかし症状が改善しないため歯根尖切除術と根尖病巣摘出術を施行

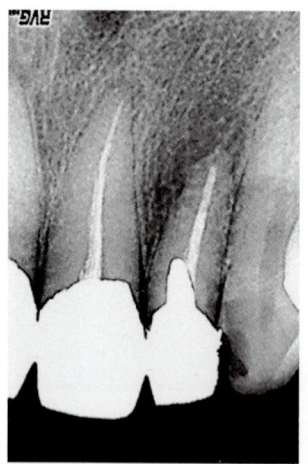

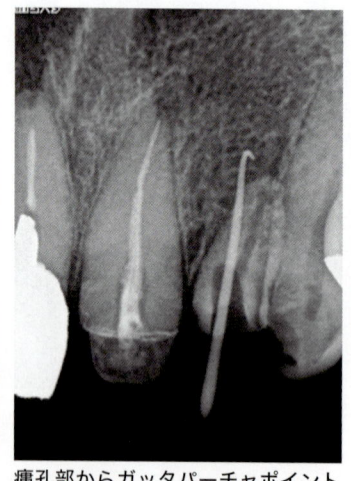

瘻孔部からガッタパーチャポイントを挿入して撮影：骨吸収断端部に当たってポイント先端が彎曲している．

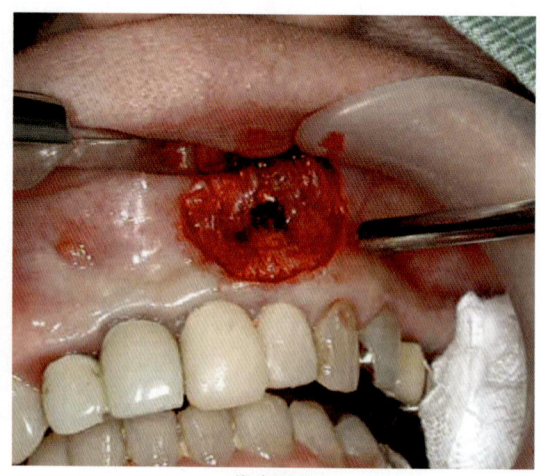

術中所見

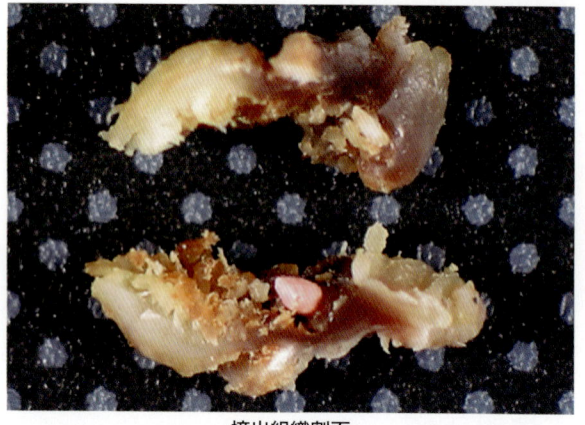

摘出組織割面
肉眼的にも組織学的にも明瞭な囊胞（状）構造は認めない．

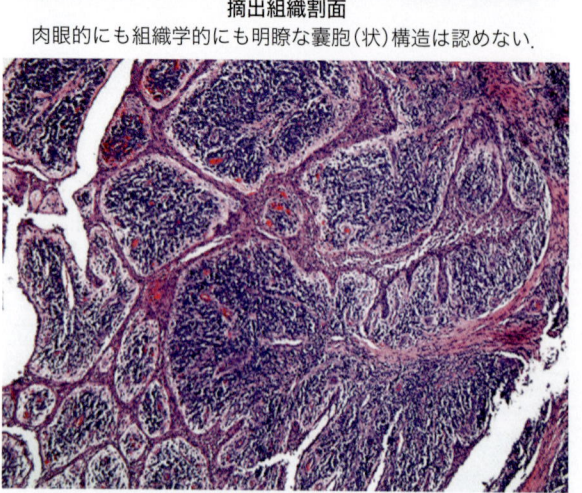

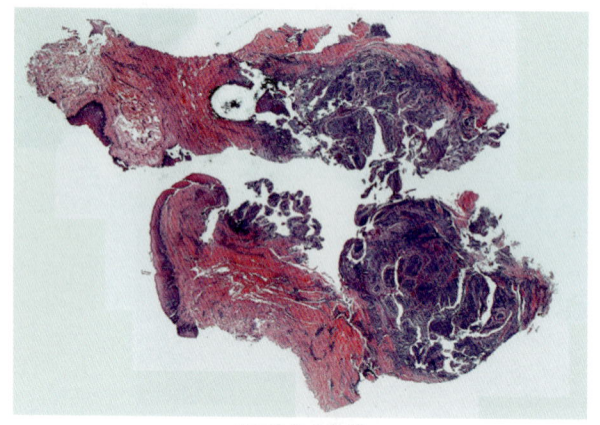

HE 染色全体像

一部に好中球浸潤もみられたが，病変の主体はリンパ球や形質細胞などの著しい慢性炎症細胞浸潤を主体とする肉芽組織で，内部には網目状に広がる上皮の増生が観察された．上皮成分の由来は，瘻孔部から内部へ進展した可能性も考えられたが，歯根囊胞へ移行する可能性を想像させられる所見である．

## 慢性肉芽性根尖性歯周炎にみられる所見

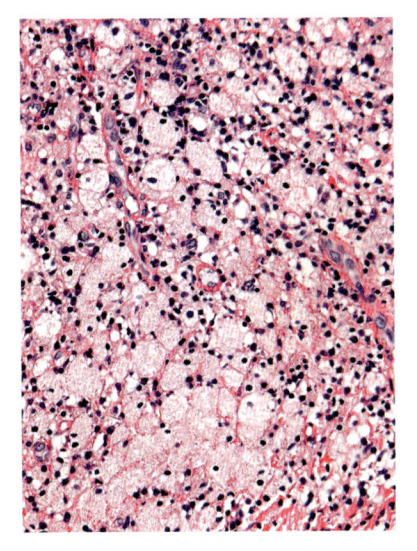

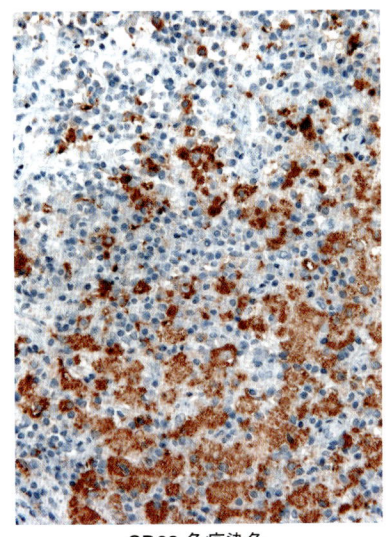

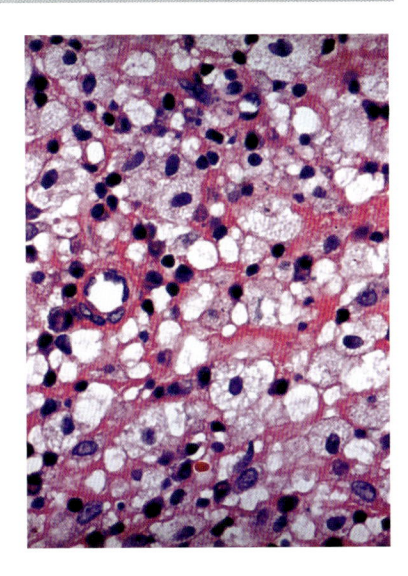

CD68 免疫染色

**泡沫細胞** 脂肪などを多量に貪食したために泡沫状の細胞質を呈するマクロファージを，泡沫細胞とよんでいる．マクロファージ系の細胞は，貪食した物質で形状（色調など）が変化する．CD68 はマクロファージ系のマーカーとして用いられる．

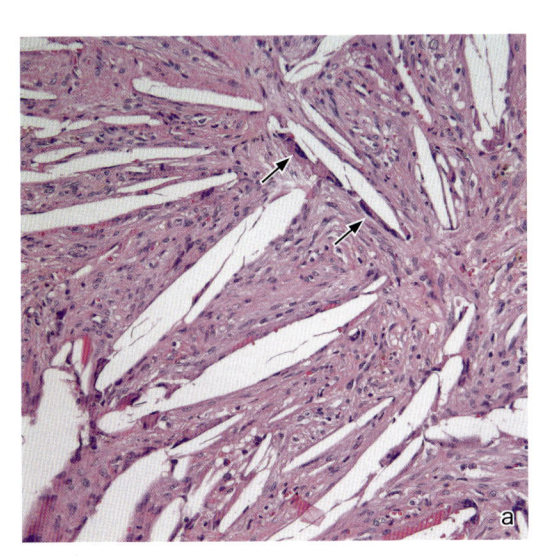

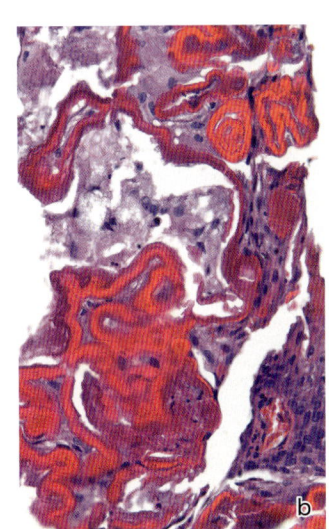

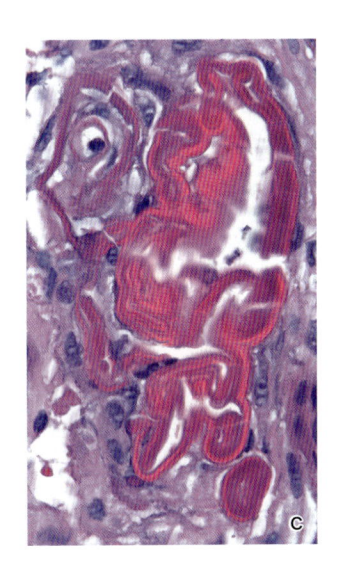

**コレステリン結晶（コレステリン裂隙），ラシュトン体（Rushton body）** コレステロールの針状結晶の集簇像がしばしば観察される．通常の標本作成過程ではアルコールなどを使用するため，脂肪成分は溶出している．よって実際に観察しているのは，コレステリン結晶が存在していた紡錘形の抜け殻であるため，裂隙という用語が用いられる．粥状硬化症の動脈壁でみられるものと同じである．生体にとっては異物であるので，よくみると非常に細長い形状の異物巨細胞が周囲を囲んでいるのが観察される（a 矢印）．

ラシュトンの硝子体ともよばれるヘアピン状や環状構造を呈する好酸性の硝子様物質が観察されることもある（b，c）．

## 6　歯根嚢胞（慢性肉芽性根尖性歯周炎）
radicular cyst（chronic granulomatous apical periodontitis）

症例：30歳代，女性
経過：下顎左側大臼歯部の自発痛を主訴に来院．エックス線像で第一大臼歯遠心根根尖部に境界明瞭な透過像を認める．感染根管治療を開始したが，症状が改善しないため遠心根へミセクションと，抜歯窩から病変を掻爬摘出．周囲骨との癒着はなく，剝離は容易であった．

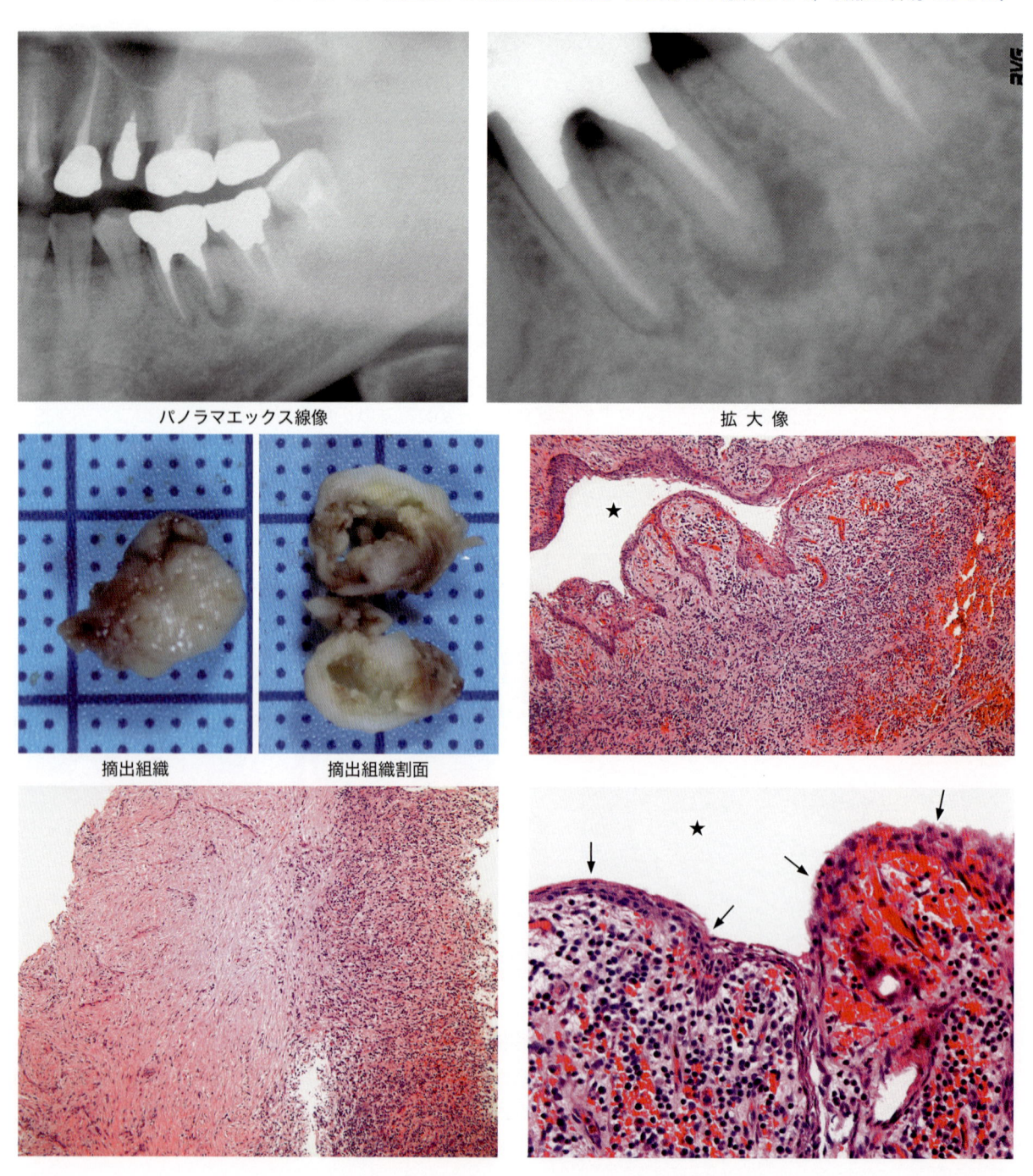

パノラマエックス線像　　　　　　　　　　　　拡　大　像

摘出組織　　　摘出組織割面

　嚢胞（状）構造を呈する摘出組織（★嚢胞腔）は，厚い線維性結合組織が主体で，内腔側は炎症細胞浸潤の目立つ肉芽組織だが，不規則な上皮脚延長を伴った重層扁平上皮の裏装部（矢印）も認められる．

# 歯根嚢胞（慢性肉芽性根尖性歯周炎）

**症例**：50歳代，男性
上顎右側側切歯～犬歯にかけて拇指頭大の透過像を認める．

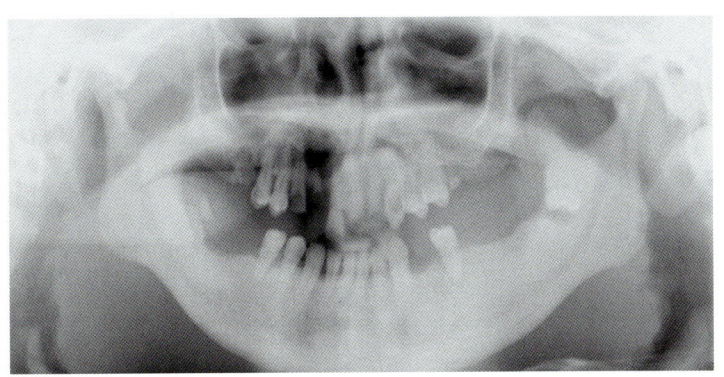

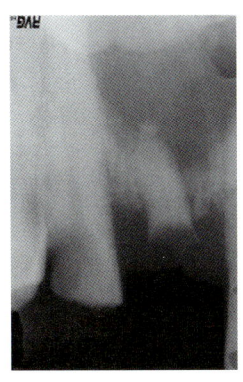

パノラマエックス線像

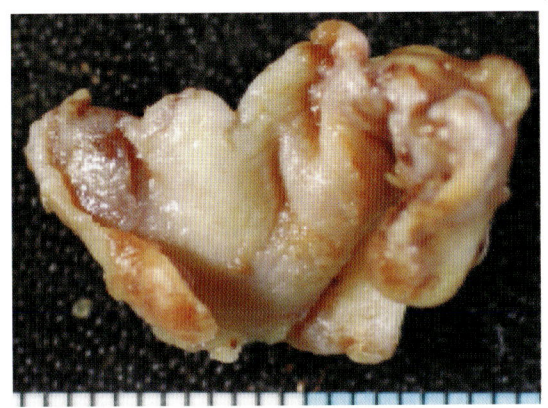

摘出組織
展開されているため嚢胞(状)構造は不明瞭である．

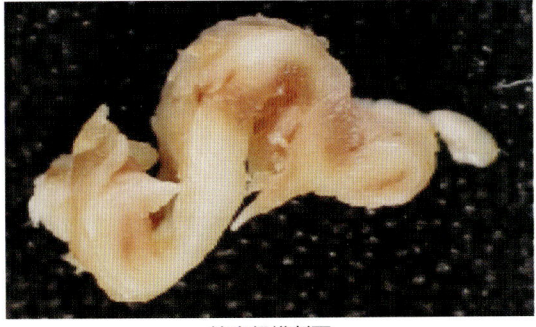

摘出組織割面
厚い嚢胞壁様の構造を有する．

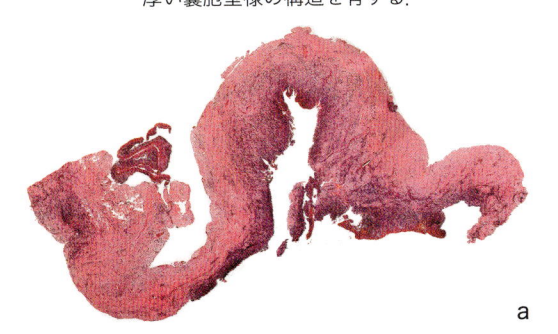

HE染色全体像

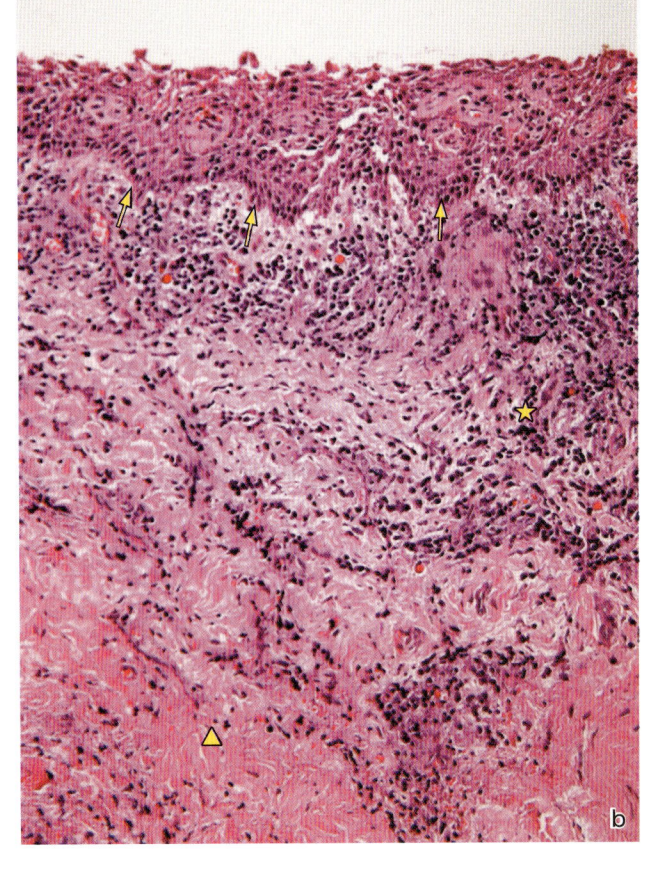

摘出組織は線維性結合組織が主体で，広範に炎症細胞浸潤が加わっている（a）．

軽度の肥厚を呈する重層扁平上皮（矢印），炎症細胞浸潤の著明な肉芽組織（☆），肉芽組織内の線維芽細胞が産生した線維性結合組織（△）から構成されている（b）．

## 歯根嚢胞（慢性肉芽性根尖性歯周炎）

**症例**：30歳代，女性
**経過**：下顎左側第二大臼歯根尖部に生じた病変．抜歯および嚢胞摘出術を施行

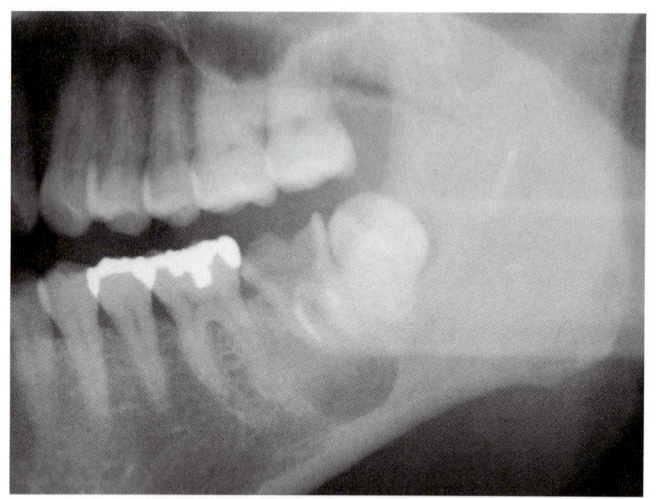

**パノラマエックス線像**
エックス線上根尖部と連続した歯冠大の類円形透過像

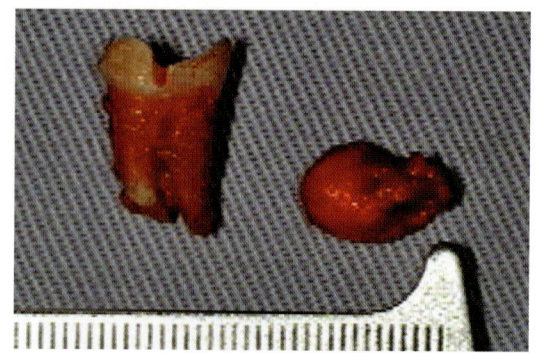

**抜去歯牙および摘出組織**

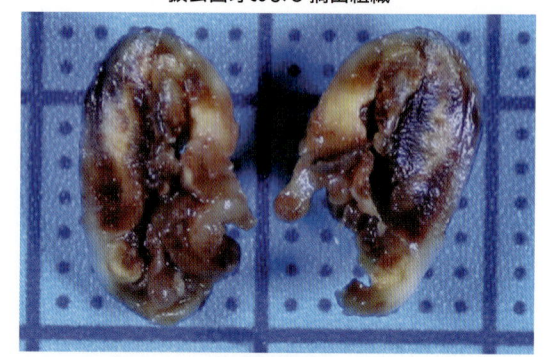

**摘出組織割面**
割面中央に空隙を認め，広範に黒褐色調を示す．

線維性結合組織内に明瞭な嚢胞腔構造（★）を認めるが，裏装上皮は確認されなかった．

嚢胞腔に面する領域は肉芽組織だが，黒褐色調の肉眼所見に対応するように，著しい充血や出血，炎症細胞浸潤が観察された．根尖からの刺激がつづいており，それによる裏装上皮の破壊が考えられるため，歯根嚢胞に矛盾しない所見と判断した．

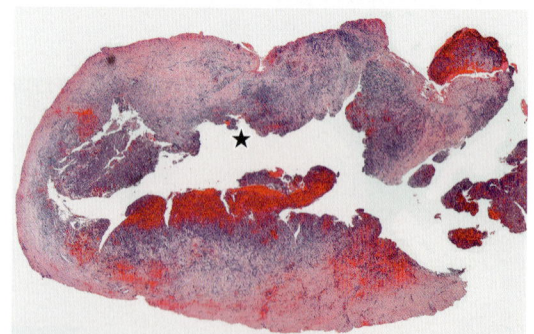

**HE染色全体像**

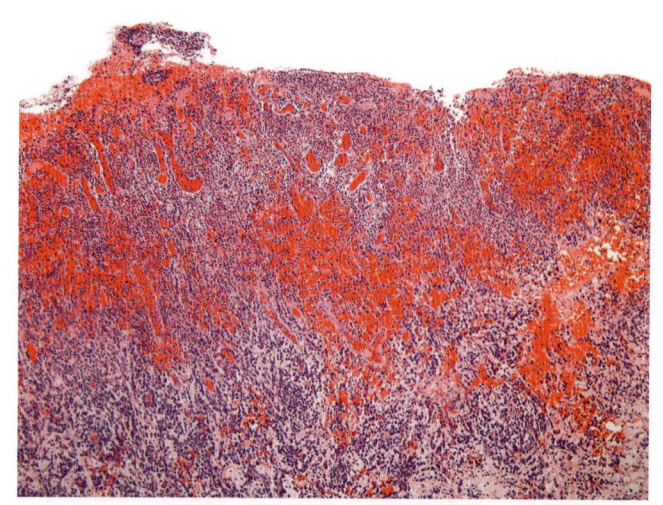

**著しい充血，出血と炎症細胞浸潤**

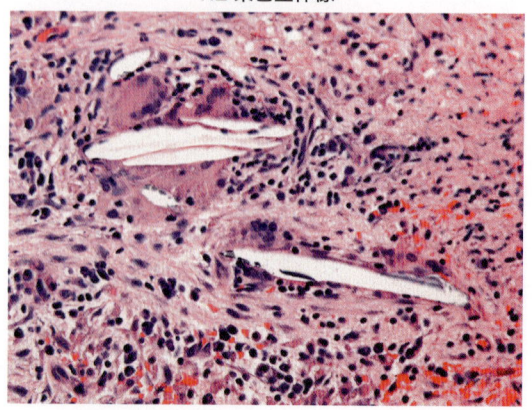

**異物巨細胞に囲まれたコレステリン裂隙**

## 上皮の破壊（潰瘍性病変）

- ▨ 壊死組織など
- ▨ 肉芽組織
- ▨ 線維性結合組織

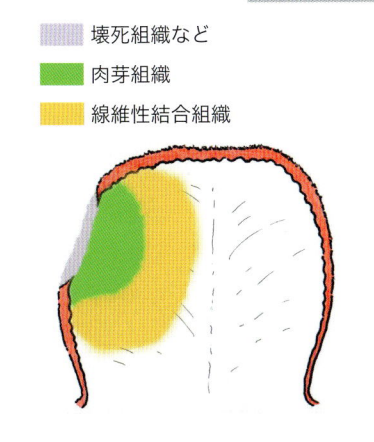

舌側縁部の潰瘍 ⇒ 舌粘膜上皮の破壊
（粘膜下に及ぶ組織欠損）

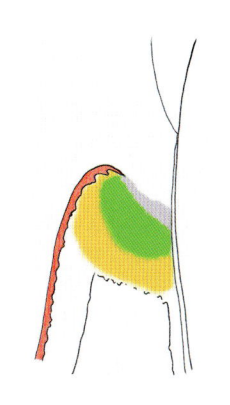

辺縁性歯周炎 ⇒ 付着上皮の破壊
（辺縁部歯周組織の欠損）

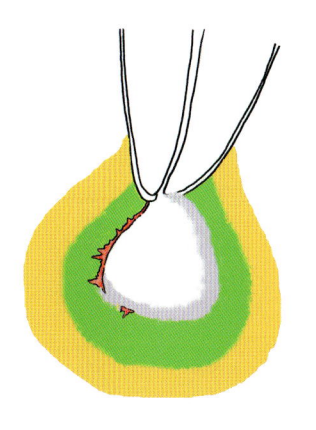

根尖性歯周炎 ⇒ 裏装上皮の形成と破壊
（根尖部歯周組織の欠損）

　舌などの口腔粘膜における上皮組織が破壊される病変を潰瘍と認識しがちだが，付着歯肉部の病変も，根尖部の病変も，組織学的には同様に潰瘍状の所見を呈する．

　「付着上皮の潰瘍」，「囊胞裏装上皮の潰瘍」とよんでもかまわないだろう．いずれも外界と接する部位（上皮組織）での組織破壊に対して，肉芽組織を介した異物の除去と修復が行われている．したがって表層から深部に向かって，フィブリン析出物を伴った壊死組織，（それを処理し修復する）肉芽組織，（肉芽組織の線維芽細胞が産生した）線維性結合組織が連続，移行的に観察されるのは共通の所見である．

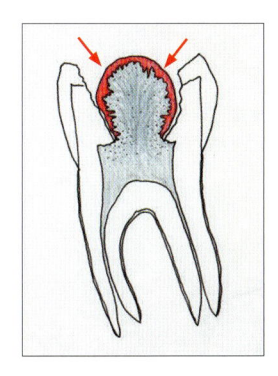

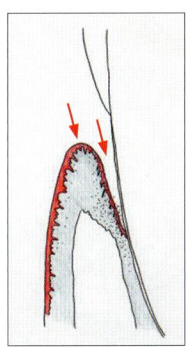

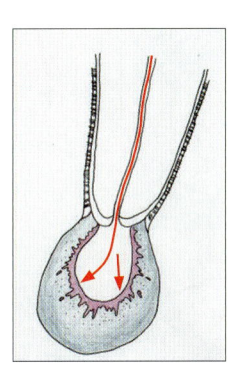

　囊胞を，体内に生じた発育性・病的な閉鎖腔と定義すると…

　歯根囊胞の多くは，齲蝕，歯髄炎に継続し根管を通じた細菌感染による根尖部歯周組織の破壊と，それに対する処理修復組織である．つまり囊胞内腔は根管を通じて口腔内と交通しているので，厳密にいうと囊胞腔内は閉鎖腔ではなく，実は「外」である．

　さまざまな上皮は，その目的に応じてさまざまな形態や機能を有しているが，基本的には外界と接する部位に面として分布し，外界からの刺激を遮断する役割をはたしている．つまり（その由来には諸説あるが）慢性増殖性歯髄炎の歯髄ポリープの表面を上皮が覆うのも，歯周ポケットの内縁上皮が深部に向かい延長するのも，根管を介し根尖部に生じた空洞（偽囊胞腔）の内面を上皮で裏装しようとするのも，すべて上皮によって外界からの刺激を遮断するためである．言い換えると，それらの現象は一種の防御反応であり，生体にとってはごく自然な反応ともいえる．

（伊藤由美，大内知之，小林晋一郎：絵で見る歯科臨床に役立つ炎症の話　今そこで何が起っているのか？，クインテッセンス出版，2007，p19，55 より改変）

## 歯根嚢胞（慢性肉芽性根尖性歯周炎）

症例：20歳代，男性
経過：上顎左側切歯根尖相当部口蓋の腫脹が増大傾向を認めたため来院

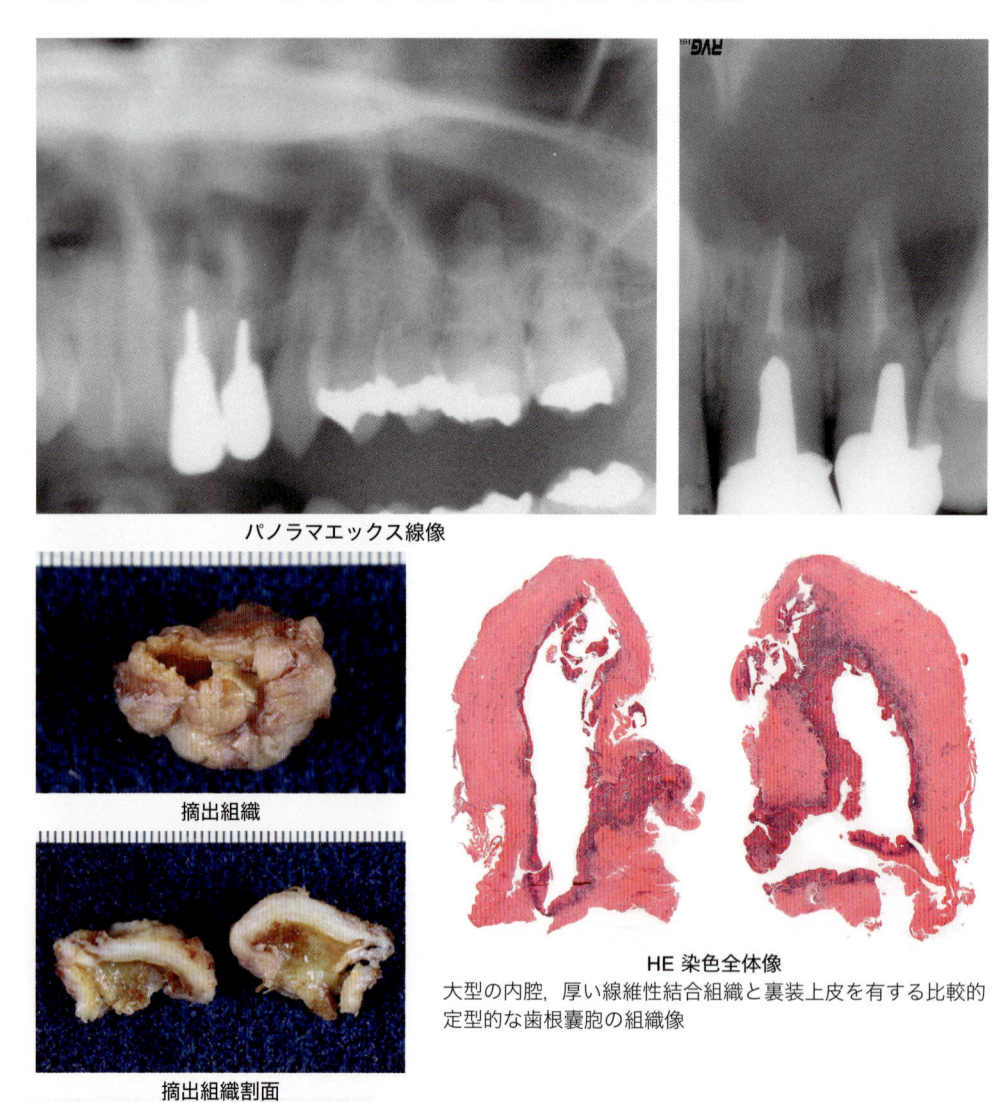

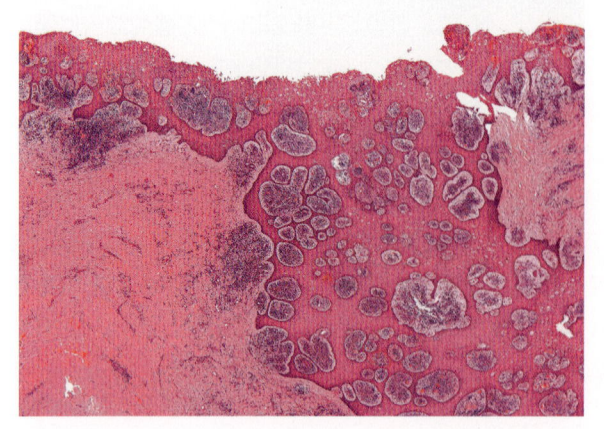

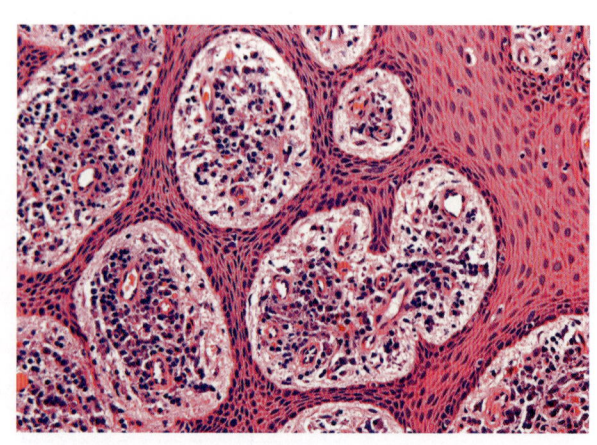

パノラマエックス線像

摘出組織

摘出組織割面

HE染色全体像
大型の内腔，厚い線維性結合組織と裏装上皮を有する比較的定型的な歯根嚢胞の組織像

　全周性に嚢胞腔を裏装する重層扁平上皮が認められる．一部では上皮脚が網状増殖を示し，同部上皮直下では高度の炎症細胞浸潤を伴った肉芽組織が観察される．

# 歯根嚢胞（慢性肉芽性根尖性歯周炎）

**症例**：50歳代，男性
**経過**：上顎左側臼歯部に瘻孔と拇指頭大の透過像を認め，上顎左側第一大臼歯の感染根管処置を行ったが，症状が改善しないため，抜歯と歯根嚢胞摘出術を施行

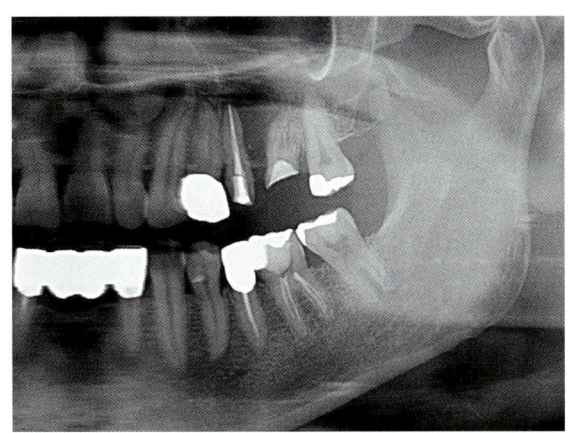

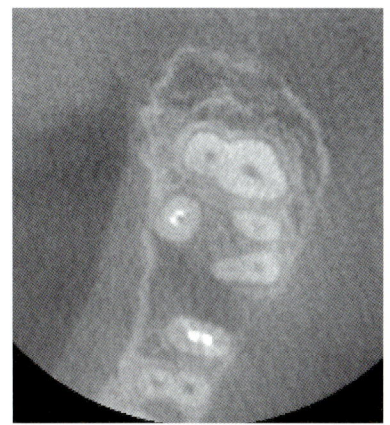

パノラマエックス線像

コーンビームCT像

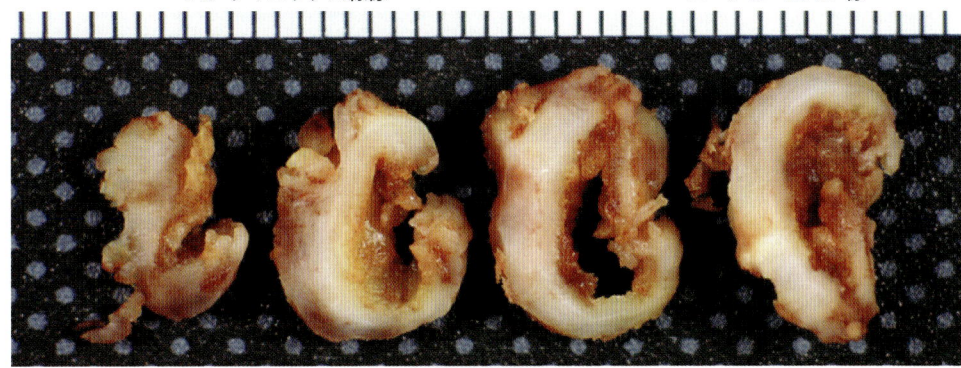

摘出組織割面

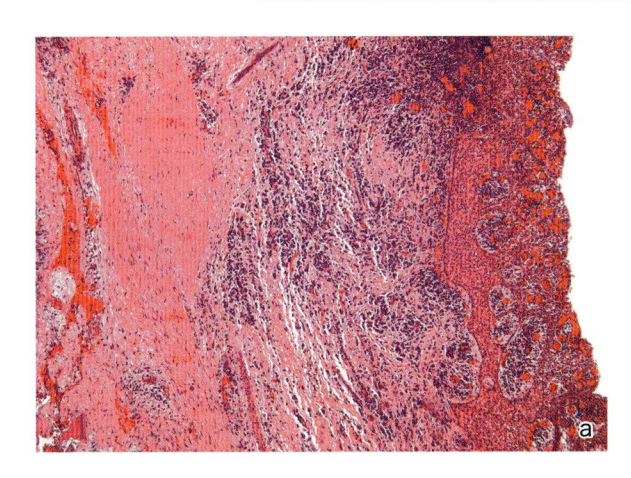

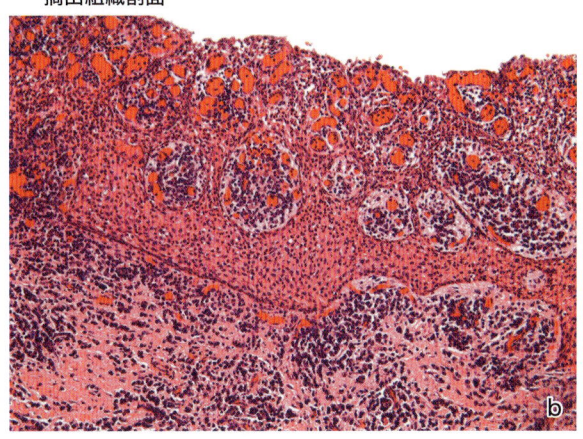

- HE染色では，内腔側に高度の炎症細胞浸潤が観察される．
- 高度な破壊が目立つが，一部に，網状に脚延長した上皮の裏装部も認められる．上皮下および延長上皮周囲は，充血した毛細血管が目立つ肉芽組織様（a, b）

## 歯根囊胞（慢性肉芽性根尖性歯周炎）

症例：30歳代，男性
経過：上顎左側側切歯の根尖部病変．歯根尖切除術と同時に剥離摘出し，不透過像付近の骨を一層削除

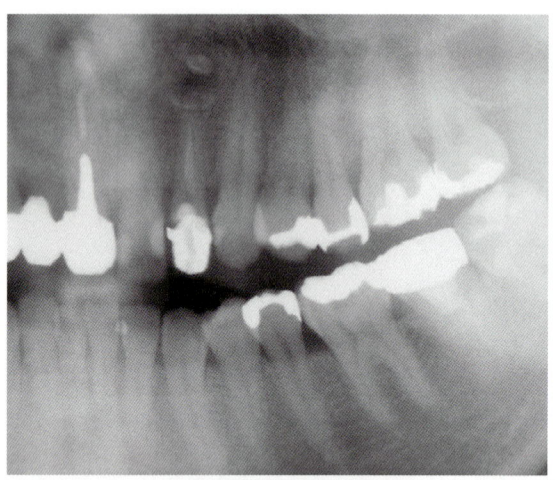

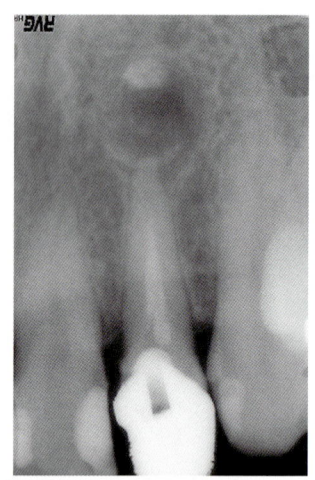

比較的明瞭な病変内部に，石灰化を疑う不透過像を認める．

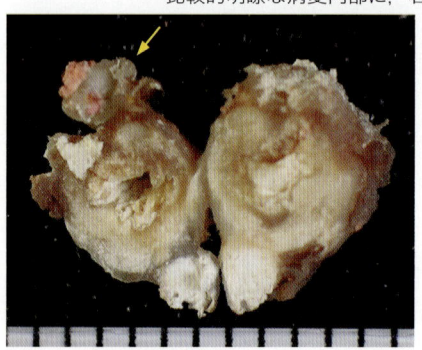

摘出組織割面

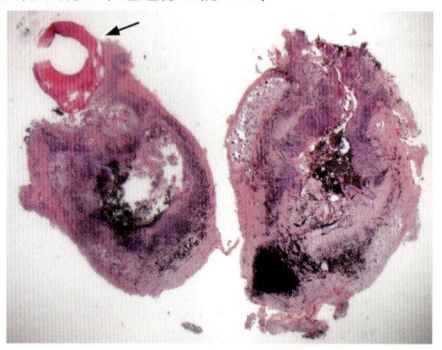

HE染色全体像
矢印：切除された歯牙根尖部と充塡物

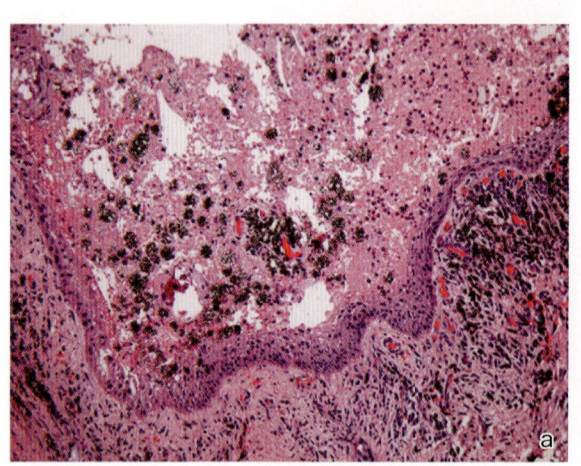

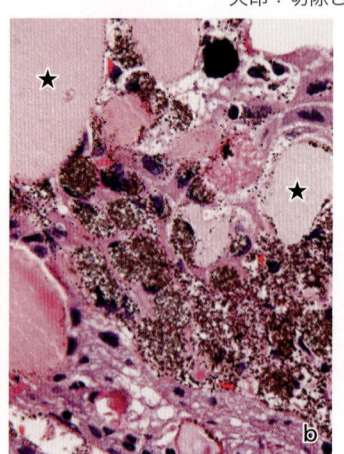

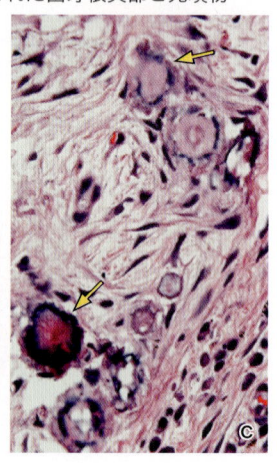

　HE染色全体像では，広範に褐色調の顆粒様沈着物が認められる．囊胞腔自体はそれほど大型ではないが，重層扁平上皮による内腔の裏装，その周囲の肉芽組織層，結合組織層からなる歯根囊胞の所見（a）．囊胞腔内〜壁に多数認められる顆粒状異物の多くはマクロファージに貪食され，褐色調のマクロファージ（細胞の形状）として認識され，大型の異物（b★）と混在している．両者ともに前医院で用いられた根管治療剤と思われる．またエックス線不透過像の原因と考えられる小型の同心円状石灰化物も多数観察された（c矢印）．

## 7 残留嚢胞（残存嚢胞）

residual cyst

**症例**：50歳代，男性
**経過**：約2か月半前，他院にて上顎右側側切歯を抜去（詳細不明）．その後，同部口蓋に腫脹が出現．抜歯窩再掻爬を施行

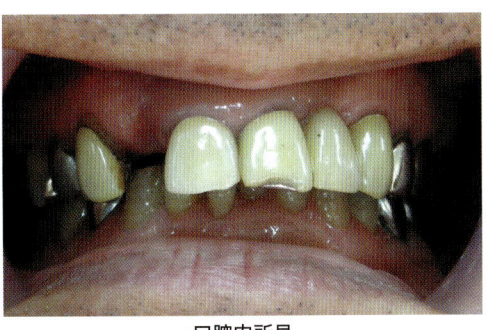

口腔内所見 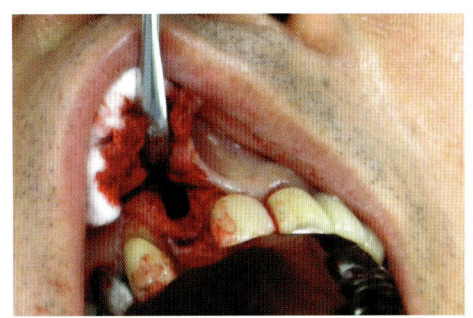　　　　　　　　　　　　術中所見

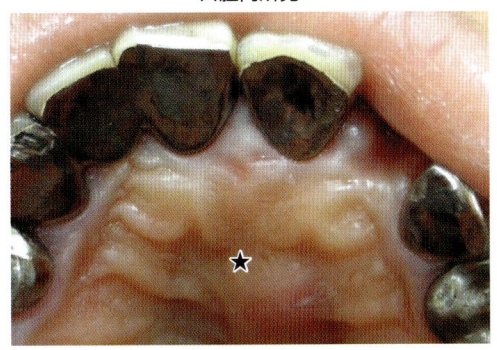

口腔内所見（★腫脹） 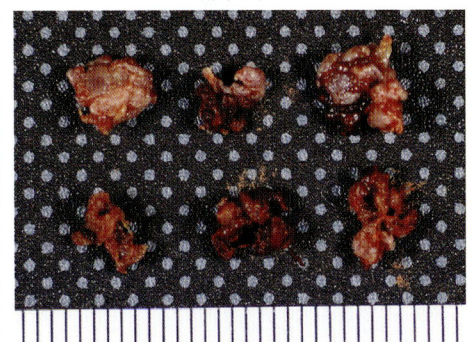　　　　　　　摘出組織

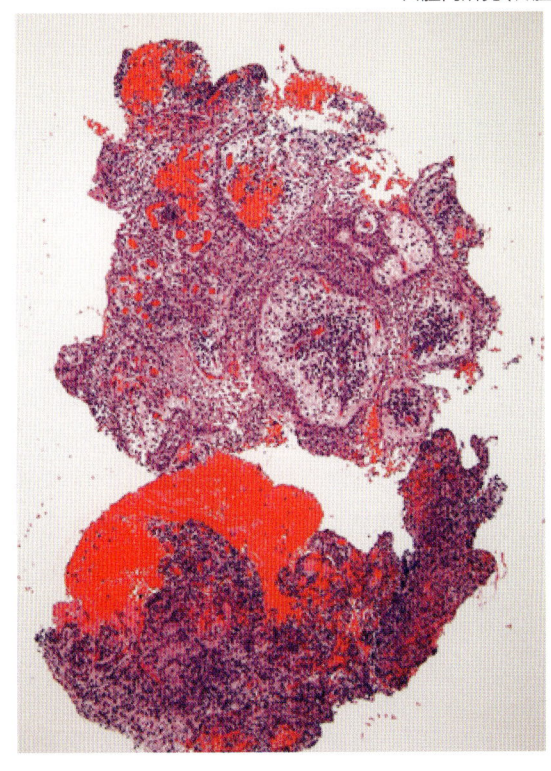

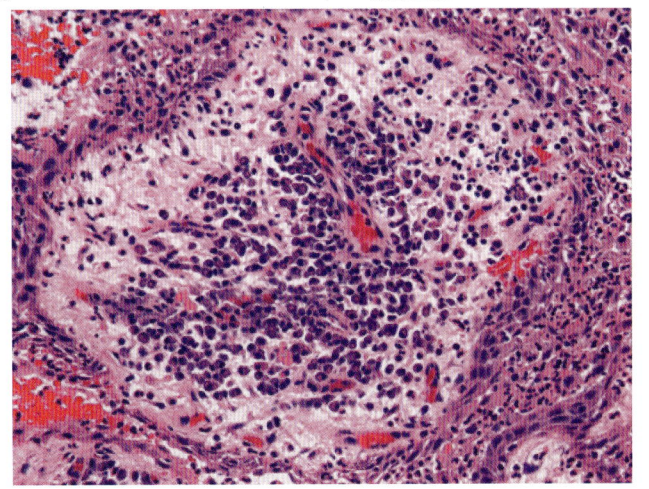

　抜歯窩より断片化され掻爬摘出された組織は，凝血塊を多量に混じた炎症性肉芽組織であった．嚢胞構造は不明瞭であったが，肉芽組織中にさまざまな形状の裏装上皮様の所見が認められたことなどより，残留嚢胞の可能性が高いと判断した．

　残留嚢胞には，摘出されずに残ったものと，摘出嚢胞の残組織が嚢胞を形成するものとを含むが，本例を含めてある程度時間が経過すると，その鑑別は困難であると思われる．

## 残留囊胞（残存囊胞）

症例：30歳代，女性
経過：上顎前歯部の疼痛を主訴に来院．画像検査にて側切歯欠損部および犬歯から小臼歯部に囊胞状病変を認めた．根管治療による消炎処置を行ったあと，側切歯部病変の生検を施行．残留囊胞の病理診断のもと唇側からアプローチした．

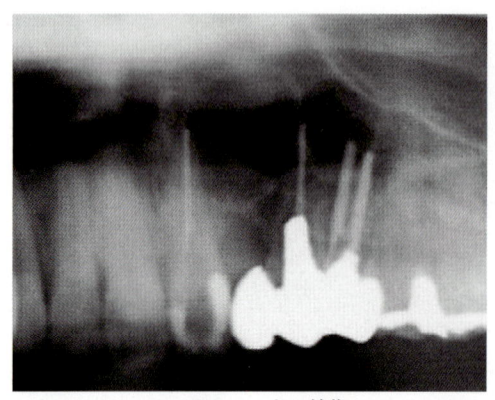

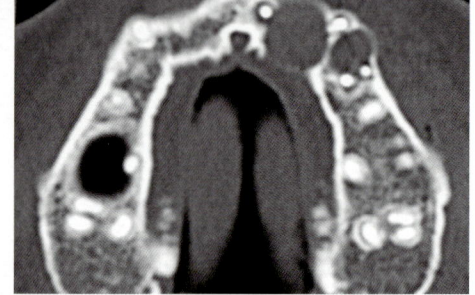

パノラマエックス線像　　　　　　CT像

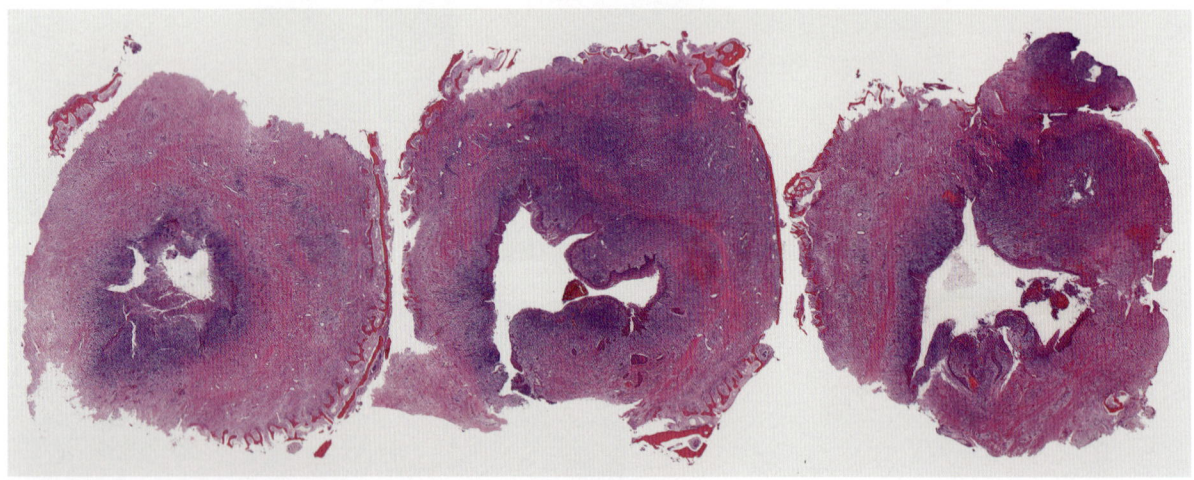

HE染色全体像

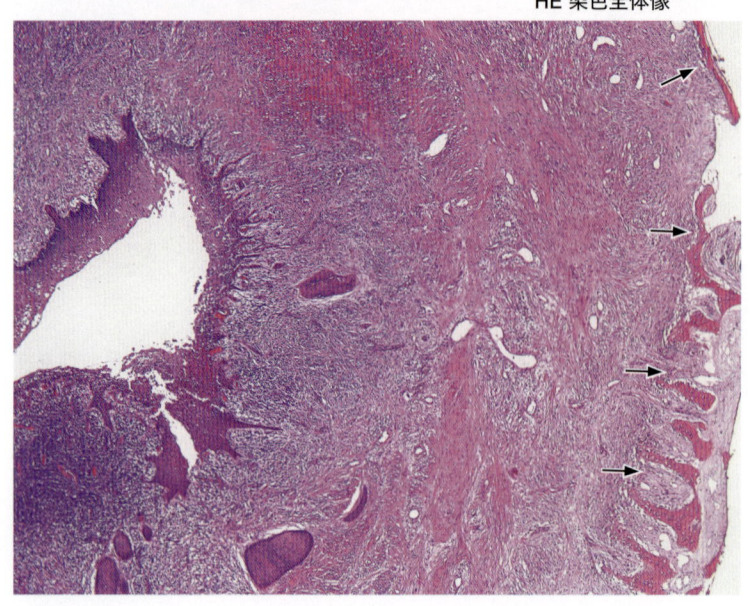

側切歯欠損部から周囲骨（矢印）を含めて摘出された組織は囊胞（状）構造を呈しており，内腔側を裏装する上皮は不規則な上皮脚延長を呈する非角化重層扁平上皮である．上皮下は高度の炎症細胞浸潤を伴った肉芽組織および線維性結合組織からなる．術中，側切歯部病変と隣接歯牙との連続性は明瞭ではなかったが，組織学的には通常の歯根囊胞と同じ所見であった．

近接する犬歯〜小臼歯部の病変は歯根囊胞と診断された．

## 参考：根尖性歯周炎の流れを考える

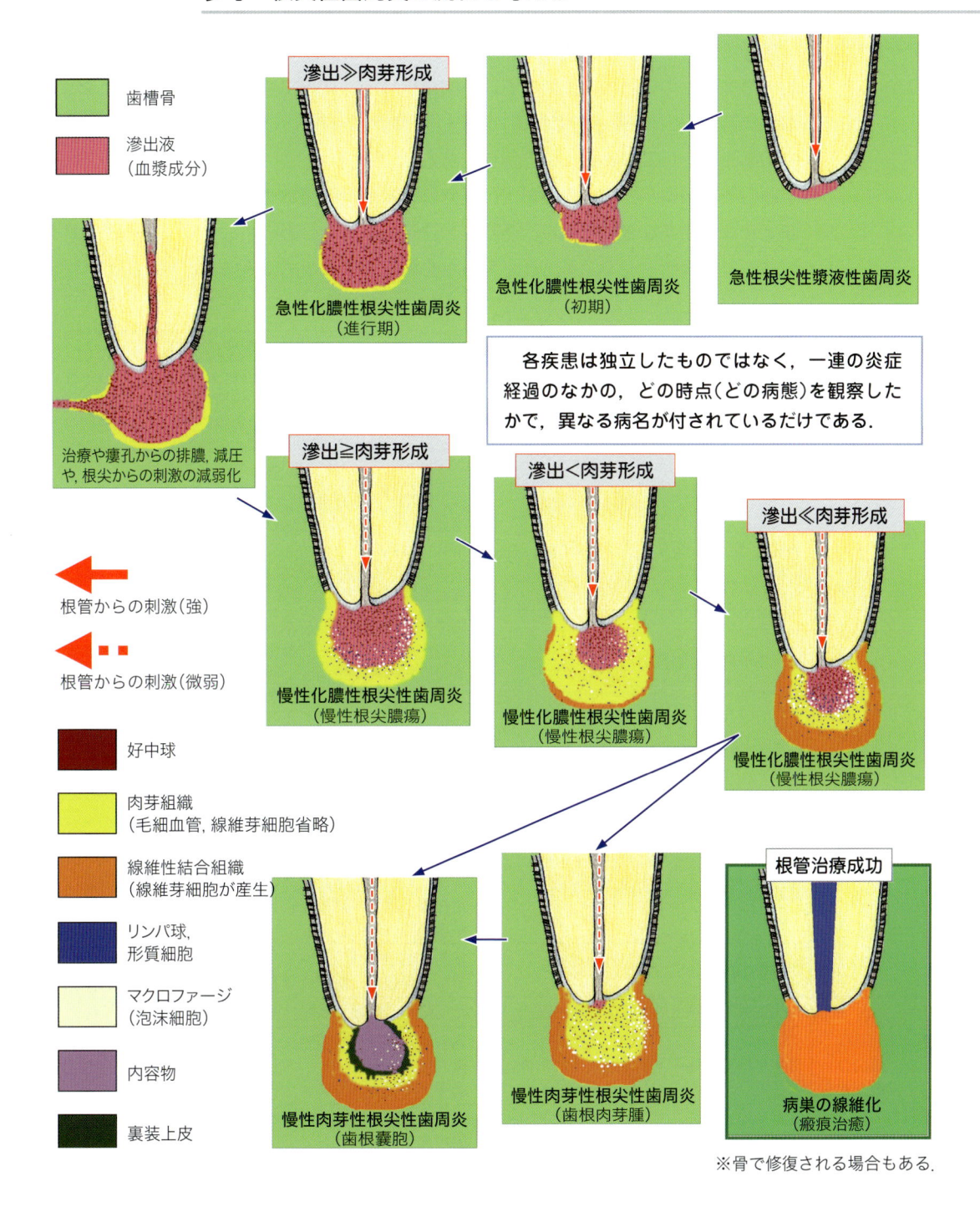

凡例：
- 歯槽骨
- 滲出液（血漿成分）
- 好中球
- 肉芽組織（毛細血管，線維芽細胞省略）
- 線維性結合組織（線維芽細胞が産生）
- リンパ球，形質細胞
- マクロファージ（泡沫細胞）
- 内容物
- 裏装上皮

矢印：
- 根管からの刺激（強）
- 根管からの刺激（微弱）

**上段（急性期の流れ）：**
- 急性根尖性漿液性歯周炎
- 急性化膿性根尖性歯周炎（初期）
- 急性化膿性根尖性歯周炎（進行期）［滲出≫肉芽形成］
- 治療や瘻孔からの排膿，減圧や，根尖からの刺激の減弱化

各疾患は独立したものではなく，一連の炎症経過のなかの，どの時点（どの病態）を観察したかで，異なる病名が付されているだけである．

**中段（慢性期への移行）：**
- 慢性化膿性根尖性歯周炎（慢性根尖膿瘍）［滲出≧肉芽形成］
- 慢性化膿性根尖性歯周炎（慢性根尖膿瘍）［滲出＜肉芽形成］
- 慢性化膿性根尖性歯周炎（慢性根尖膿瘍）［滲出≪肉芽形成］

**下段：**
- 慢性肉芽性根尖性歯周炎（歯根嚢胞）
- 慢性肉芽性根尖性歯周炎（歯根肉芽腫）
- 根管治療成功：病巣の線維化（瘢痕治癒）

※骨で修復される場合もある．

---

根尖性歯周炎の大部分は，
- 根管を介した感染性の刺激が原因で生じる根尖部歯周組織での滲出性変化（急性炎）と，
- 根尖部歯周組織の破壊に伴う肉芽組織を介した異物処理と修復機構（慢性炎）

および両者の移行像である．

## 参考：囊胞性疾患のとらえ方

　各種の教科書や参考書では，囊胞は「気体，液体あるいは半固形物を含んでいる単房性あるいは多房性の袋状の構造物あるいは閉鎖腔」や，「体内に生じた裏装上皮で囲まれた病的な閉鎖腔」などと定義されている．しかし実際には，厳密にはこの定義には当てはまらないものも囊胞として扱われている場合がある．

　顎口腔領域は，非常に囊胞および囊胞状病変の多い領域である．またそれらに対してさまざまな分類がなされており，混乱し，理解しにくい原因にもなっていると思われる．

　ここでは囊胞をどのようにとらえるかを再確認するために表にまとめた．

| とらえ方 | 具体的な診断ポイント | 該当する囊胞状病変 |
|---|---|---|
| 発生部位<br>どこに生じたのか？ | 顎骨部に発生する囊胞 | ・さまざまな歯原性囊胞：歯根囊胞，残留囊胞，含歯性囊胞，腺性歯原性囊胞など<br>・いわゆる顔裂性囊胞：鼻口蓋管囊胞，球状上顎囊胞など<br>・そのほかの囊胞性病変：単純性骨囊胞，脈瘤性骨囊胞，静止性骨空洞 |
| | 顎骨外（軟部組織）に発生する囊胞 | ・類皮囊胞，類表皮囊胞<br>・鰓囊胞（リンパ上皮性囊胞）<br>・甲状舌管囊胞<br>・粘液囊胞（停滞型，溢出型）<br>・鼻歯槽囊胞（骨表面に接するように発生） |
| 発生原因<br>なぜ生じたのか？ | 先天性や発育性の囊胞 | ・歯原性囊胞：含歯性囊胞，歯肉囊胞，側方性歯周囊胞など<br>・いわゆる顔裂性囊胞：鼻口蓋管囊胞，球状上顎囊胞など<br>・そのほかの囊胞性病変：静止性骨空洞，甲状舌管囊胞，鰓囊胞など |
| | 炎症性の囊胞（ある種の防御反応） | ・歯根囊胞，残留囊胞<br>・歯周囊胞<br>・粘液囊胞（溢出型）など |
| | 腫瘍性の囊胞（≒ 囊胞性の腫瘍） | ・角化囊胞性歯原性腫瘍（歯原性角化囊胞）<br>・石灰化囊胞性歯原性腫瘍（石灰化歯原性囊胞） |
| 組織所見<br>どのような構造か？ | 内腔が上皮で裏装されている | ・歯原性囊胞：含歯性囊胞，歯肉囊胞など<br>・いわゆる顔裂性囊胞：鼻口蓋管囊胞，球状上顎囊胞など<br>・炎症性の囊胞：歯根囊胞，残留囊胞，歯周囊胞<br>・粘液囊胞（停滞型） |
| | 内腔が上皮で裏装されていない | ・粘液囊胞（溢出型）<br>・単純性骨囊胞，脈瘤性骨囊胞，静止性骨空洞 |
| 裏装上皮<br>どんな上皮で裏装？<br>※複数の上皮成分からなる囊胞もある． | 角化型重層扁平上皮で裏装された囊胞 | ・類皮囊胞，類表皮囊胞，鰓囊胞，歯肉囊胞など |
| | 非角化型重層扁平上皮で裏装された囊胞 | ・歯根囊胞，含歯性囊胞（一般的には非角化）<br>・側方性歯周囊胞<br>・扁平上皮化生した裏装上皮を有する囊胞 |
| | 杯細胞を伴った円柱上皮（多列線毛円柱上皮）で裏装された囊胞 | ・鼻口蓋管囊胞，鼻歯槽囊胞<br>・術後性上顎囊胞など |
| 内容物<br>何が貯留している？ | 角化物（おから状物）を貯留する囊胞 | ・類皮囊胞（毛を含む場合も），類表皮囊胞<br>・リンパ上皮性囊胞（鰓囊胞）<br>・歯肉囊胞（上皮真珠，Bohn 小結節）<br>（・角化囊胞性歯原性腫瘍）<br>上記は角化型裏装上皮で裏装された囊胞のこと |
| | 液体を貯留する囊胞 | ・粘液囊胞（溢出型，停滞型）<br>・含歯性囊胞（コレステリン結晶を含む場合もある） |
| | 血液成分を貯留する囊胞 | ・脈瘤性骨囊胞 |

※上記分類は完全なものではなく，該当しない囊胞もあるが，各種疾患はどこに視点をおくかで（何を基準に分類するかで）グループ分けも変わってくることなども理解する一助としてほしい．

# 2 顎口腔領域の囊胞

## 1　含歯性囊胞（濾胞性歯囊胞）
dentigerous cyst（follicular dental cyst）

### （1）含歯性囊胞のとらえ方

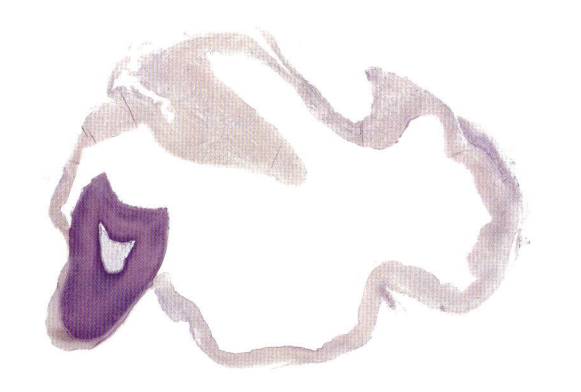

HE 染色全体像

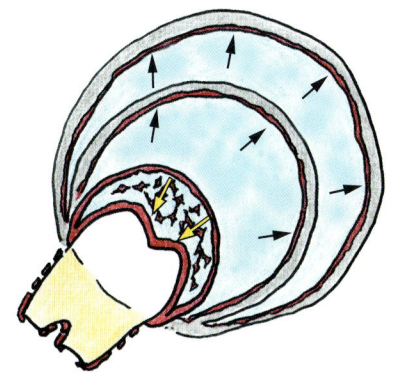

本来は退縮（黄矢印）するはずのエナメル器が，拡張して（矢印），囊胞化したと考える．

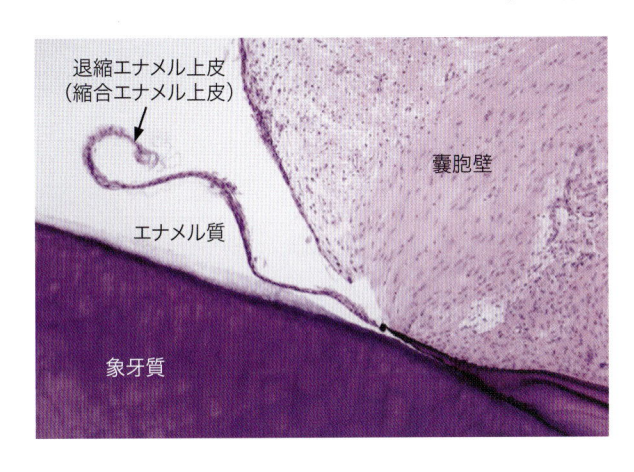

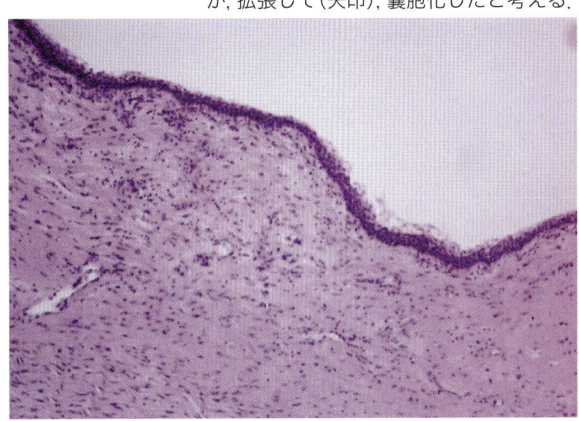

退縮エナメル上皮（縮合エナメル上皮）
エナメル質
象牙質
囊胞壁

　大部分の含歯性囊胞は歯冠部のみを囊胞腔内に容れている．ある意味不自然であり，発生機序から考えると歯冠部を覆っているエナメル器の内部（エナメル髄相当）が何らかの理由で囊胞化したものと考えるほうが自然であろう．二次的に炎症性変化を伴わないかぎり，基本的に含歯性囊胞壁は，歯根囊胞と比べて薄い場合が多い．裏装上皮についても平坦で薄いのが基本的な形状で，炎症性刺激などが加わると，防御反応として厚みの増加や，上皮脚延長が認められるようになると考える．

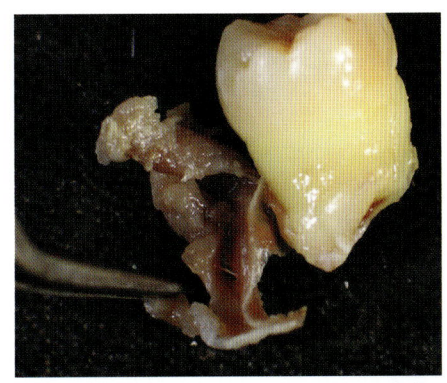

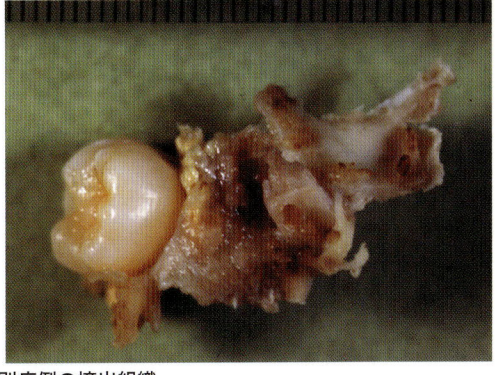

**HE 染色とは別症例の摘出組織**
いずれも囊胞壁は薄く，歯冠部のみを腔内に容れるように歯頸部に付着している．

## 含歯性嚢胞（濾胞性歯嚢胞）

症例：50歳代，男性
経過：5年前，他部位の歯科治療時に下顎智歯歯冠周囲の透過像を指摘されたが，症状ないため放置．その後，同部に違和感を覚え来院．埋伏歯抜去および嚢胞摘出術を施行．摘出術中に黄白色の内容液を認めた．

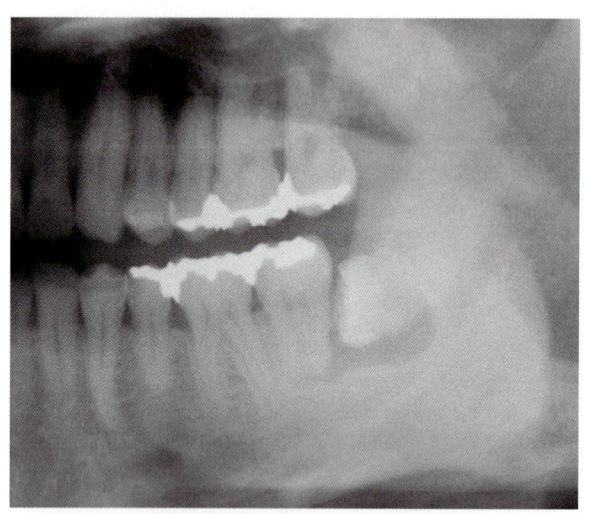

再診時のパノラマエックス線像

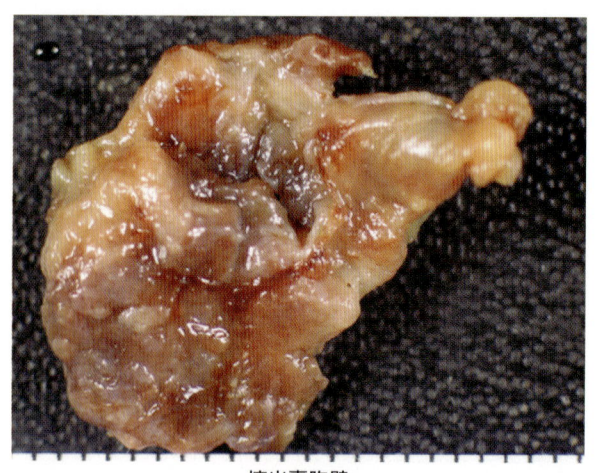

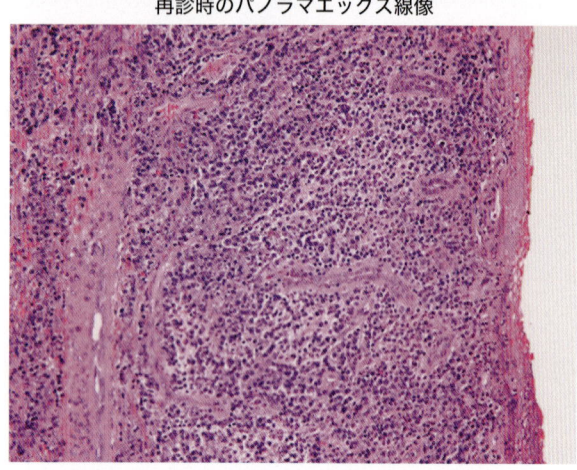

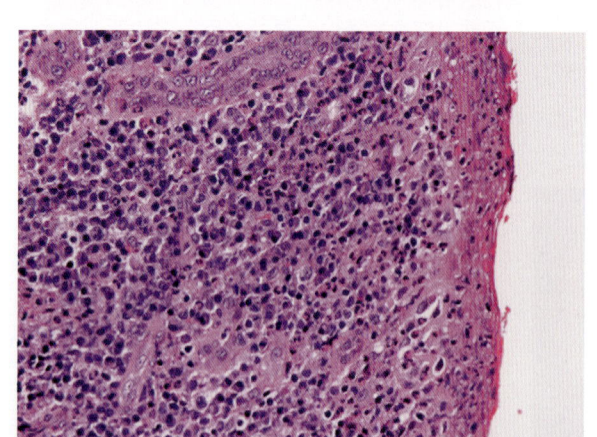

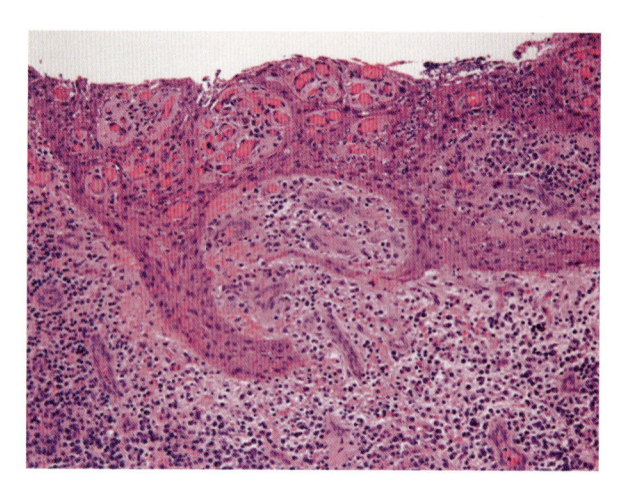

摘出嚢胞壁

　初診から約5年が経過するあいだに，歯冠周囲の嚢胞腔と第二大臼歯遠心側の歯周ポケットが交通し，嚢胞壁に高度の炎症性変化が加わり（膿状の内容液が認められたことを反映する所見）裏装上皮の脚延長などの二次的変化が観察されたと判断した（含歯性嚢胞に智歯歯冠周囲炎が合併したような病態であった）．
　第二大臼歯，第三大臼歯ともに生活歯であった．

## 含歯性嚢胞（濾胞性歯嚢胞）

**症例**：40歳代，男性
**経過**：舌痛を主訴に来院．エックス線検査にて嚢胞状病変を確認．埋伏智歯抜去と嚢胞摘出術を施行．術中，舌側皮質骨と嚢胞腔との交通部（孔）を認めた．

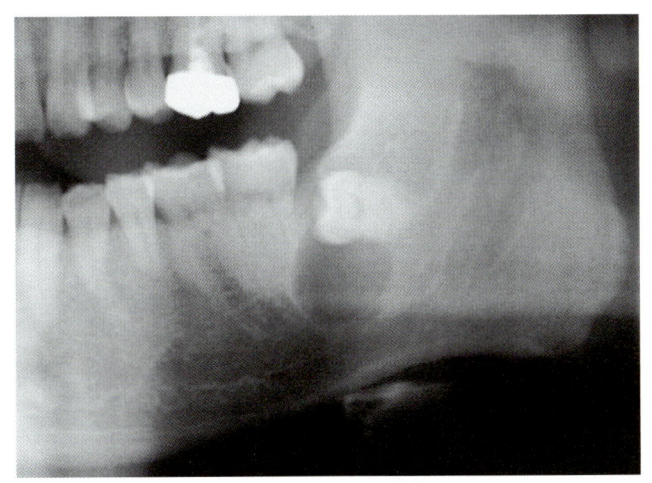

パノラマエックス線像

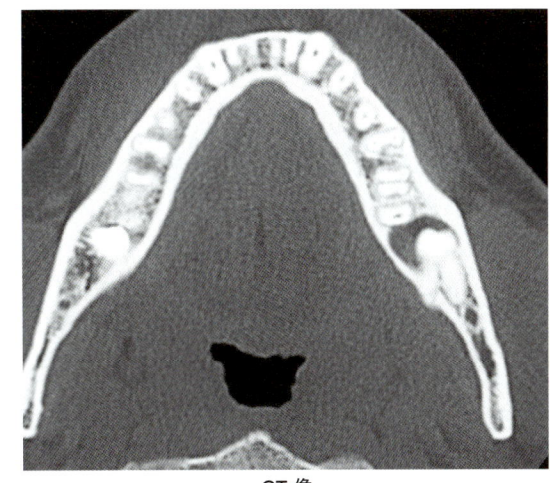

CT像

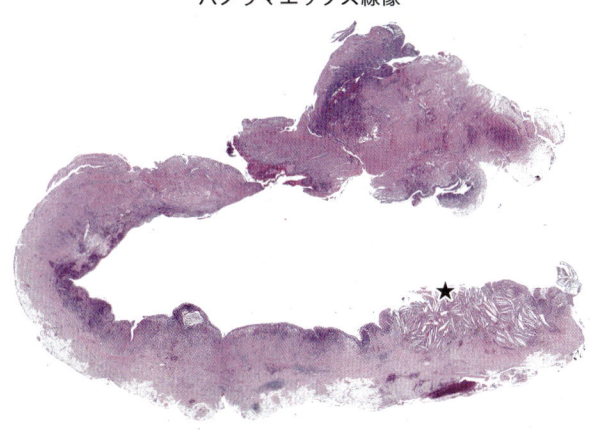

HE染色全体像

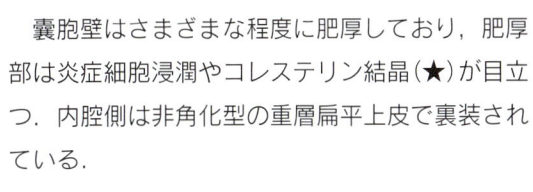

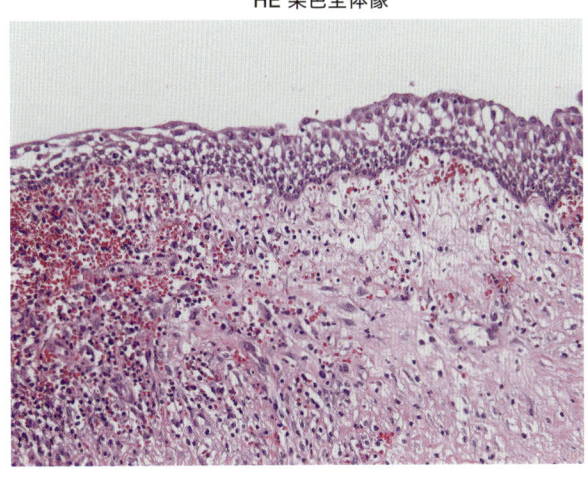

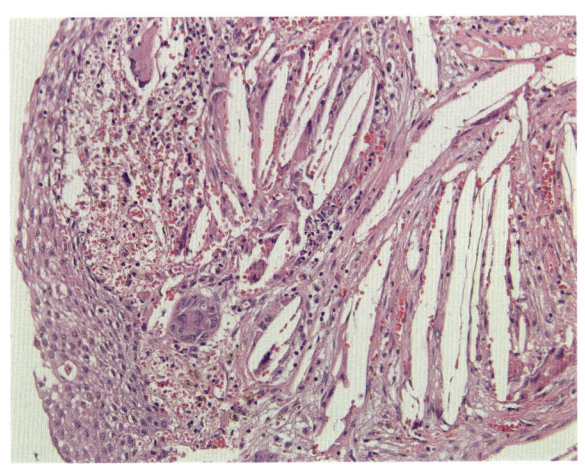

嚢胞壁はさまざまな程度に肥厚しており，肥厚部は炎症細胞浸潤やコレステリン結晶（★）が目立つ．内腔側は非角化型の重層扁平上皮で裏装されている．

原因は不明ながら，術中に確認された骨表面との交通所見からも一部口腔内に瘻孔を形成していた可能性が高く，それに起因した炎症性変化を伴った所見である．

## 含歯性嚢胞（濾胞性歯嚢胞）

**症例**：40歳代，男性
**経過**：歯科医院より下顎智歯の抜去を目的に某病院歯科口腔外科を紹介受診．エックス線検査にて下顎左側に，歯冠部を内腔部に含む嚢胞状病変を認めた．含歯性嚢胞の臨床診断のもと摘出術を施行．少し広めに骨を削除し，歯冠2，歯根2の計4分割で抜歯．嚢胞は歯冠を含んでおり，下顎管内容の露出はなかったが，一部より出血を認めたためアクロマイシンガーゼを填入して創を閉鎖

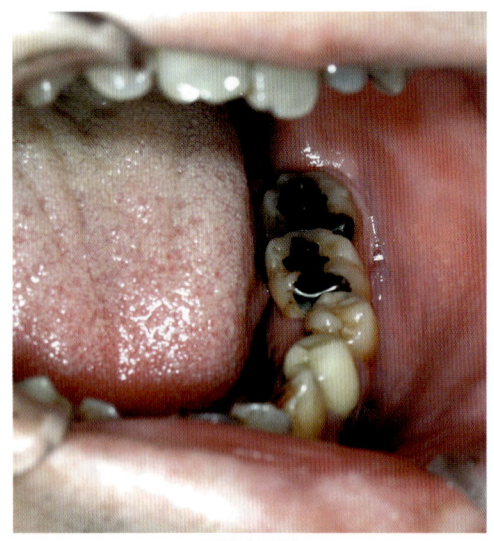

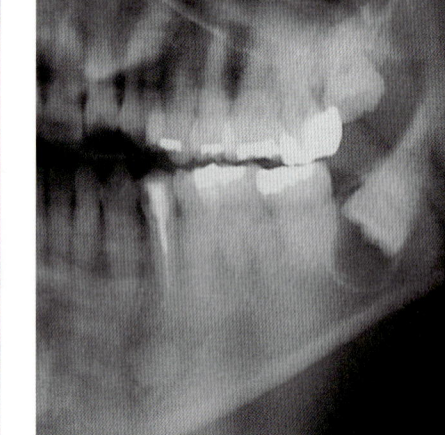

口腔内所見　　　　　　　　　　パノラマエックス線像

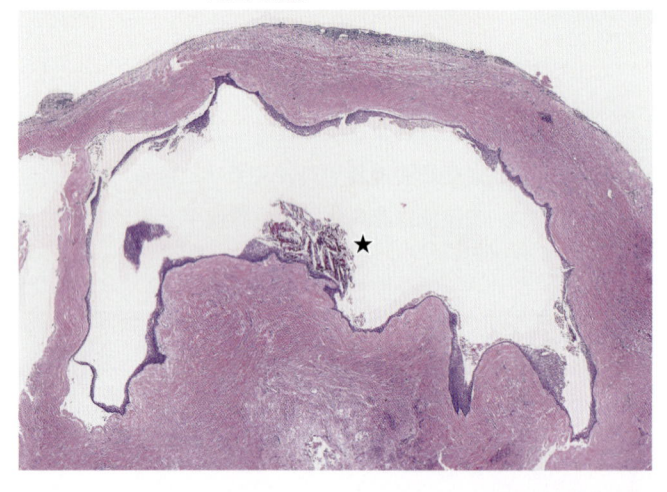

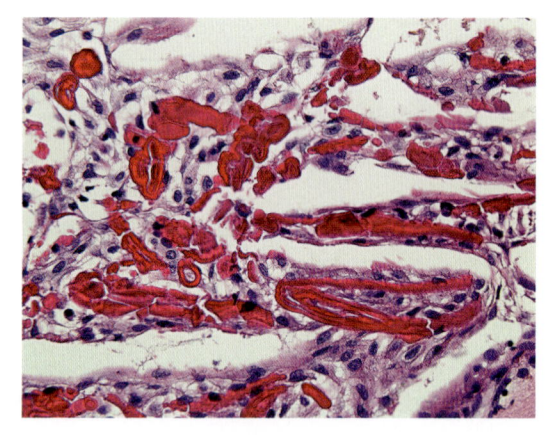

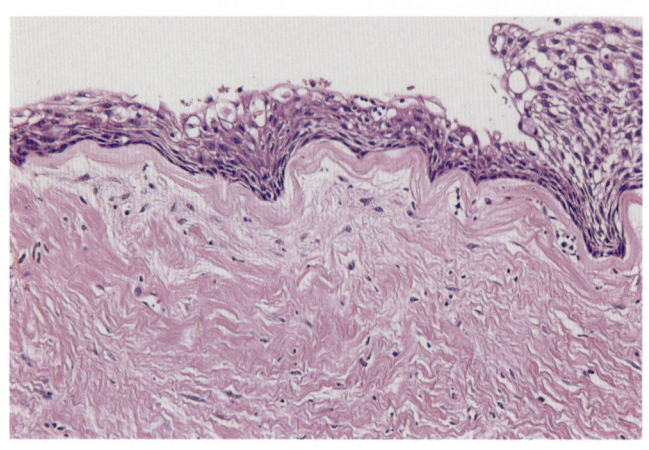

　嚢胞壁は比較的厚い陳旧性の線維性結合組織からなり，部分的に肥厚部を伴った平坦な非角化重層扁平上皮に内腔を裏装されていた．炎症細胞浸潤は目立たない．
　★部には環状構造などを呈するラシュトン体（硝子体）が多数認められる．

## 2　リンパ上皮性嚢胞
lymphoepithelial cyst

症例：50歳代，女性
経過：1か月前に口底部の腫瘤を自覚．消退しないため歯科医院を受診．
　　　病変は7〜8mm大の球形腫瘤で，やや硬く，可動性あり．

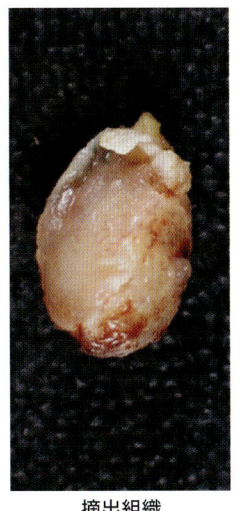

摘出組織 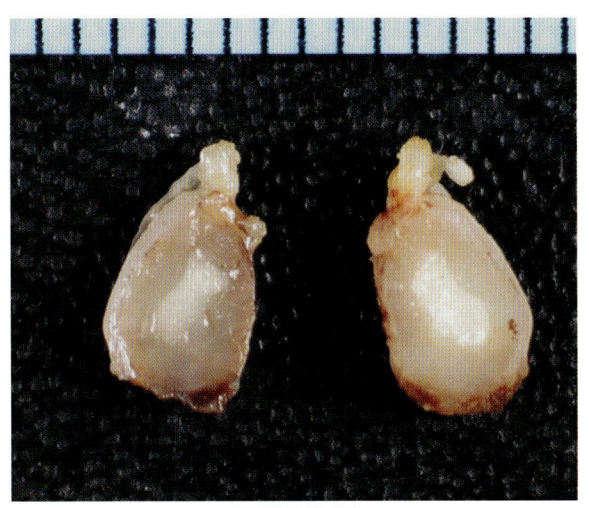　　　　摘出組織割面　　　　HE染色全体像

腫瘤中央部に白色調の内容物を有する嚢胞（状）構造がみられる．

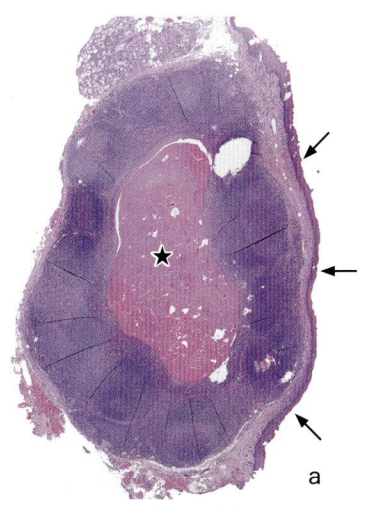

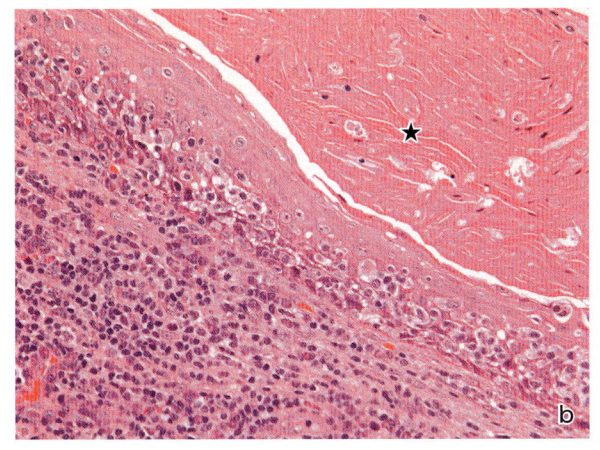

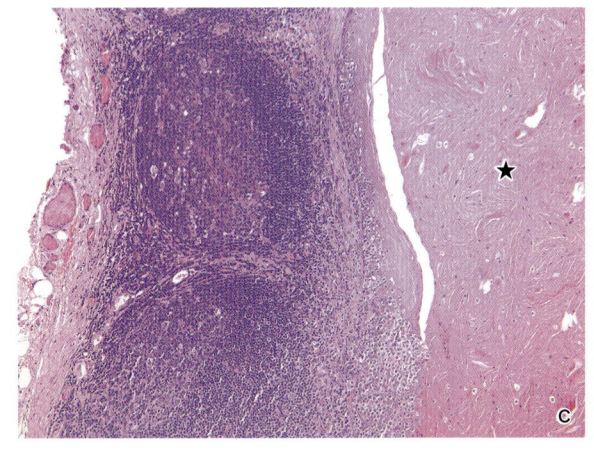

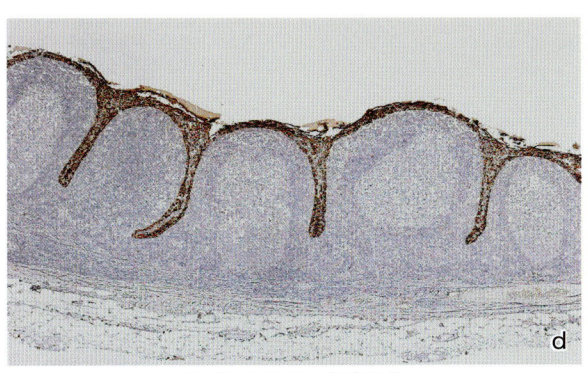

サイトケラチン免疫染色

　組織学的には口腔粘膜上皮（a矢印）下に，胚中心を伴ったリンパ濾胞で囲まれた嚢胞が認められる．内腔側は重層扁平上皮で裏装され，その角化物や壊死物質が嚢胞内容（a, b, c ★）として充満している．
　サイトケラチン免疫染色（d）は別症例のものだが，リンパ濾胞と裏装上皮の関係がよくわかる．小さな病変だが，リンパ上皮性嚢胞の成分をしっかり有している．

## リンパ上皮性囊胞（鰓囊胞，側頸囊胞）
lymphoepithelial cyst（branchial cyst, lateral cervical cyst）

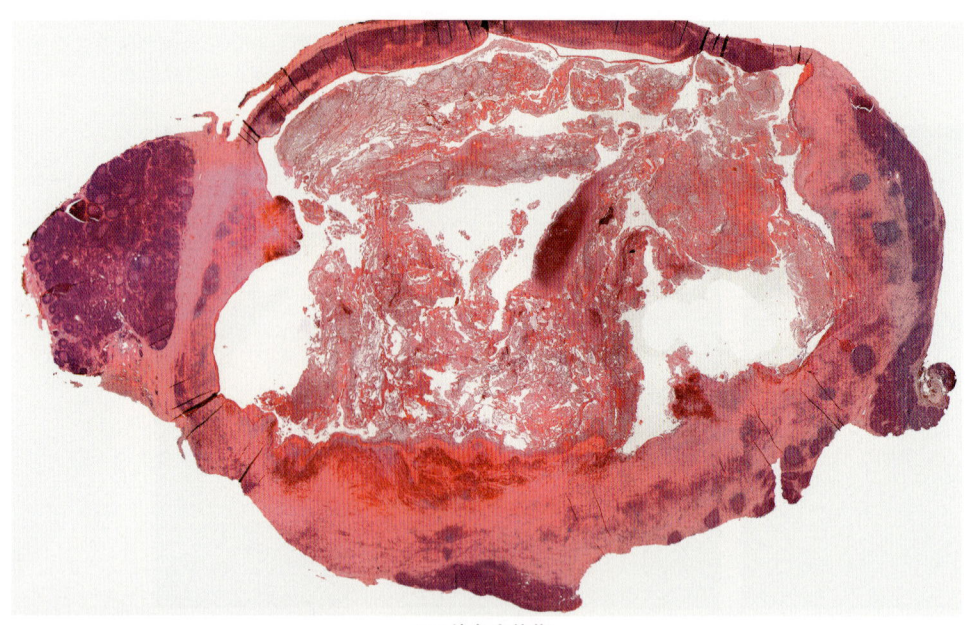

HE染色全体像

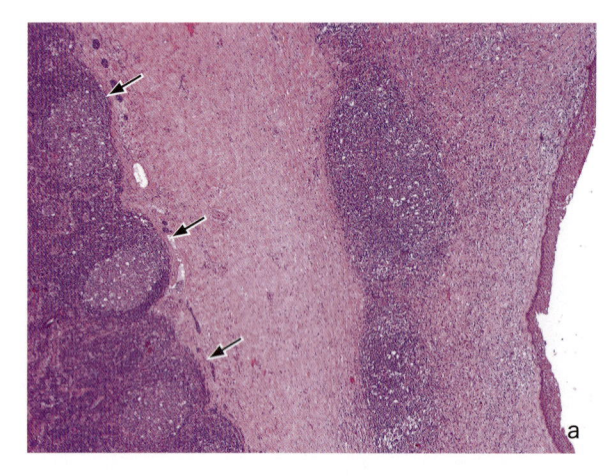

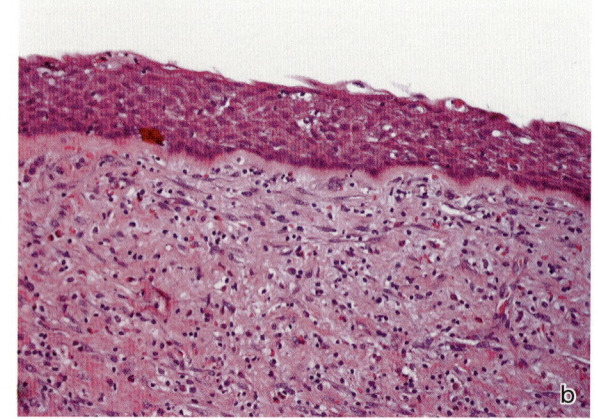

囊胞壁には，胚中心を伴ったリンパ濾胞様構造が配列している（a 矢印）．
囊胞腔は，平坦な重層扁平上皮で裏装されている（b）．

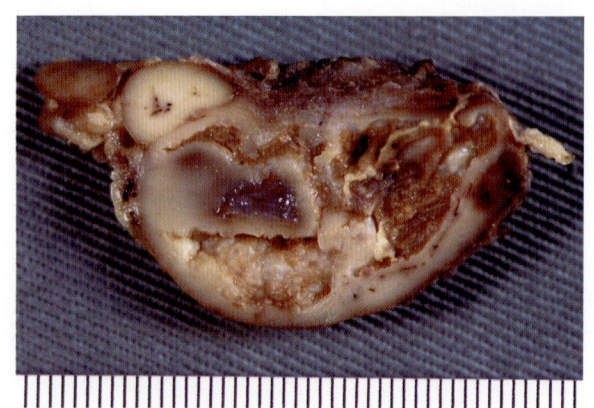

摘出組織割面（上記 HE 染色とは別症例）

本例は鰓囊胞（側頸囊胞）である．鰓囊胞，側頸囊胞は発生起源や部位からつけられた名称，リンパ上皮性囊胞は組織学的な所見からつけられた名称である．
　鰓囊胞は，リンパ上皮性囊胞の特徴的な組織所見を呈する．ただしリンパ上皮性囊胞は，前ページの症例のように口底部や，耳下腺部などにも発生する場合がある（厳密な意味では，リンパ上皮性囊胞＝鰓囊胞，側頸囊胞ではない）．

## 3 類表皮嚢胞
epidermoid cyst

**症例**：60歳代，女性
**経過**：詳細不明．口底部に可動性，弾性軟の類球形腫瘤を認め，周囲組織を含めて摘出

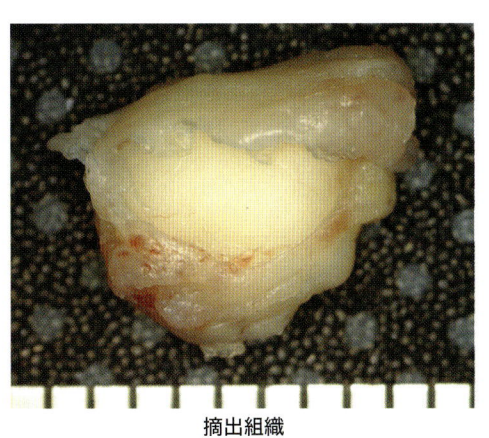

摘出組織

摘出組織
摘出中に嚢胞壁の一部が破れ，内容物が露出

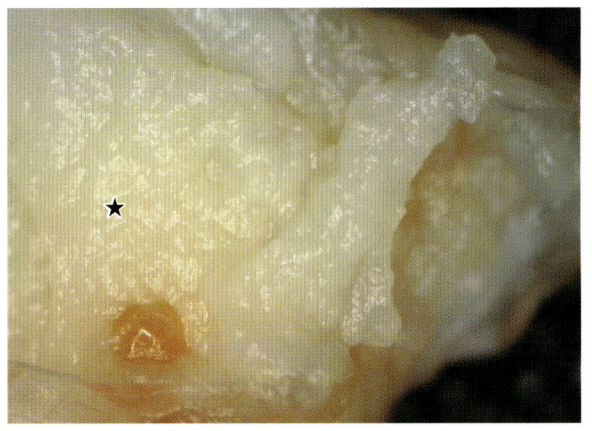

摘出組織割面
割を入れたところ，クリーム状の内容物（★）が流出

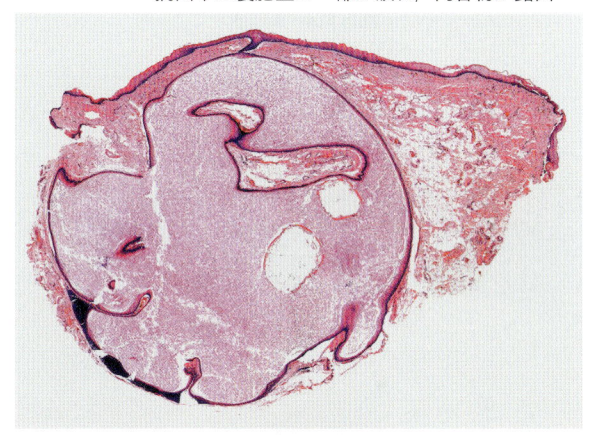

HE染色全体像

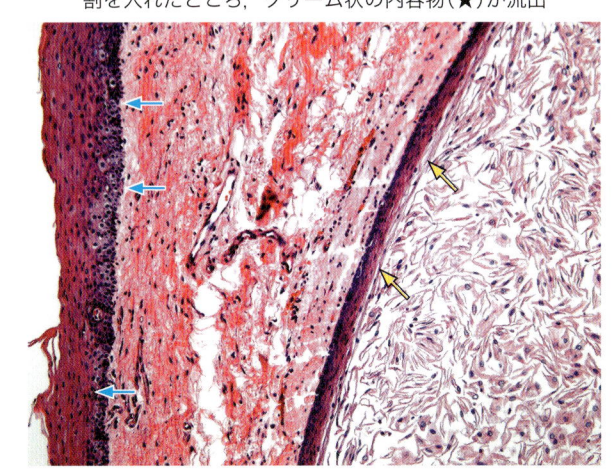

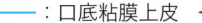

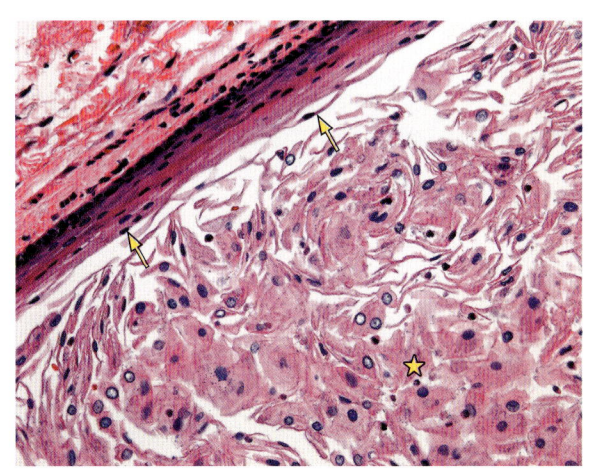

⬅：口底粘膜上皮　⬅：嚢胞裏装上皮

　組織学的には，全周性に平坦な重層扁平上皮で裏装された嚢胞で，錯角化物（核が残存した角化物）を大量に容れている（☆）．

## 類表皮囊胞

症例：20 歳代，男性
経過：2 か月前より咬筋部付近のしこりに気づく．増大傾向を示したため受診．皮膚を含めて腫瘤を摘出．底部と周囲組織の一部に癒着あり．

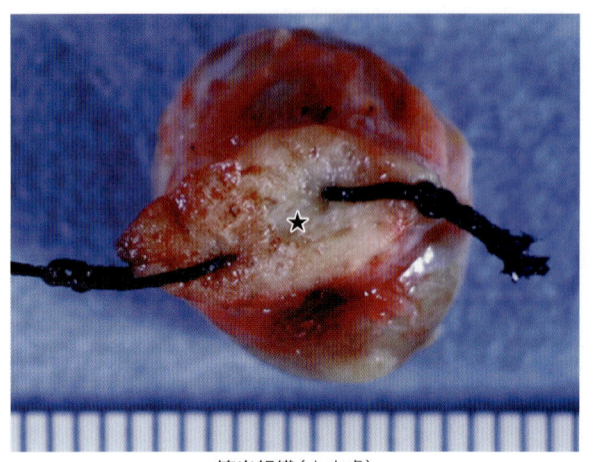

摘出組織（★皮膚）
13×13 mm 大で表面平滑

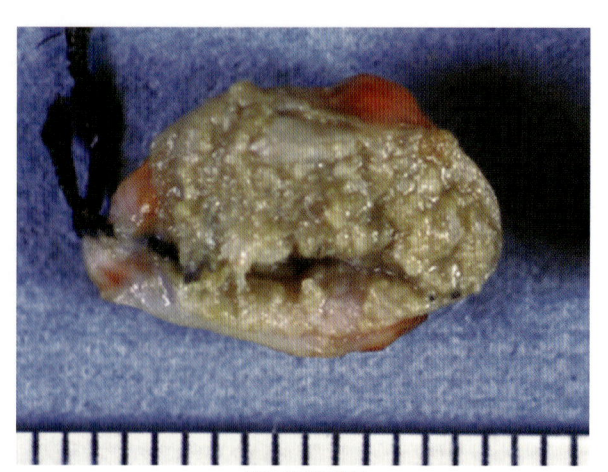

摘出組織割面
割を入れると灰黄白色泥状の内容物を認めた．

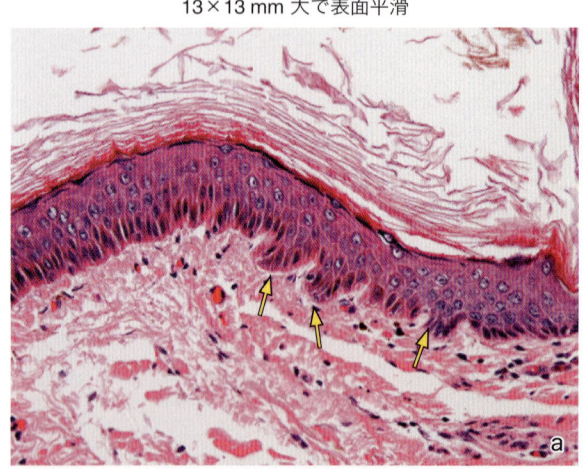

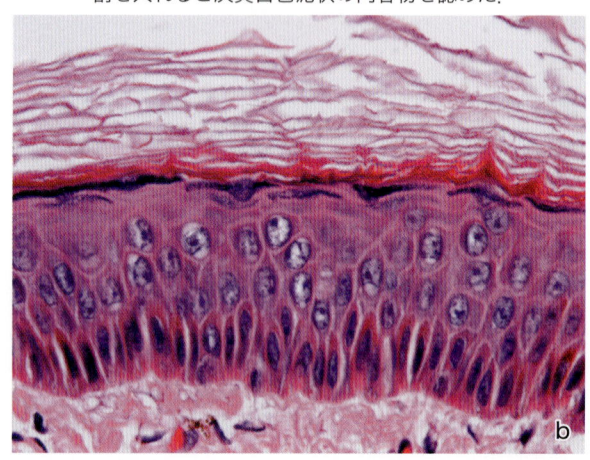

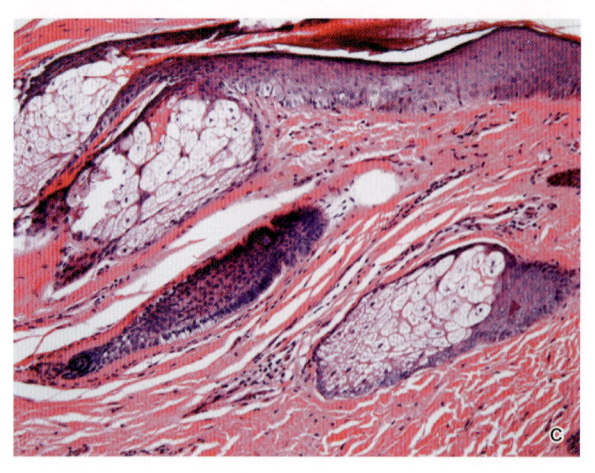

組織学的には，平坦で比較的均一な厚さの重層扁平上皮で裏装された囊胞状構造を有している．一部上皮では不規則な上皮突起部も認められた（a 矢印）．上皮は顆粒層を認める正角化重層扁平上皮で，多量の角化物が囊胞内容物である．

囊胞壁に皮脂腺や毛根が認められると類皮囊胞の診断になるが，c は頰部皮膚側での所見で，囊胞壁内（囊胞部）には認められなかった．

## 4 腺性歯原性囊胞
grandular odontogenic cyst

**症例**：80歳代，女性
**経過**：詳細不明．エックス線像では，犬歯，第一小臼歯間に境界明瞭な透過像を認める．第一小臼歯近心側と癒着していた部位を剝離し，犬歯とともに一塊として摘出

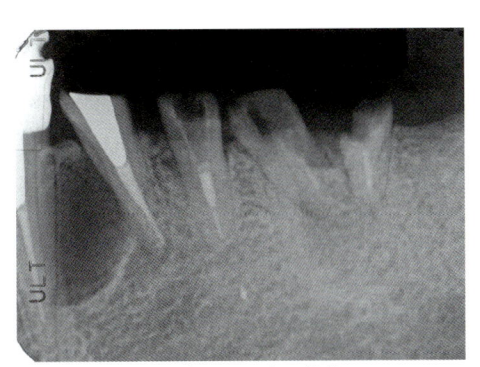

デンタルエックス線像

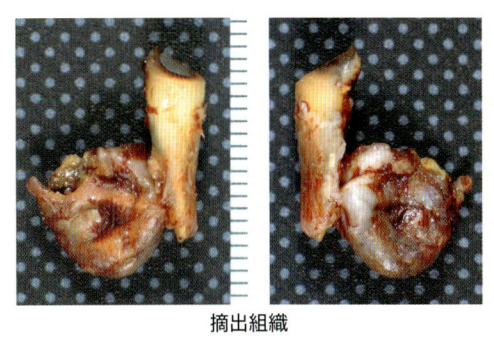

摘出組織

摘出組織割面
歯牙から剝離し，4分割して作成．黄褐色調の泥状内容物を認めた．

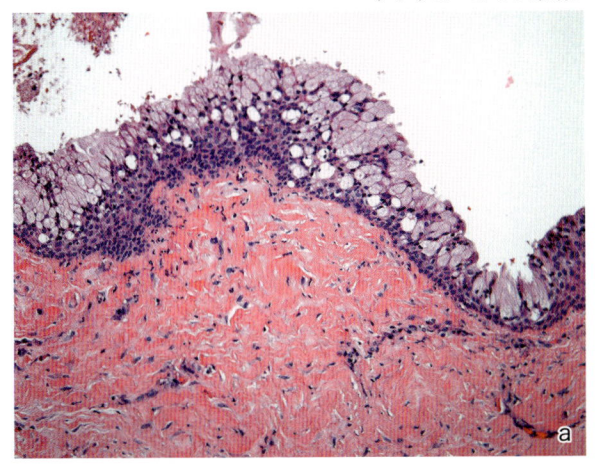

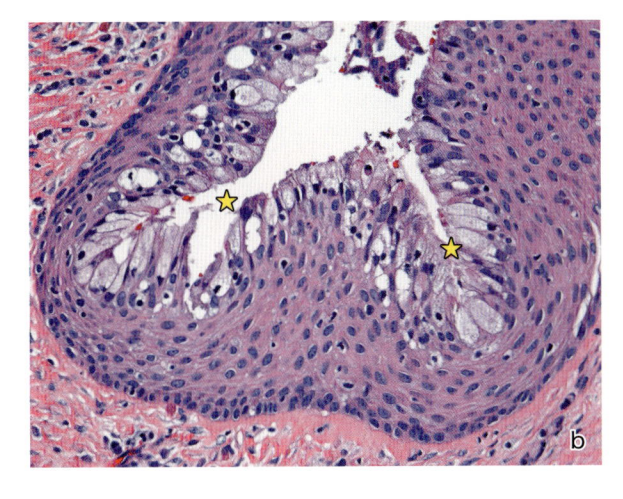

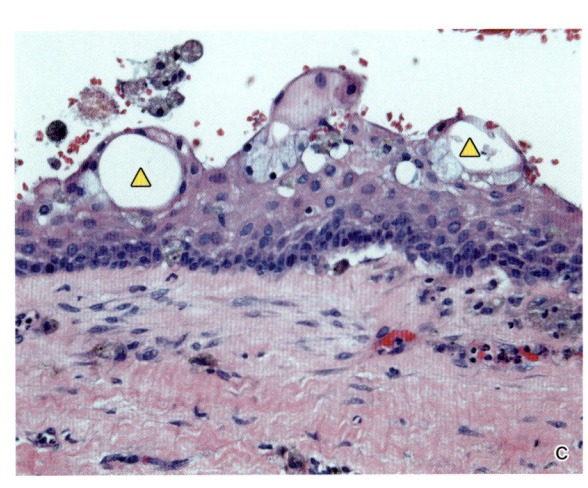

組織学的には不規則な形状を示す囊胞状構造物で，ほぼ全周性に裏装上皮が認められた．裏装上皮は平坦な重層扁平上皮の部位も認められるが，肥厚して多数の粘液産生細胞を伴っている部位が散見された（a）．また肥厚した上皮内に陰窩状に陥凹する部位（b★）や，腺管状構造を示す部位（c△）も観察された．本疾患については再発率が高いことも報告されているので，慎重な処置と経過観察が必要である旨も報告書に書き添えた．

## 腺性歯原性囊胞

**症例**：50歳代，男性

**経過**：下顎前歯部唇側の無痛性腫脹を主訴に歯科医院を受診．下顎左右側前歯部に及ぶエックス線透過像を認めたため，数歯の抜髄処置を行ったのち某病院歯科口腔外科を受診．精査により唇側歯肉部骨様硬の膨隆，根尖付近の境界明瞭な多房性エックス線透過像や歯間の離開などを認めた．下顎骨良性腫瘍の臨床診断のもと腫瘤状病変を搔爬し，骨壁の鉗除と骨創面の搔爬を施行

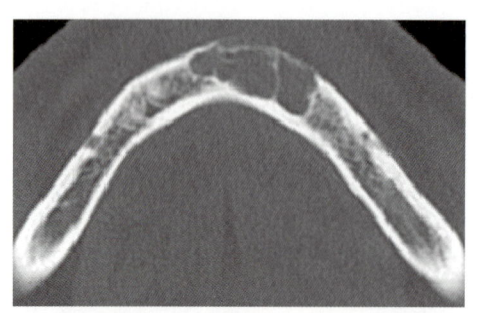

CT像

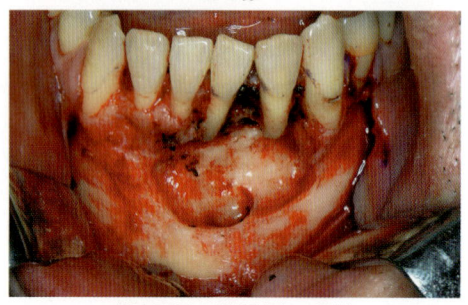

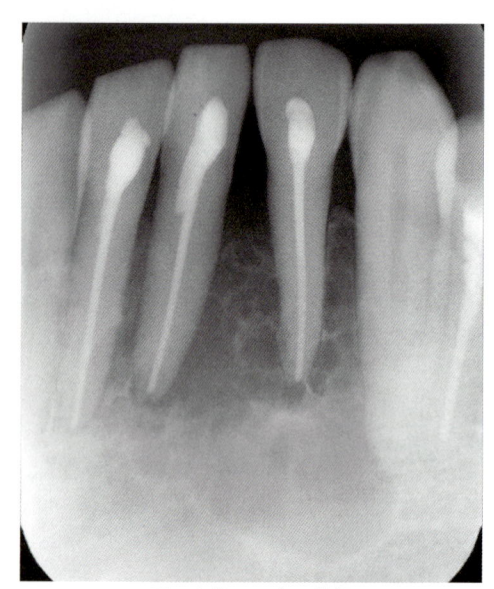

デンタルエックス線像

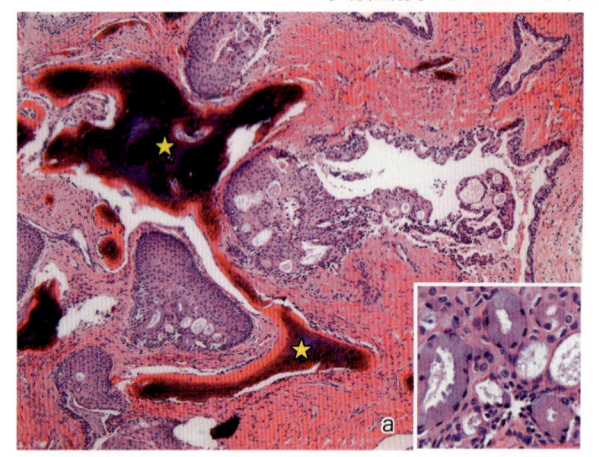

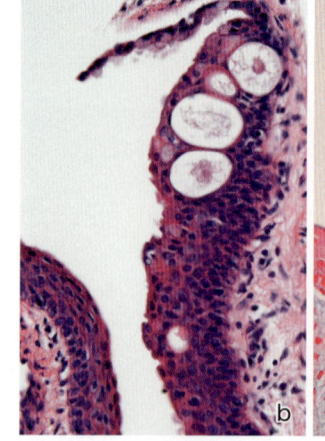

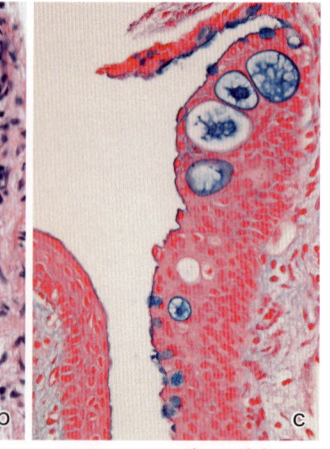

術中所見：囊胞摘出，骨削
多房性病変であったことがわかる．

HE染色　　アルシアンブルー染色
腺管状構造部

　組織学的には不規則な形状を示す多数の囊胞状病変が，顎骨を破壊しながら増殖していた（a★：隔壁様に残存した骨組織）．囊胞裏装上皮は非角化重層扁平上皮や立方上皮，円柱上皮からなり，上皮内には腺管状構造が観察された．腺管部に杯細胞様の細胞が配列する部位も認めた（a, inset）．b, cは腺管状構造を認める．

（沖田美千子 ほか：下顎前歯部に発生した腺性歯原性囊胞の1例，日本口腔外科学会雑誌，57(3)：109-113，2011より）

## 5　鼻歯槽囊胞（鼻唇囊胞，鼻前庭囊胞）

nasoalveolar cyst（nasolabial cyst, nasovestibular cyst）

**症例**：中高年，男性，鼻翼部病変
**経過**：鼻翼周囲から眼窩付近に及ぶ腫脹を認める．各種画像所見より，境界明瞭な球形の囊胞状病変は，上顎骨内ではなく上顎骨の上に存在することが判明．摘出術を施行．摘出組織は最大割面で2分割し，標本を作製

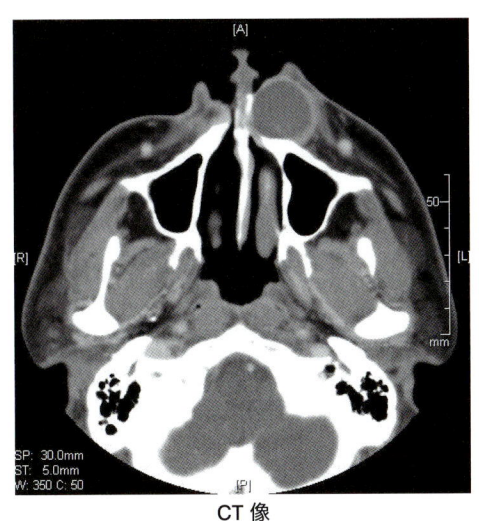

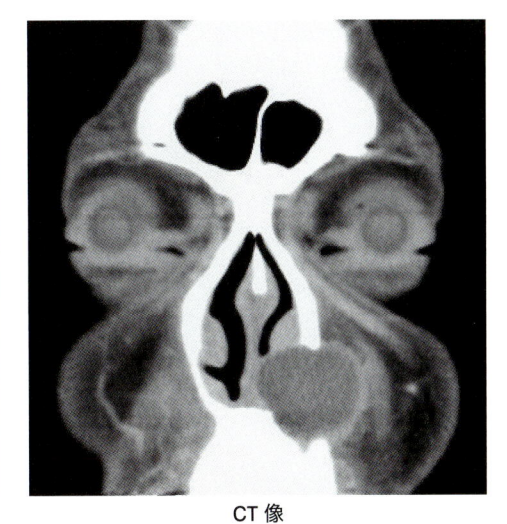

CT像

CT像

HE染色全体像 (a)

サイトケラチン免疫染色：裏装上皮部が陽性 (b)

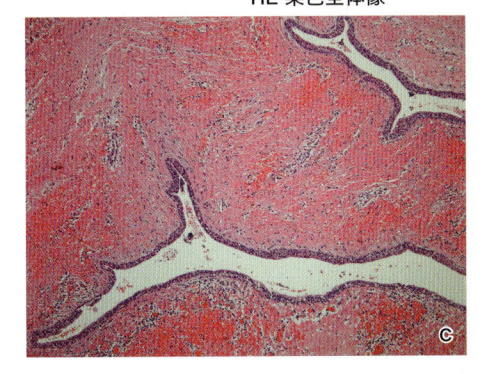

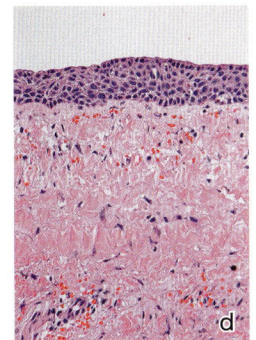

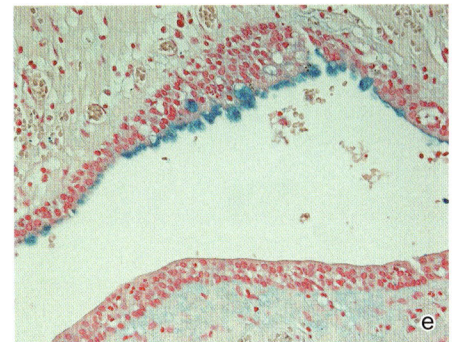

(c)　(d)　アルシアンブルー染色 (e)

　厚い線維性結合組織からなる壁構造を有する囊胞状病変である．囊胞腔は複雑な形状で，内腔側はほぼ全周性に上皮で裏装されていた（b）．裏装上皮と上皮下結合組織との境界は平坦で，重層扁平上皮や，粘液産生細胞を多数伴った多列円柱上皮の部位が多い．

## 3 粘膜疾患

### 1　過錯角化症（白板症）

hyperparakeratosis（leukoplakia）

症例：60歳代，女性，顎堤粘膜病変
経過：下顎大臼歯部顎堤粘膜に14×5 mm大と，5×2 mm大の白色病変を認める．大型の白斑は隆起性で，境界不整．白板症の臨床診断のもと切除摘出

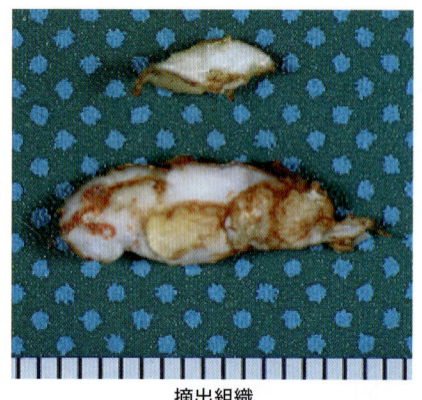

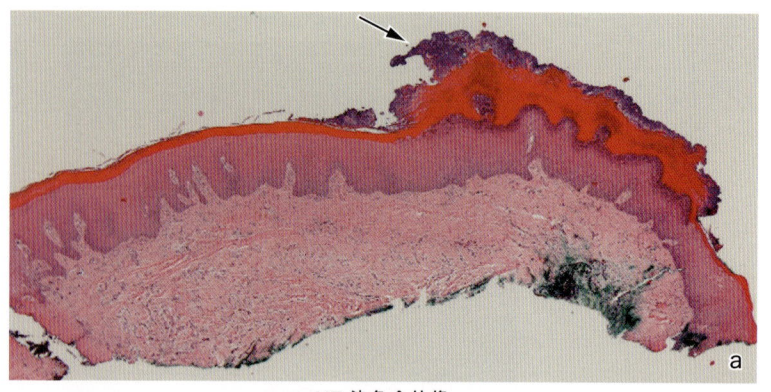

摘出組織

HE染色全体像

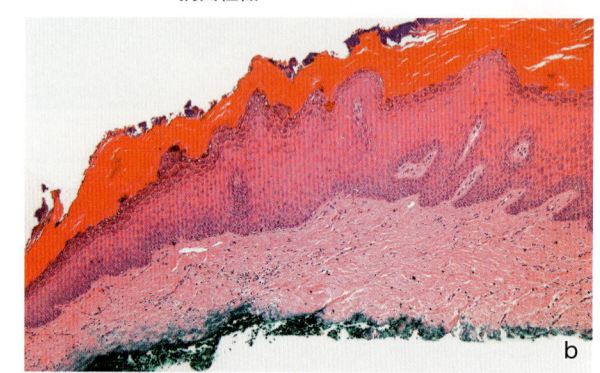

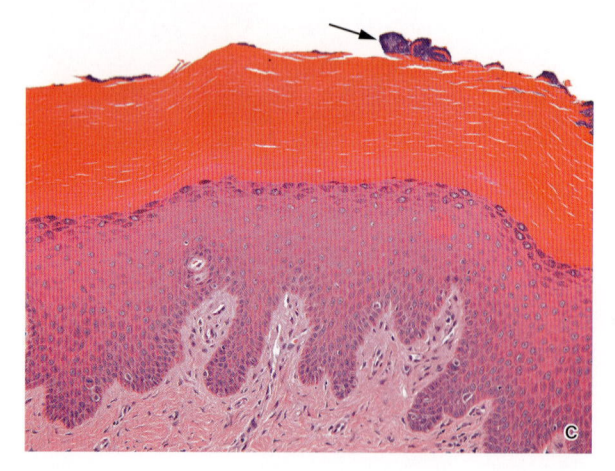

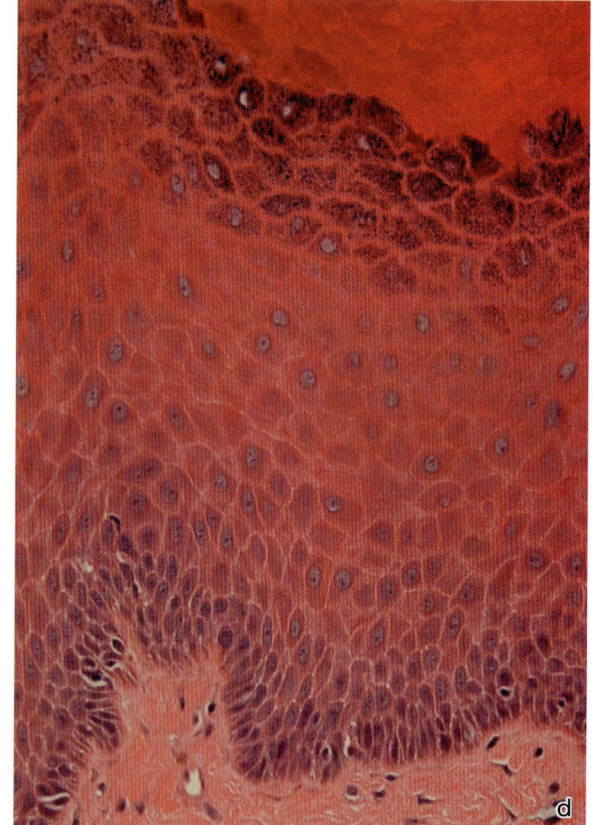

　摘出組織は短軸方向で切り出し，標本を作製した．組織学的には，過正角化を呈する重層扁平上皮に覆われた結合組織である．隆起部は顆粒層，角化層が著明に肥厚しており，表層には多量の細菌塊が付着している（a 矢印）．部分的に軽度不規則な形状の上皮脚延長が観察されるが（c），細胞異型はほとんど認めなかった（d）．断端部の緑色は，標本作製時に方向性や断端の確認のために，切出し時に着色したものである．

　白板症は臨床的な診断名であり，付記はしても主診断名としては基本的に用いない．

## 2 軽度の上皮異型を伴った過錯角化症（白板症）

hyperparakeratosis with mild epithelial dysplasia (leukoplakia)

**症例**：70 歳代，男性，軟口蓋部白斑
**経過**：約 2 年前，左側軟口蓋部の病変に気づく．その後，徐々に肥厚してきたため受診．白斑は不整形で，周囲よりやや隆起しており，筋層を含め紡錘形に切除

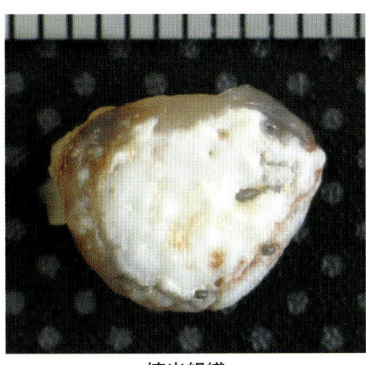

摘出組織

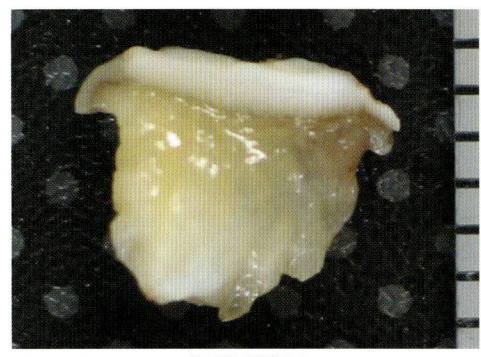

摘出組織割面

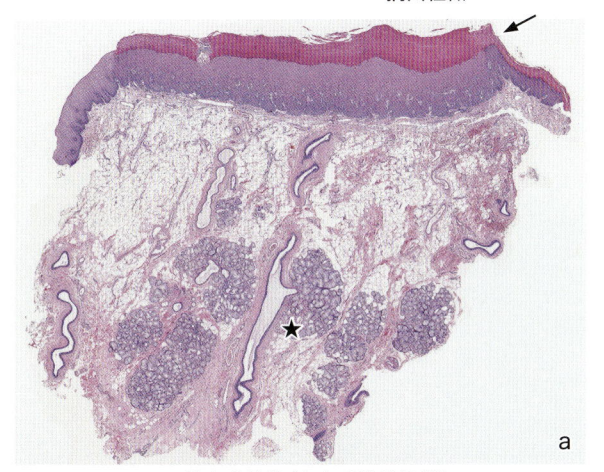

HE 染色全体像（★小唾液腺組織）

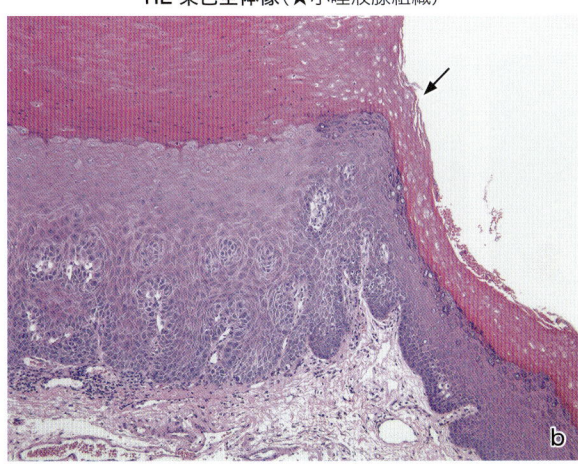

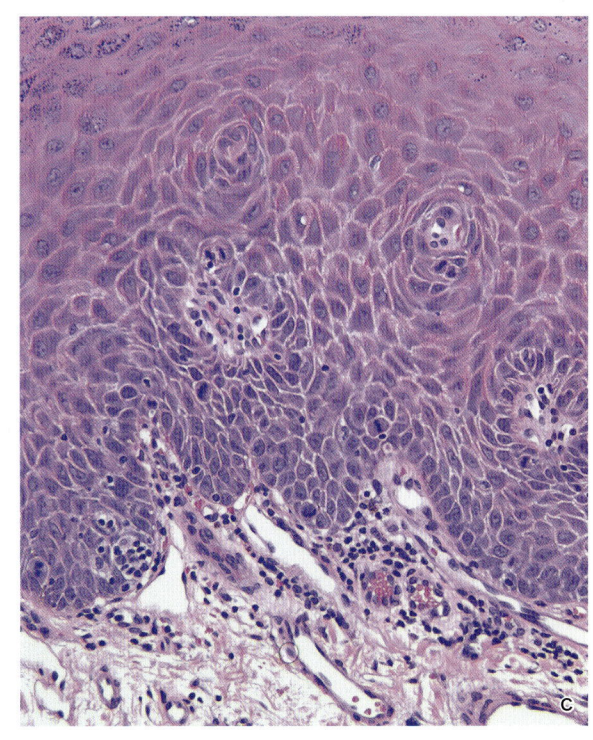

　組織学的には，隣接部位から突然高度の上皮肥厚を呈しており（a, b），有棘層，角化層が著明に増生していた．基底層も軽度肥厚を示し不規則な脚釘形成や，比較的多くの分裂像が観察されるなど軽度の細胞異型を認めたが，基底細胞の極性配列は保持され，深部増殖はなく，間質反応も軽度で，腫瘍性疾患を疑う所見は乏しい印象であった（c）．

## 3 初期浸潤癌が疑われた症例
early invasive squamous cell carcinoma, suspected

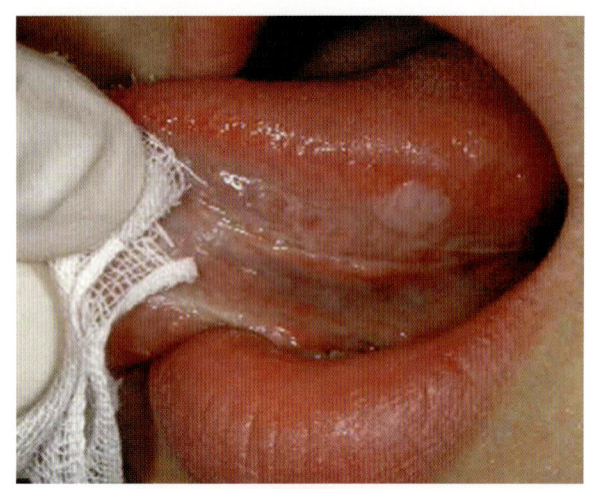

症例：20歳代，女性，舌側縁部白色病変
経過：8か月前より左舌側縁部の白色病変を認めたが，症状がないため放置．その後，色調などに変化がないため受診．初診時，舌側縁部に 8×8 mm の表面やや粗造な白色病変を認めた．境界は明瞭で周囲に硬結は認めなかった．その後，経過観察中，症状に変化はないものの，やや増大傾向を認めたため切除術を施行．慎重な経過観察を行った．

初診時

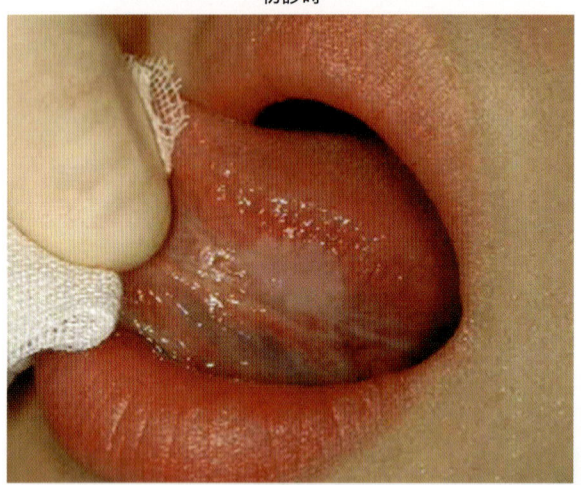

切除時（経過観察8か月後）

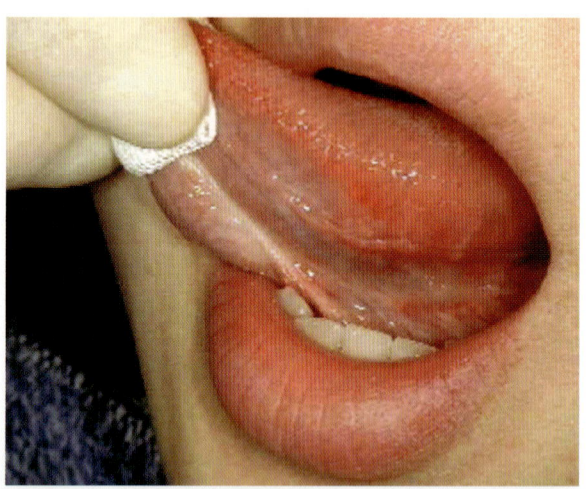

切除後1か月

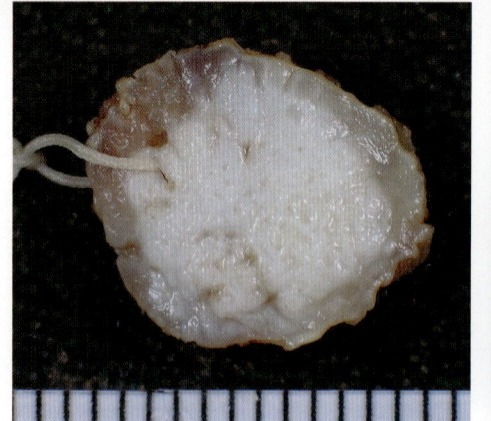

摘出組織：ホルマリン固定後

糸は，摘出組織の方向性がわかるように，臨床医が舌尖側につけて固定提出してくれたもの．舌尖，舌根，舌背，舌下部方向の切除断端を確認するために，右図のように切り出しを行った．

## 初期浸潤癌が疑われた症例

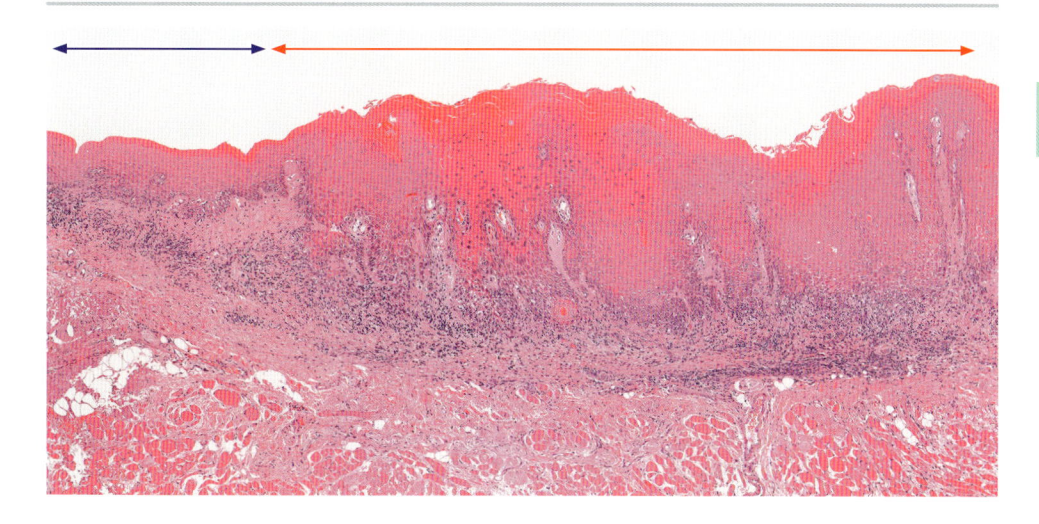

　紺矢印の領域と比較すると，赤矢印の領域では角化亢進と，不規則な脚釘延長を伴った上皮部の著明な肥厚を認めるほか，全体的に上皮直下における炎症細胞浸潤が認められる．摘出組織肉眼所見の白色部が上皮肥厚部に相当する．

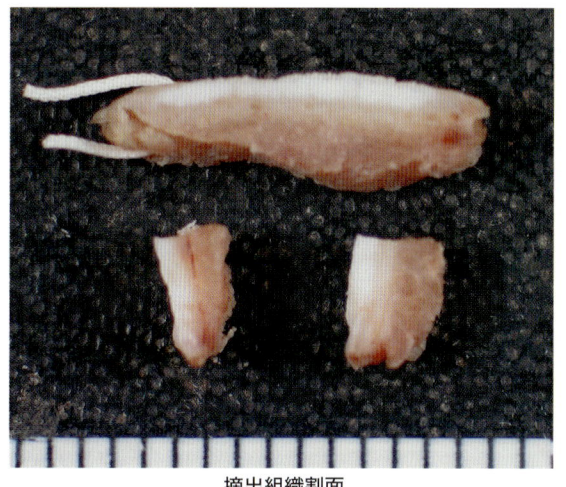

摘出組織割面

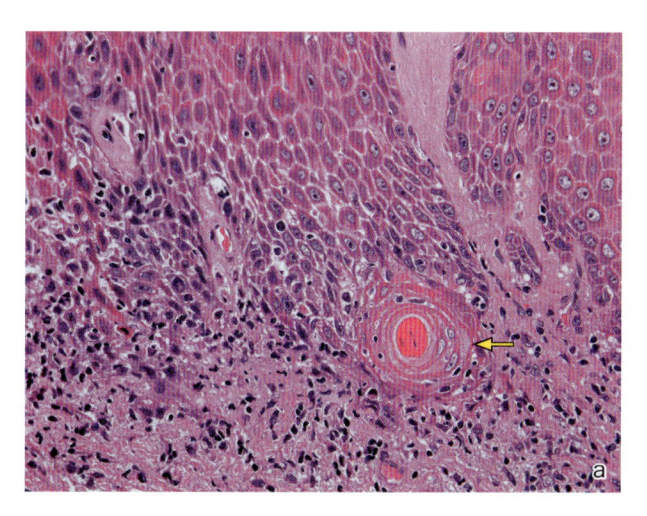

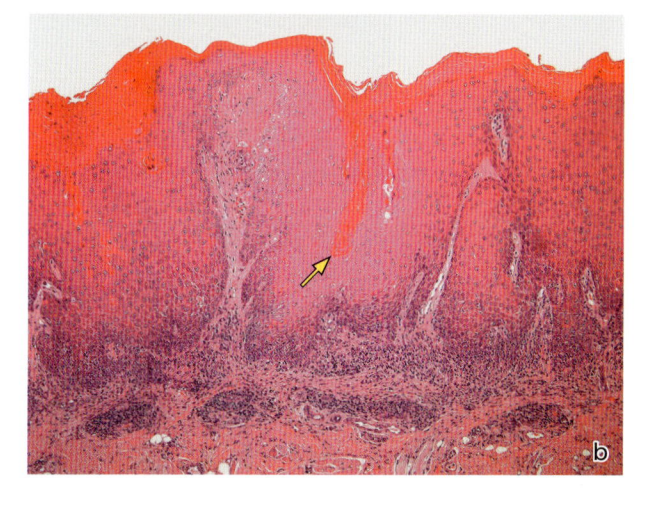

　肥厚の著明な重層扁平上皮を観察すると，不規則に延長した上皮脚先端部（基底層付近）に癌真珠様の角化物が観察される（a 矢印）．癌真珠様の所見については，被覆上皮から離れた結合組織内に単独でみられたものではなく，深部まで角質部位が入り込む部位（b 矢印）が横断面として観察された可能性もあるが，いずれにしても異常所見と思われる．最表層での錯角化亢進を含め，角化傾向の強い上皮である．

## 初期浸潤癌が疑われた症例

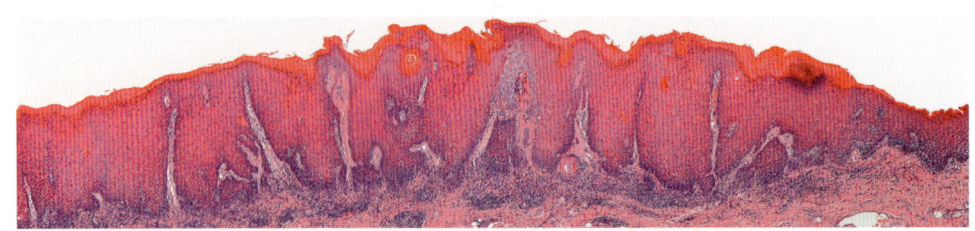

HE 染色

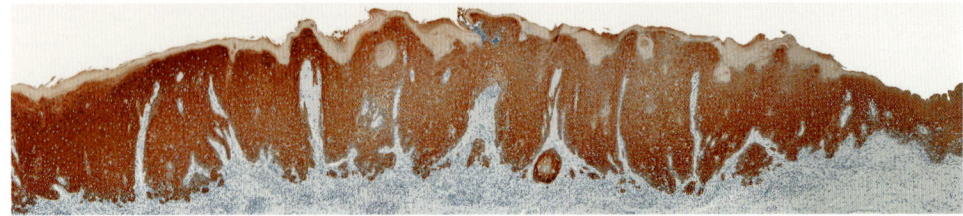

サイトケラチン免疫染色

上皮下結合組織での炎症細胞浸潤が高度なこともあり，上皮脚進長部と結合組織との境界が非常に不鮮明である．そこでサイトケラチン免疫染色で上皮成分のみを染めて，形状を確認した．

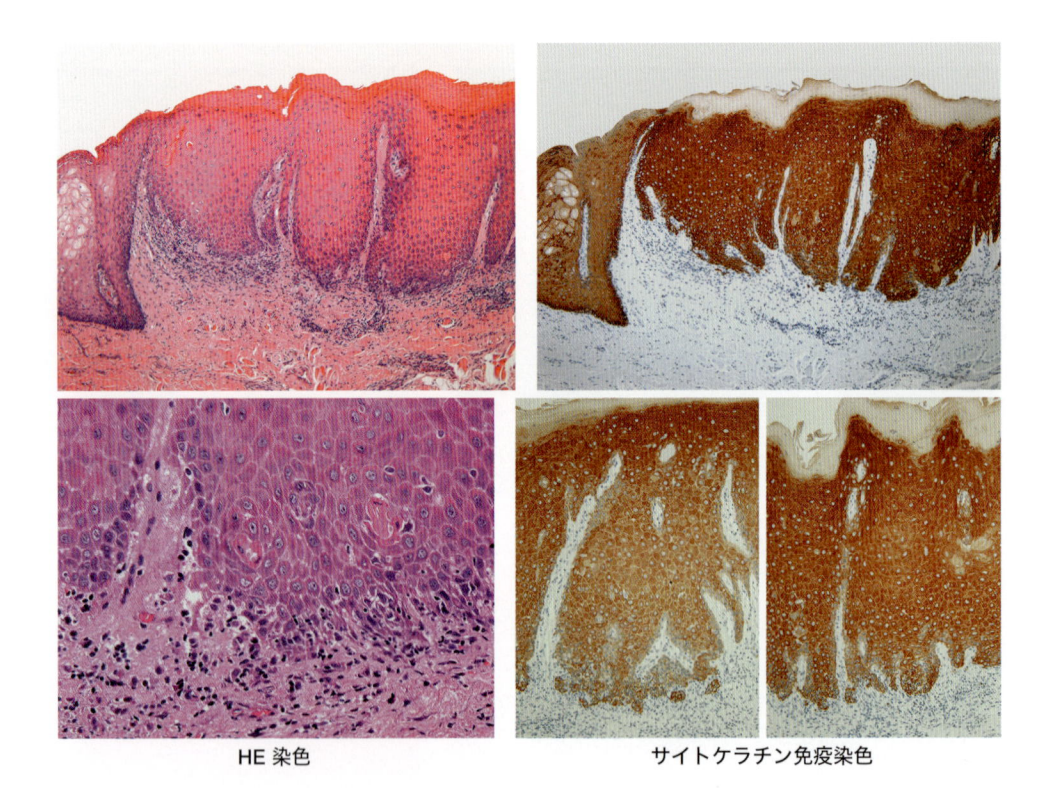

HE 染色　　　　　　サイトケラチン免疫染色

サイトケラチン免疫染色では，上皮脚先端部より深部に浸潤しているように小塊が認められる．ただし炎症などにより基底細胞層が破壊され，浸潤様にみえた可能性もある．上皮脚の長さが均一で，有棘層上層での細胞異型は乏しく，正常の分化を呈している．しかし不規則な上皮脚の形状，異常角化，基底細胞層の極性喪失など，扁平上皮癌の初期浸潤を疑わせる所見である．

## 4 高度上皮異形成〜上皮内癌，初期浸潤癌（扁平上皮癌）相当
severe epithelial dysplasia〜carcinoma *in situ*, early invasive squamous cell carcinoma

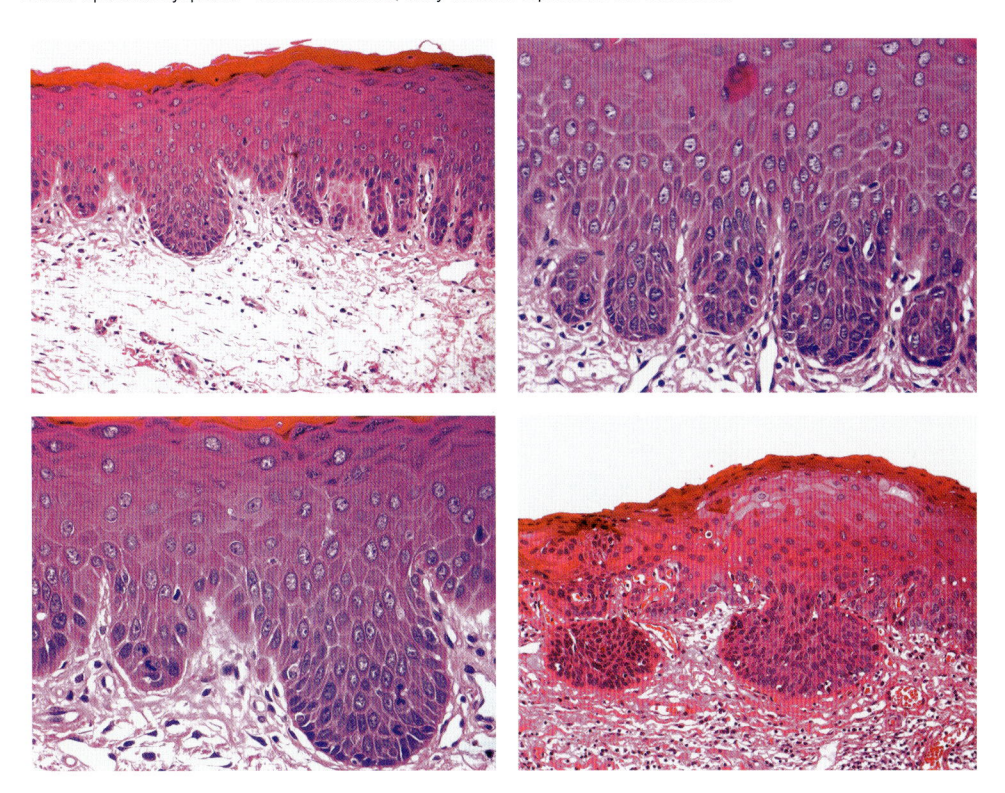

　滴状増殖など不規則な形状を呈する上皮脚が，いまにも被覆上皮からこぼれ落ちて（滴り落ちて）？ 上皮下結合組織内に浸潤していくようにもみえる．また同部の基底細胞の配列は規則性（極性）が失われている．上皮下の炎症細胞浸潤（間質反応）は目立たない．

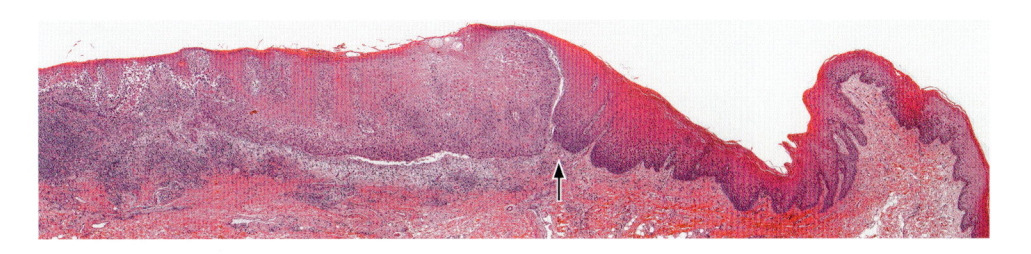

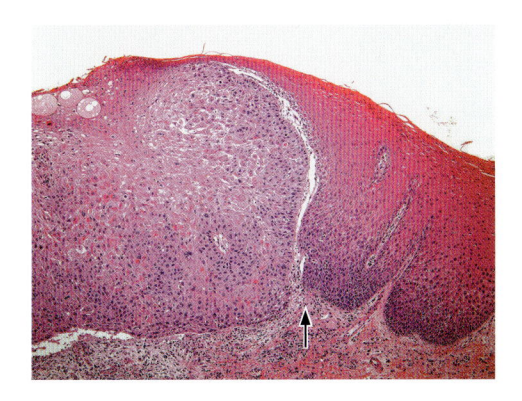

　矢印から左側の被覆上皮では，右側と比べて形状，色調ともに異なることが，低倍率でも明らかである．深部への浸潤増殖ははっきりしないが，基底細胞に極性配列はなく，全層性に単細胞角化がみられる．構成細胞の大小不同，塩基性や N/C 比増加などの構造異型，細胞異型ともに著明であり，上皮内癌（carcinoma *in situ*, CIS）以上の病態と判断された．

## 参　考

**ほぼ正常と思われる重層扁平上皮（口腔粘膜）**

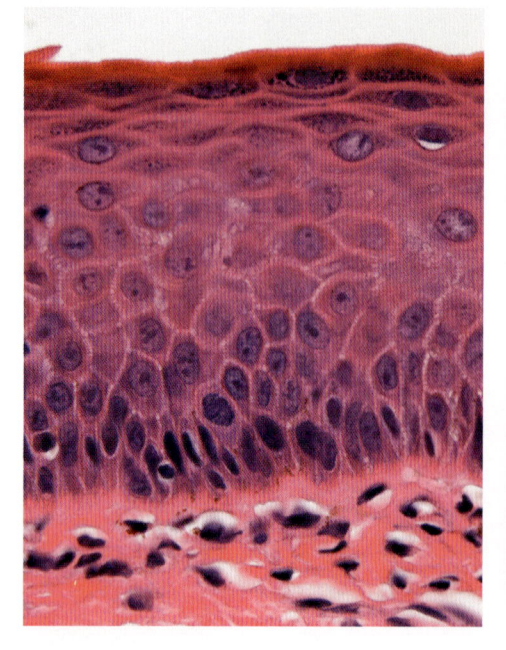

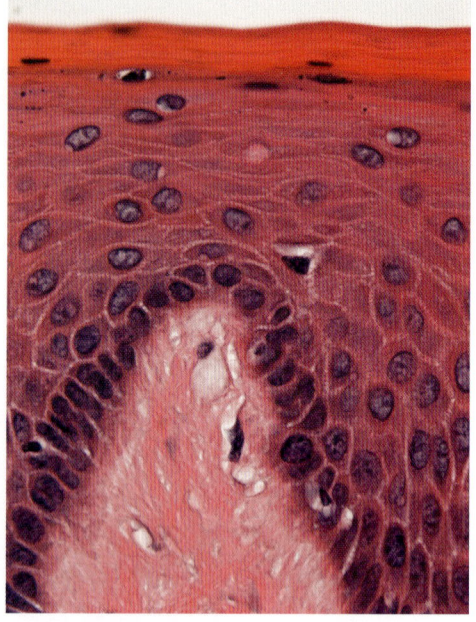

**角化亢進と上皮脚延長を呈する口腔粘膜上皮**

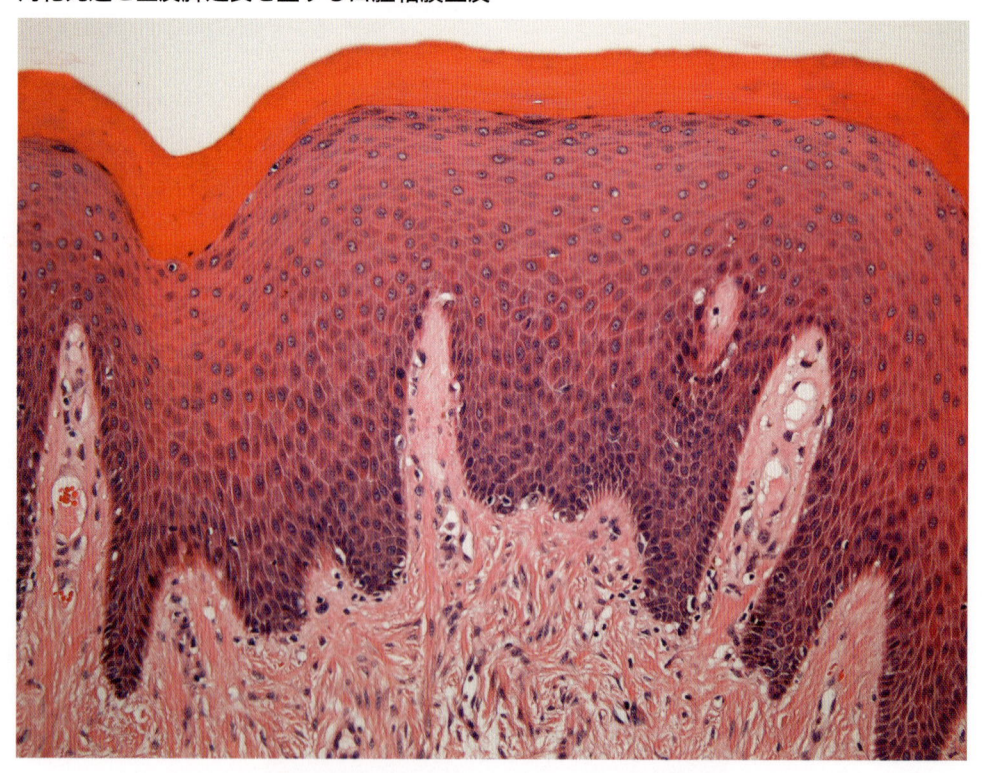

## 5 扁平上皮癌
squamous cell carcinoma

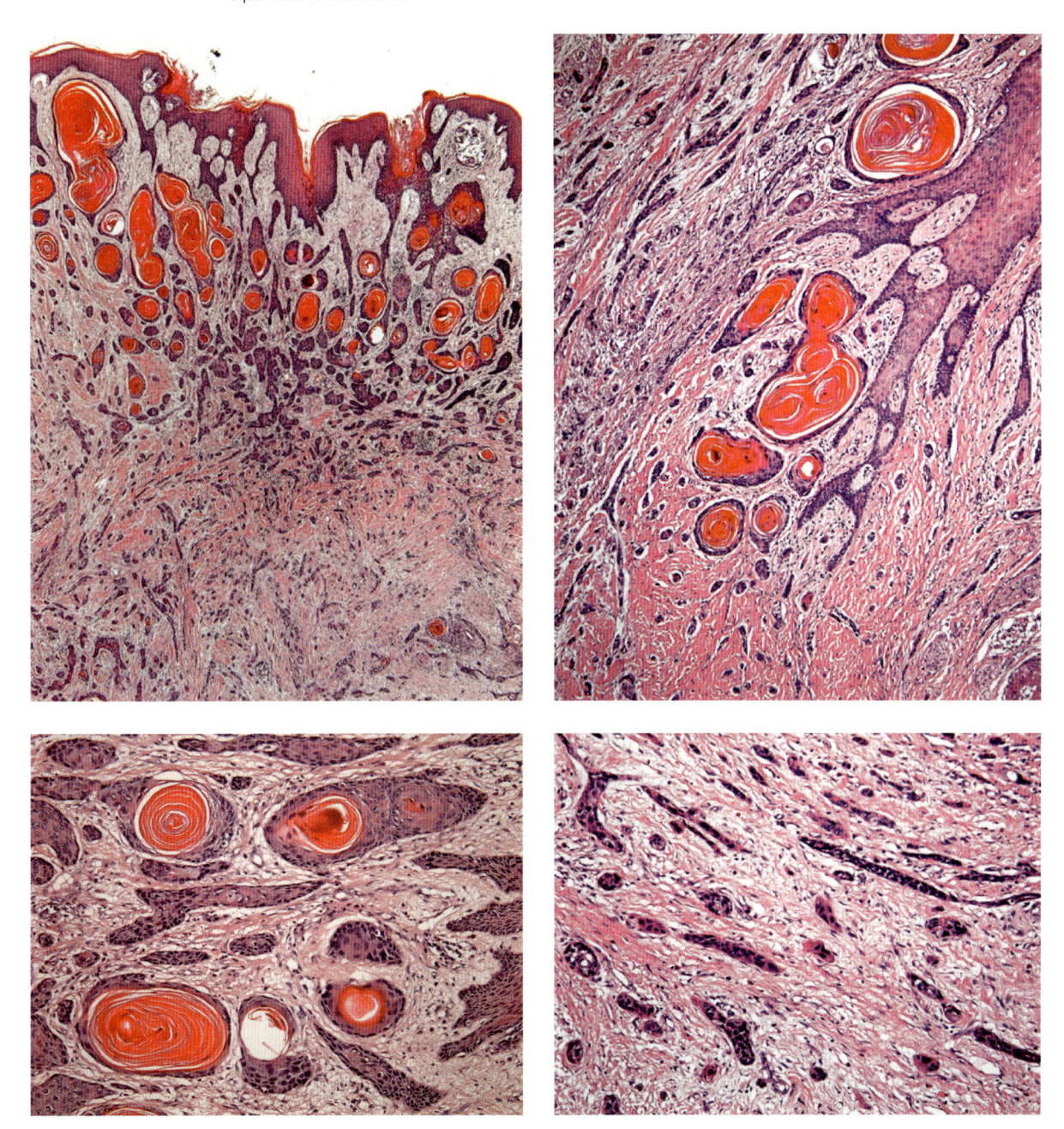

　被覆上皮直下付近では，典型的な高分化型の扁平上皮癌の所見を呈する胞巣（癌真珠を有するなど高度の角化傾向を示す，分化度の高い大型の胞巣）が多数観察される．しかし深部（浸潤先端部）では，胞巣は小型や，索状を呈するものが多く認められた．深部に浸潤するのは，基底細胞様の腫瘍細胞で構成され，上皮直下の大型胞巣よりも低分化な胞巣である．

# 扁平上皮癌, 高分化型
squamous cell carcinoma, well differentiated type

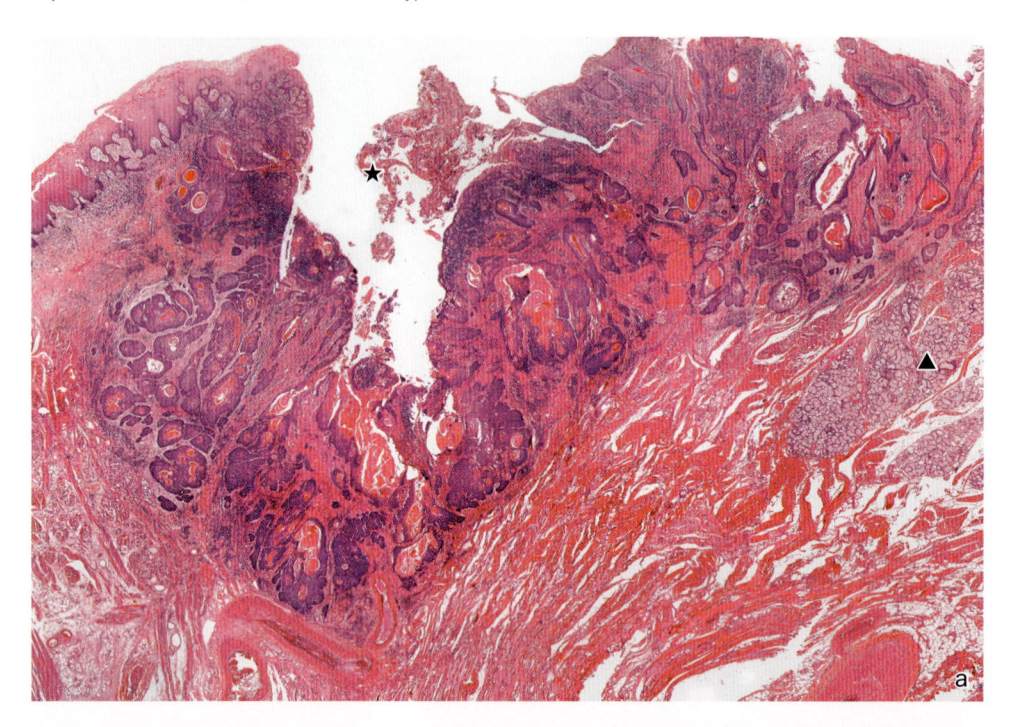

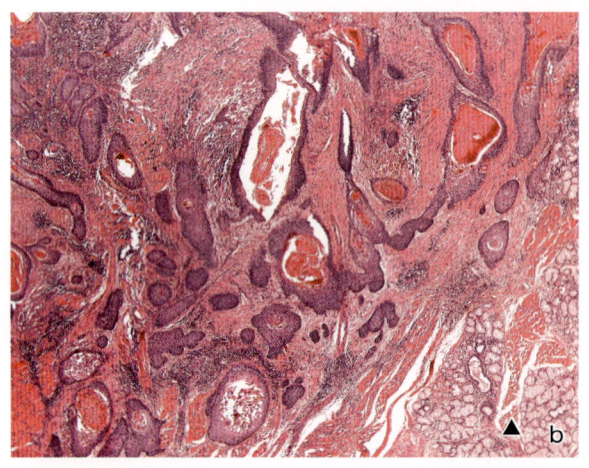

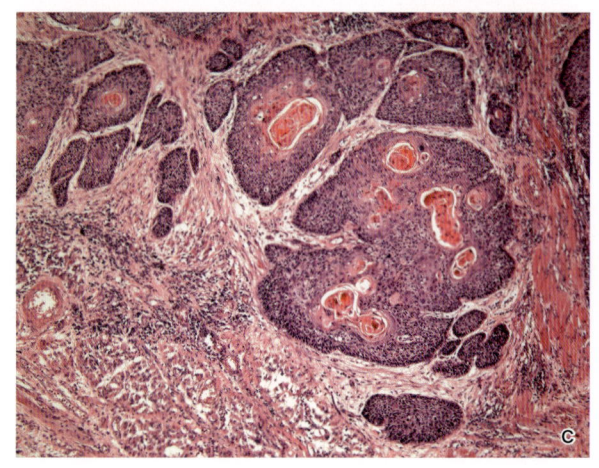

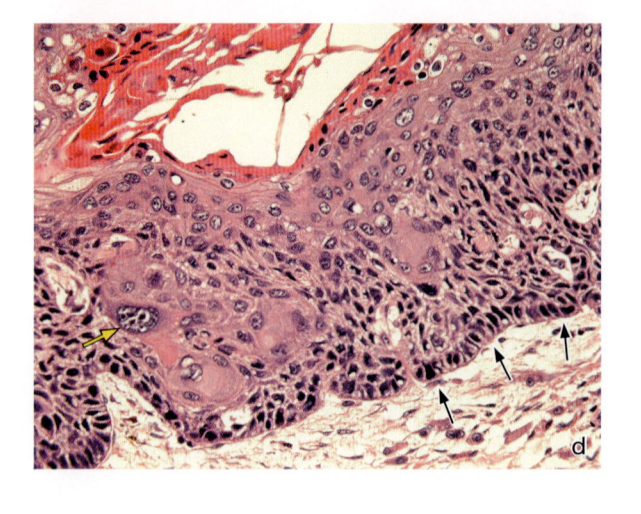

**舌側縁発生例** 潰瘍部（a★）から連続して, 筋層や唾液腺組織（a, b▲）を破壊しながら浸潤増殖している. 癌真珠を伴う比較的大型の胞巣が目立つ（c）. 胞巣辺縁部の基底細胞の極性配列（d 黒矢印）はかろうじて保たれているが, 大型異型核（d 黄矢印）などの細胞異型は目立つ.

## 扁平上皮癌，高分化型

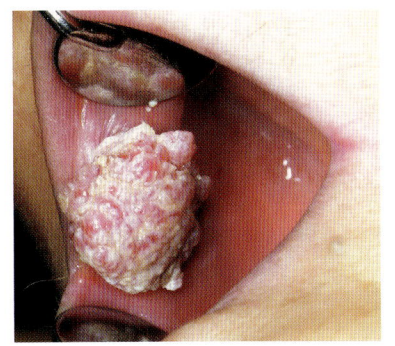

**症例**：80歳代，女性
**経過**：他医院で細胞診を施行．ClassⅡだが，悪性を強く疑い，某病院歯科口腔外科を受診．生検にて上皮内癌の結果を得た．周囲粘膜にも白斑を認めたため，それを含めた摘出術および腹部からの皮膚移植術を施行

初診時

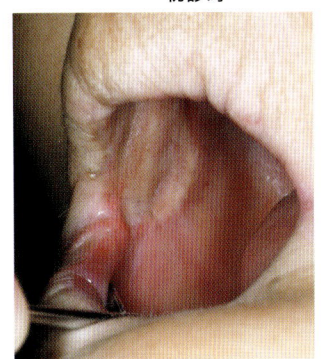

術後3か月

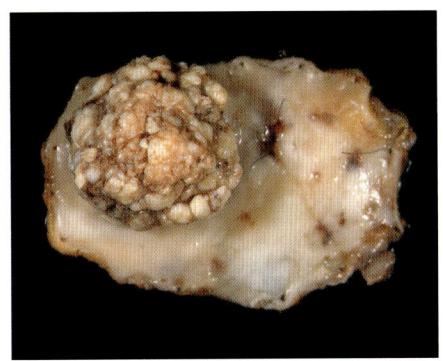

摘出組織

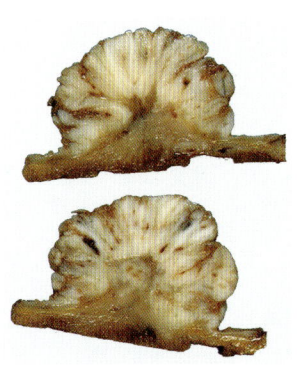

摘出組織割面

腫瘍は乳頭状構造を呈し，外向性増殖部を主体とするが，灰黄白色調を呈する割面所見では深部にいくにしたがい周囲組織との境界が不明瞭であった．

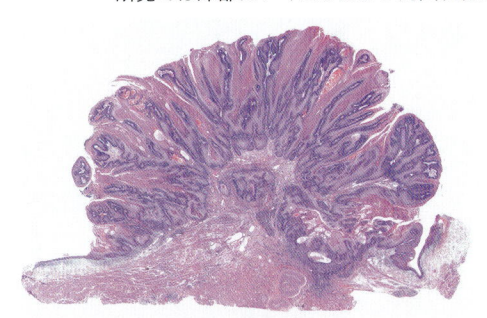

HE染色全体像

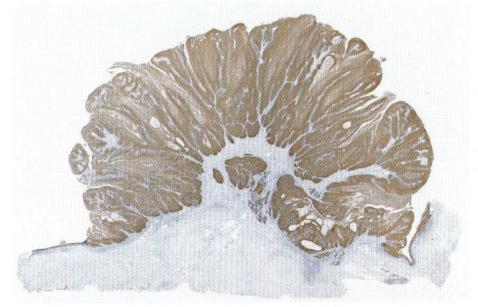

サイトケラチン免疫染色

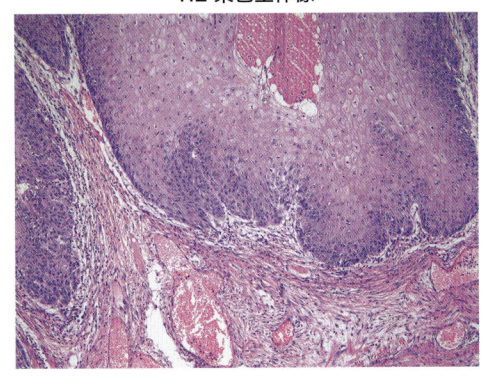

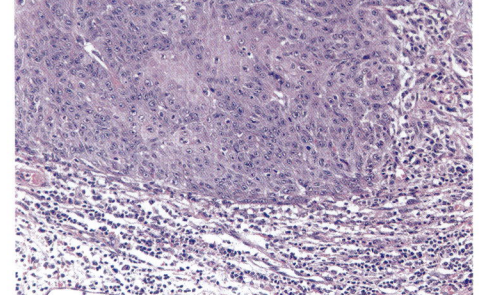

外向性増殖部では細胞異型も軽度〜中等度であるが，浸潤部では胞巣辺縁は不規則で，基底細胞層の極性配列の喪失が著明で，分裂像が増加するなど異型も高度となっている．筋組織や唾液腺組織を破壊しながら明らかに浸潤増殖する部位も認め，上皮内癌にとどまらない状態と判断した．

## 扁平上皮癌，低分化型
squamous cell carcinoma, poorly differentiated type

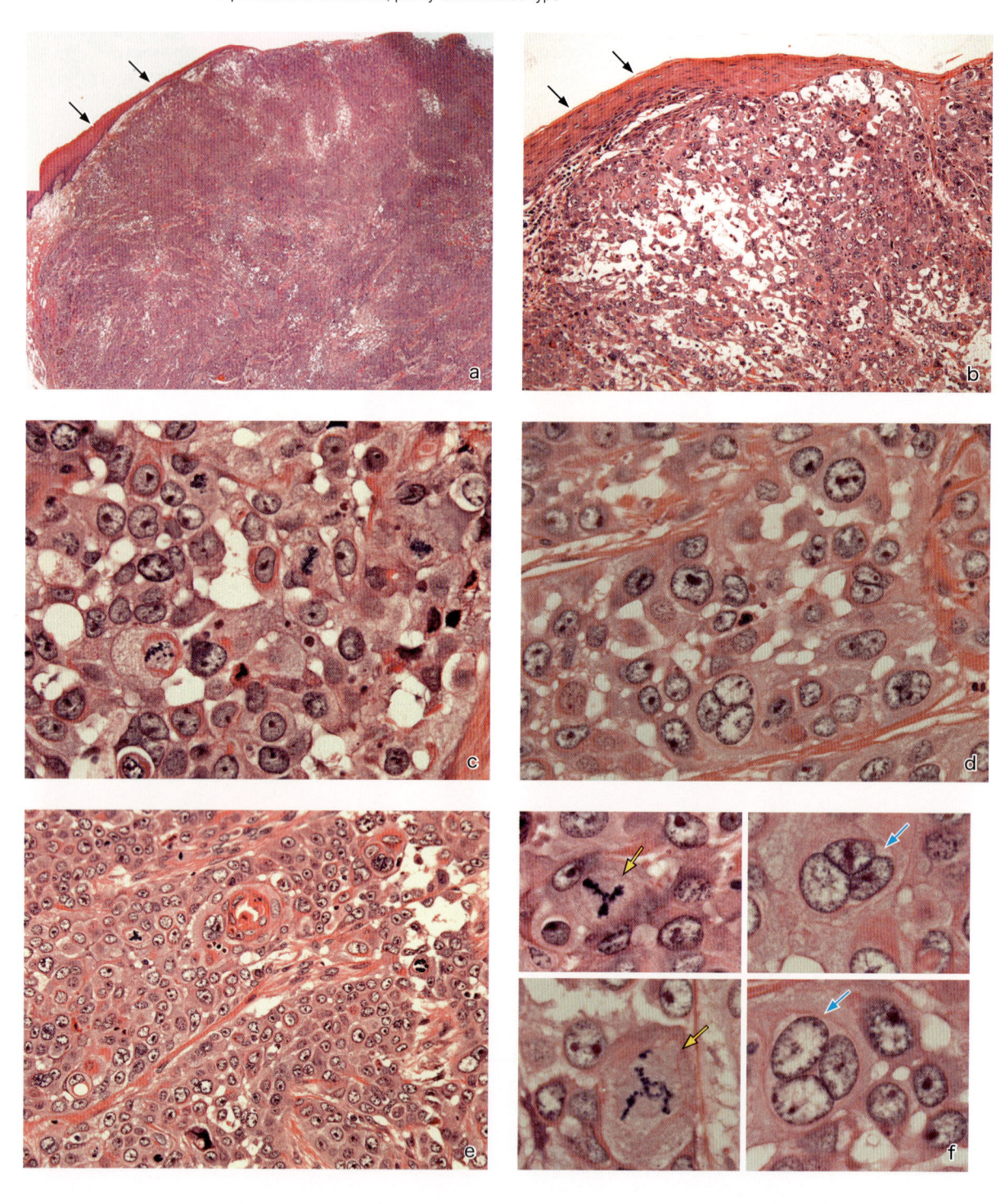

口蓋粘膜上皮（a, b 矢印）に連続して高度異型を呈する腫瘍細胞が境界不明瞭な胞巣を形成しながら高度に浸潤増殖している．高分化型に比べて角化傾向に乏しく，細胞接着性は低下傾向にあるが（b），腫瘍間質が少ないため，腫瘍細胞は非常に密である．構造異型，細胞異型ともに高度で，分裂像も非常に多い．三極分裂（f 黄矢印）も散見され，その産物なのか三核細胞（f 青矢印）も認められる（f）．低分化型扁平上皮癌と診断された．

## 6 乳頭腫（扁平上皮乳頭腫）
papilloma（squamous papilloma）

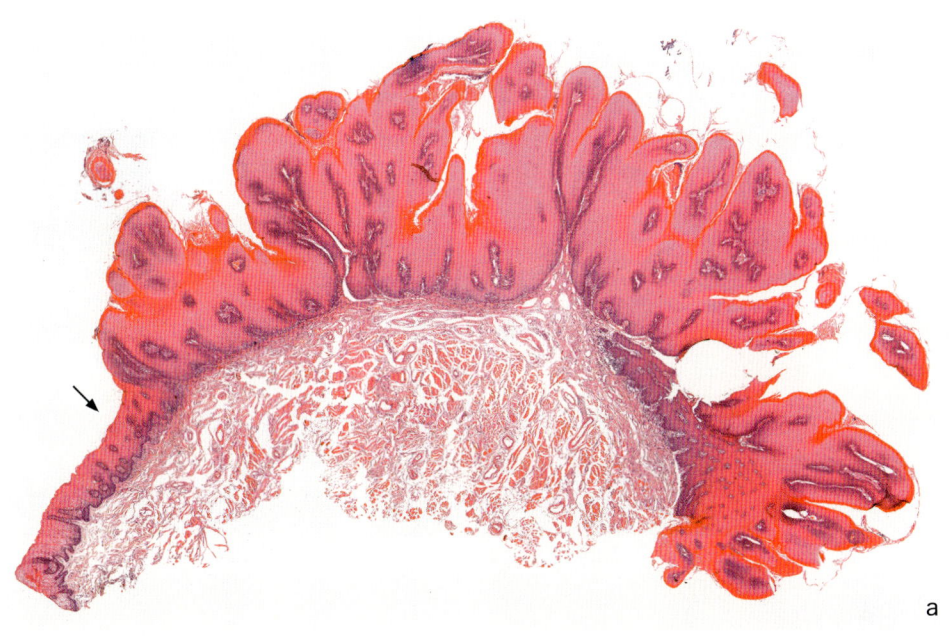

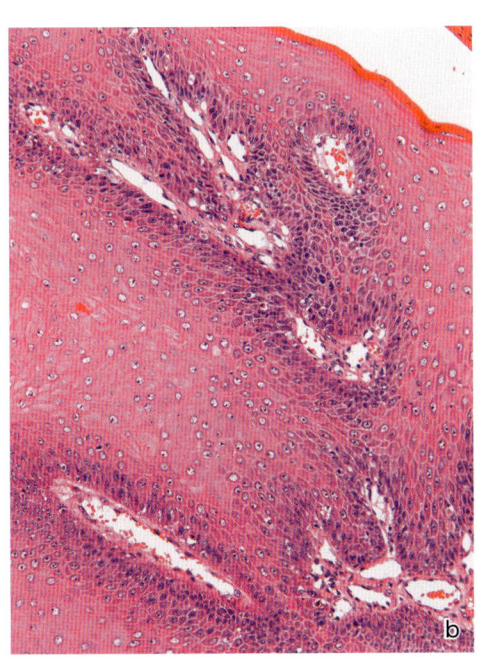

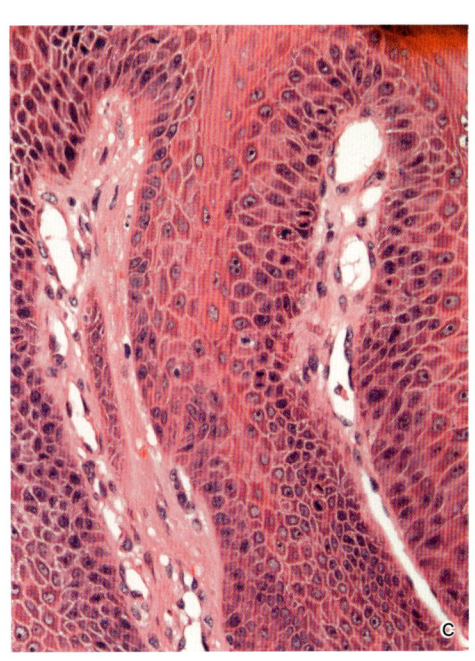

**口蓋（好発部位の1つ）に生じた乳頭腫**　口蓋を覆う重層扁平上皮（矢印）が突然，樹枝状の細い血管結合組織（間質）軸を伴いながら，外向性に乳頭状の増殖をしている．正常部と比べると基底細胞の増生（分裂像の増加）や，それに伴う有棘層を主体とする上皮の肥厚が観察される．目立った細胞異型や深部方向への浸潤性増殖は認めない．「乳頭腫」は肉眼的形状から付された名称であり，その本態は重層扁平上皮が乳頭状に増殖した扁平上皮乳頭腫である．乳頭腫は重層扁平上皮以外の上皮にも生じる．

## 乳頭腫（扁平上皮乳頭腫）

**症例**：60歳代，女性
**経過**：通院中の歯科医院で，舌尖側舌背部の腫瘤の摘出を勧められた．周囲に硬結なし．腫瘍周囲に切開を加え，正常組織を含め鈍的に剥離摘出

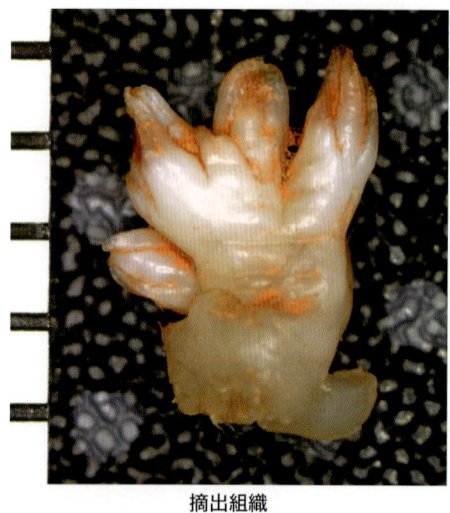

**摘出組織**
直径約3mm，弾性軟，表面白色調の乳頭状腫瘤

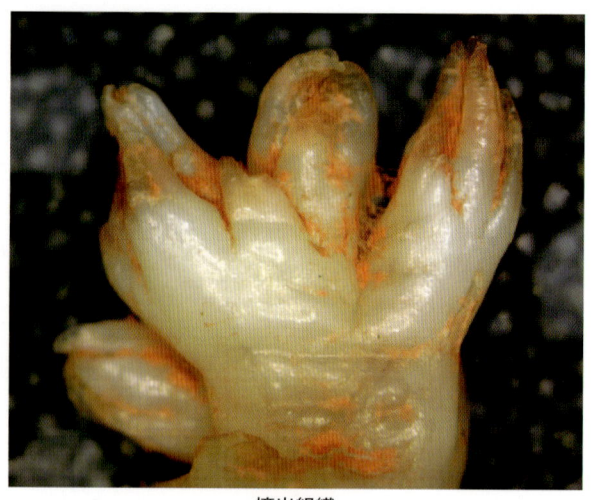

**摘出組織**
乳頭状といっても症例ごとに多彩な形状を呈する．

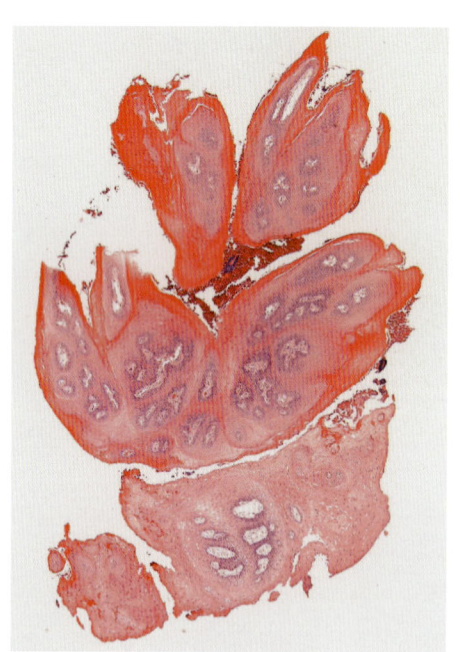

**HE染色全体像**

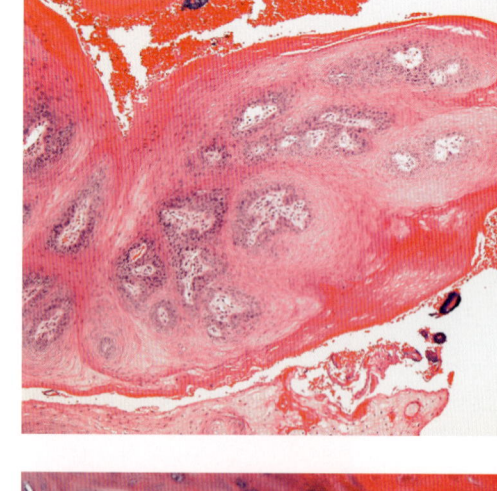

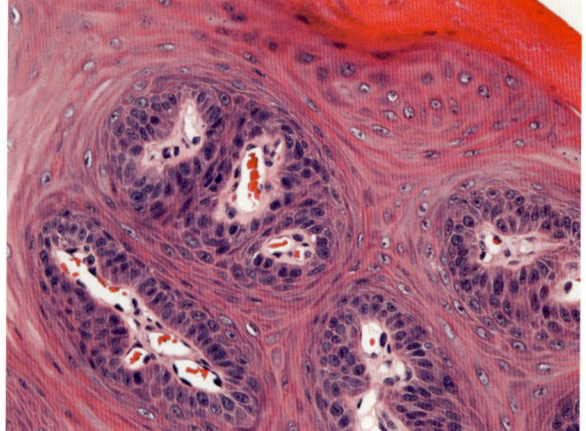

組織学的には，毛細血管が豊富で樹枝状に分岐した結合組織が，横断面として上皮中に観察される．乳頭状に増殖する重層扁平上皮に著明な細胞異型は認めない．

82

## 乳頭腫（扁平上皮乳頭腫）

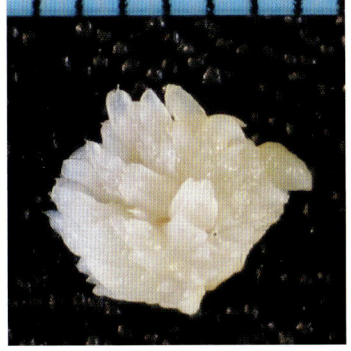

症例：20歳代，女性
経過：2, 3か月前より舌側縁部の腫瘤を自覚．疼痛はなく周囲との境界明瞭．局所麻酔下に基部から切除

摘出組織は2分割して標本作製した．乳頭状に増殖する重層扁平上皮を裏打ちするように，細かく分岐した樹枝状の間質が縦断面（a），横断面（b, c）として観察される．基底細胞層の増生による密な配列が認められるが，悪性を疑う高度の細胞異型や周囲組織への浸潤像は認められない．

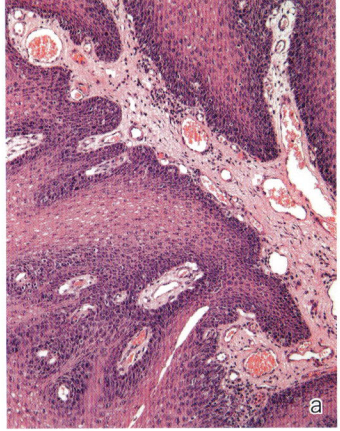

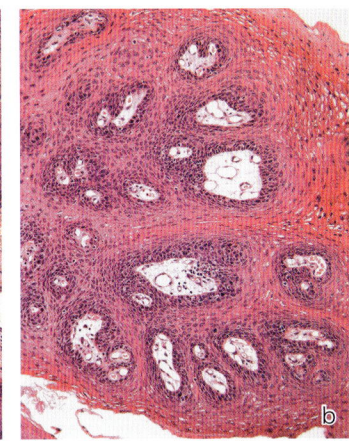

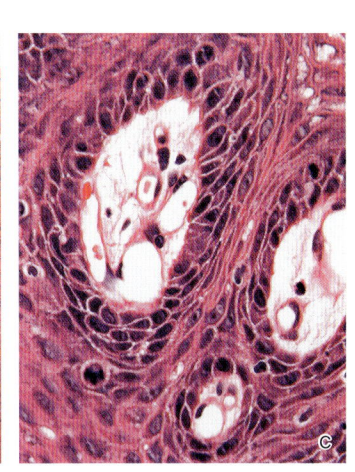

摘出組織

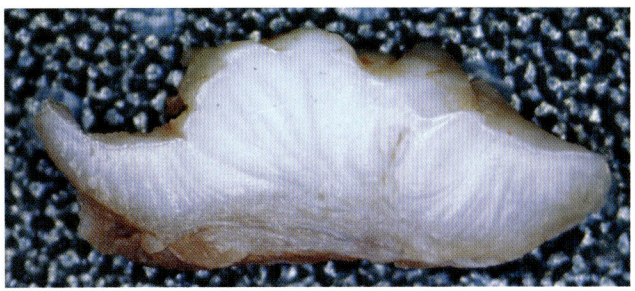

症例：60歳代，男性
経過：義歯作成時，下顎小臼歯部歯槽頂部に直径3 mm大の無痛性腫瘤を指摘され，周囲粘膜を含め切除

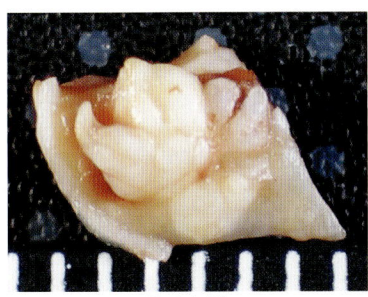

摘出組織　　摘出組織割面

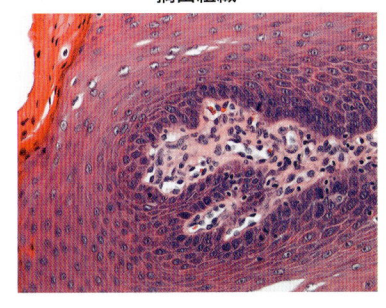

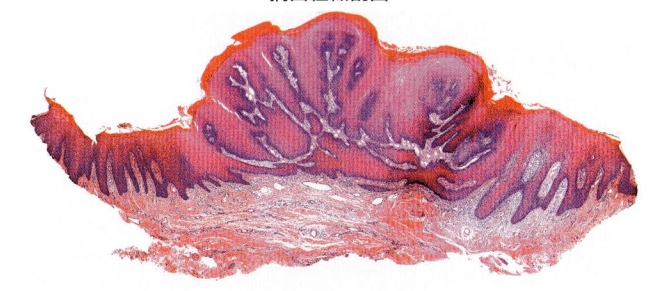

**HE染色全体像**
小型の病変であるが，乳頭腫の組織学的特徴を備えている．

# 乳頭腫（扁平上皮乳頭腫）

症例：60歳代，女性
経過：左上犬歯〜小臼歯部の唇側歯肉に生じた有茎性腫瘤

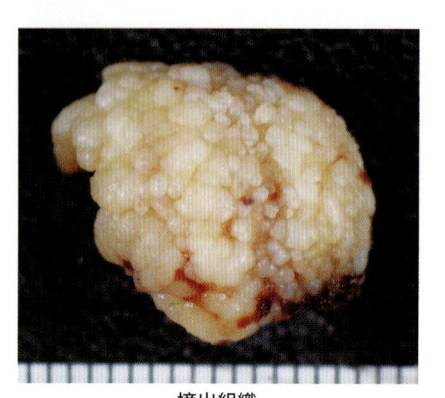

**摘出組織**
摘出組織の表面所見は，「乳頭状」というよりも「カリフラワー状」という表現が近く，微小腫瘤が密に増生

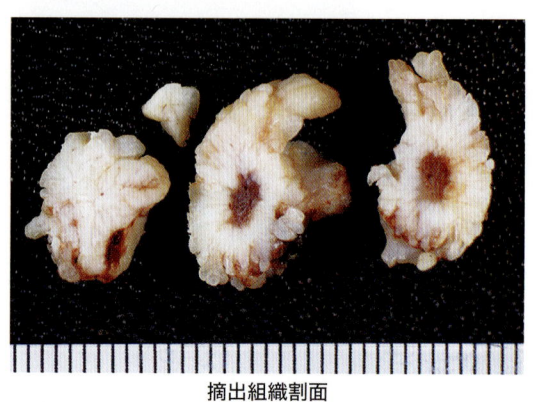

**摘出組織割面**
白色調を呈する部位は上皮に，褐色調を呈する部位は血管結合組織に相当する．

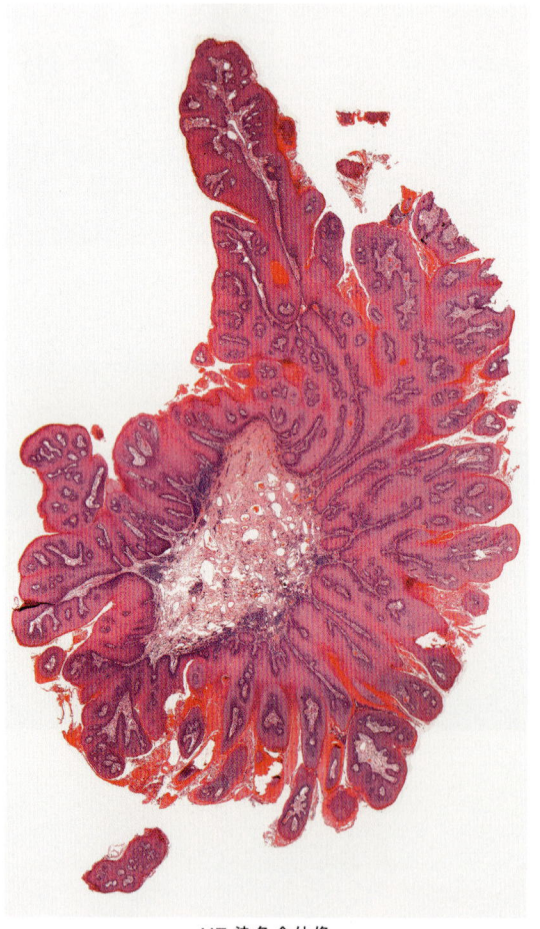

**HE染色全体像**

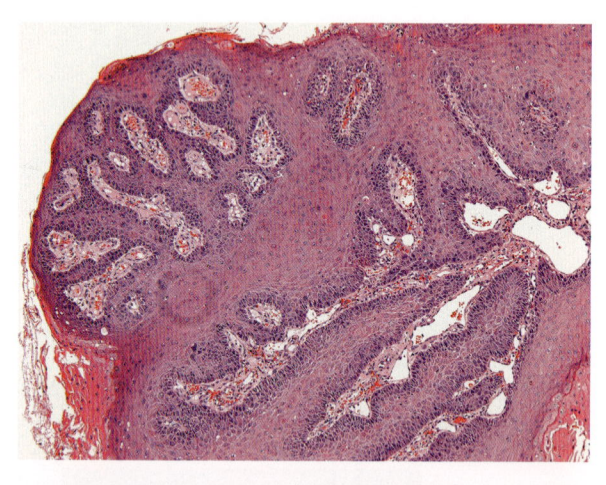

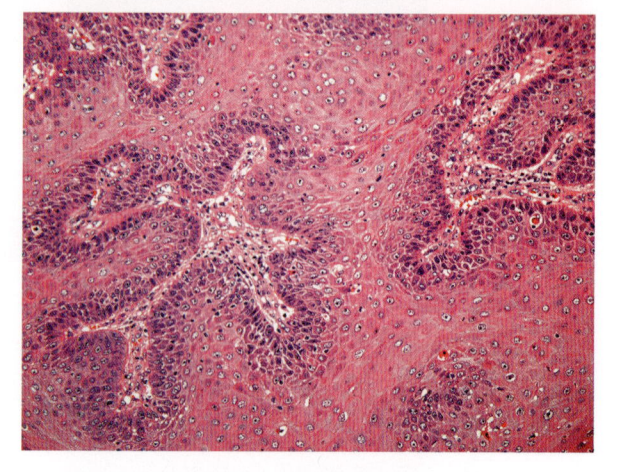

　組織学的には乳頭腫相当の所見だが，肉眼所見に合致して微細な乳頭状構造を呈しており，それに伴い結合組織の分岐が通常の乳頭腫よりも細かく分岐している．細胞分裂像も多く観察されるが，浸潤性の増殖を証明する所見に欠き，良性腫瘍の範囲内と判断した．
　81頁の扁平上皮癌症例との比較により，良性腫瘍と悪性腫瘍の診断基準の違いがわかる．

## 7　乳頭腫を疑う病変（巨細胞線維腫）
papilloma-like lesion（giant cell fibroma）

**症例**：10歳代，男性
**経過**：約1年前より切歯乳頭付近の腫瘤に気づいていたが，疼痛などがないため放置．細い茎を有しサクランボがぶら下がっている感じで，茎部にメスを当てるだけで切除された．

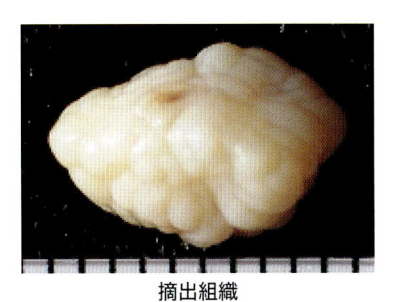

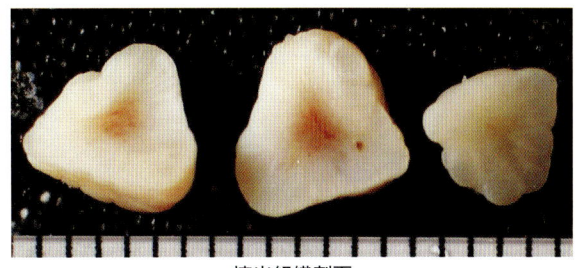

摘出組織

摘出組織割面
肉眼的には凹凸が目立つが，乳頭腫と比べて平滑な印象

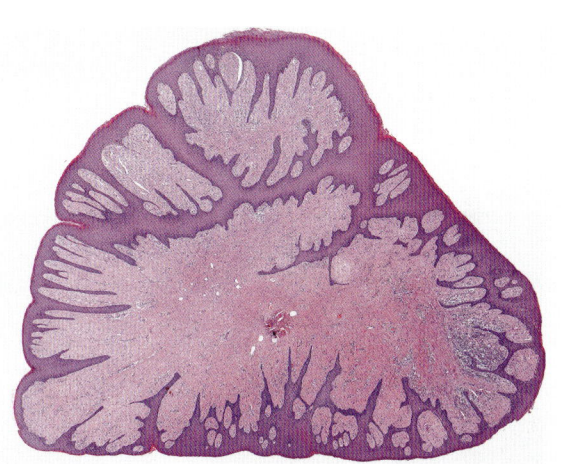

HE染色全体像

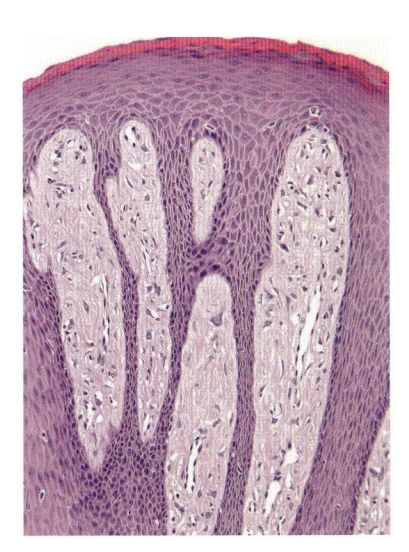

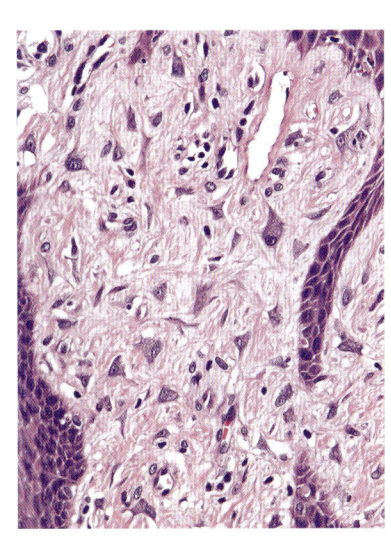

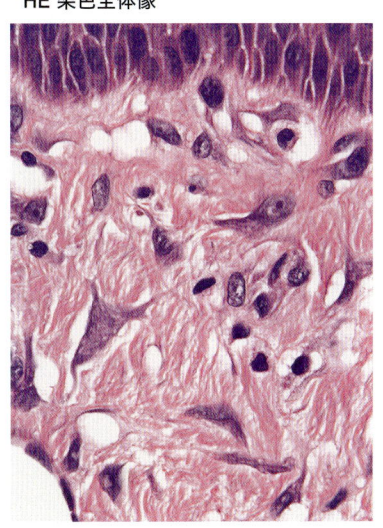

　外表所見は乳頭腫類似だが，組織学的には上皮下で増生する線維性結合組織が主体で，乳頭腫のような樹枝状の間質はなく，星芒状，多稜形で，多核の場合もある大型細胞が線維成分に混じて多数観察される．巨細胞線維腫は，真の腫瘍ではなく反応性の病変とされ，表面平滑なポリープ状の症例も多い．しかし本例は，一般的に外傷性刺激を受けにくい部位に生じており，発症機序などには疑問もある．

## 乳頭腫を疑う病変（巨細胞線維腫）

症例：50 歳代，女性
経過：以前より腫瘤形成を自覚していたが，増大傾向を認めたため歯科医院を受診．硬・軟口蓋移行部付近に生じた有茎性の腫瘤．弾性軟，可動性で，正常粘膜色を呈する．基部粘膜に異常なし．

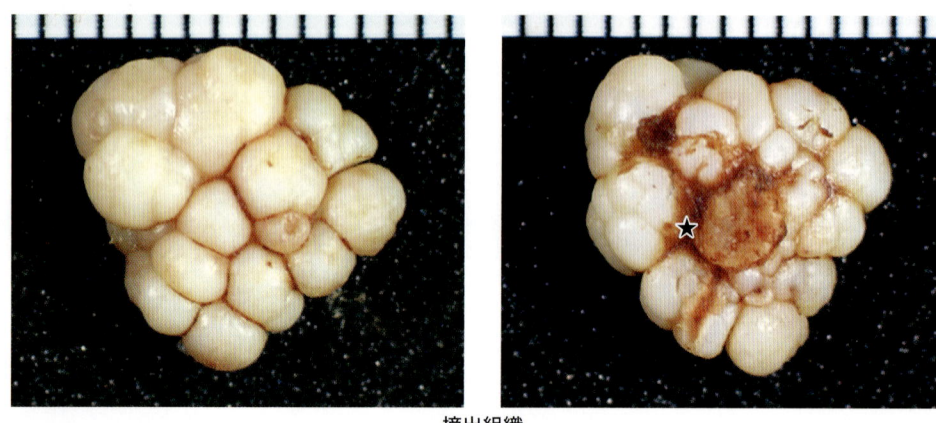

摘出組織
肉眼的には乳頭状というよりも桑実状で，小結節が集まったような外観である（★切除された茎部断面）．

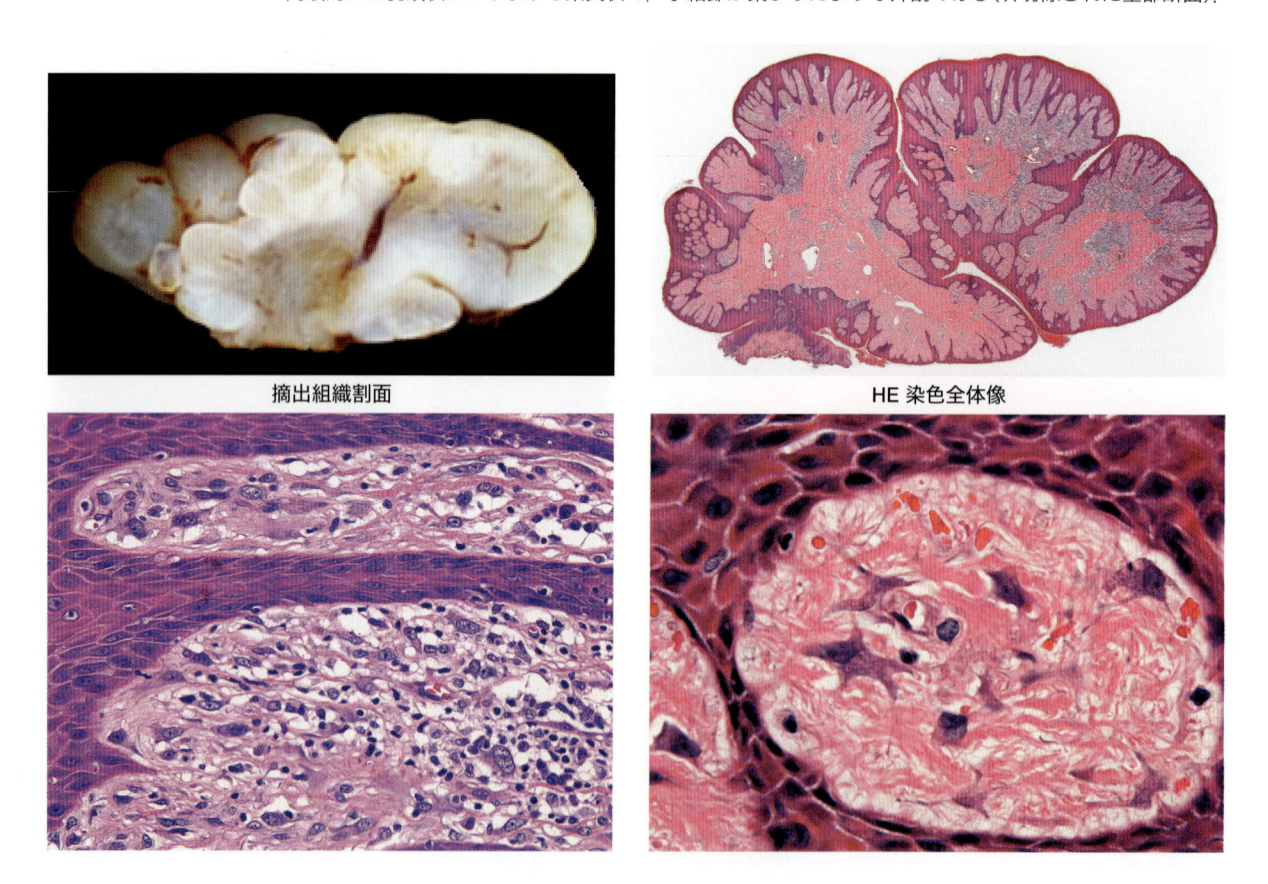

摘出組織割面　　　　　　　　　　　　　HE 染色全体像

組織学的には前症例に比べると広範な炎症細胞浸潤が目立つが，それ以外はほぼ共通の所見であった．各種炎症細胞に混じて星芒状，多稜形の大型細胞が多数観察される．

## 乳頭腫を疑う病変（疣贅性黄色腫）
papilloma-like lesion（verruciform xanthoma）

**症例**：80歳代，女性
**経過**：上顎中切歯部の顎堤粘膜から切除

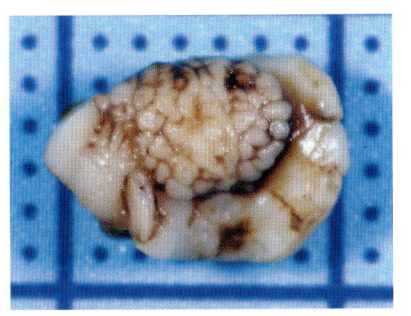

摘出組織

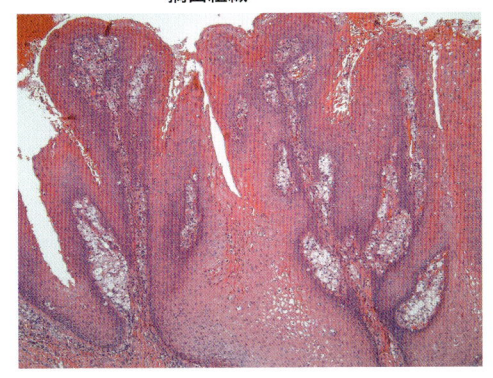

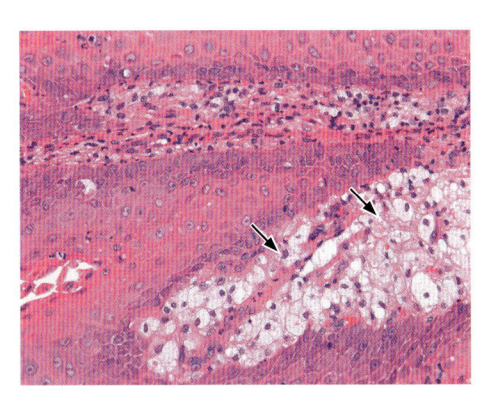

上皮は乳頭状増殖を示すが，上皮下結合組織の慢性炎症細胞浸潤と，多数の泡沫（状）細胞（偽黄色腫細胞）の集簇像が特徴的である（矢印）．

**症例**：60歳代，男性
**経過**：総義歯下の下顎側切歯部顎堤粘膜から切除

上皮下に集簇する泡沫細胞（偽黄色腫細胞）は，CD68免疫染色に陽性を示すマクロファージ系の細胞である．本病変は，乳頭腫と異なり炎症性刺激によって生じる反応性病変とされている．

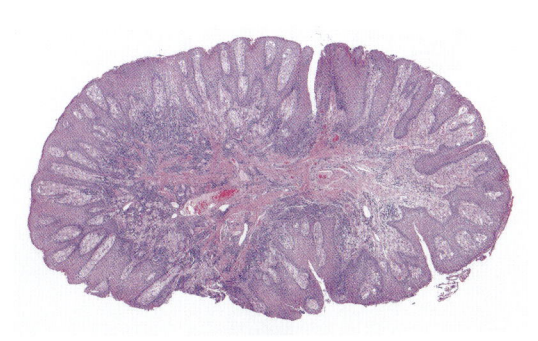

HE染色全体像

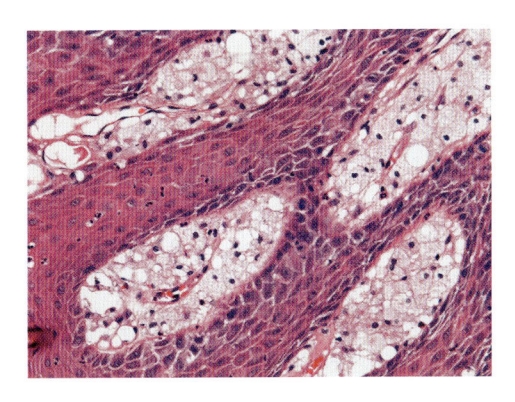

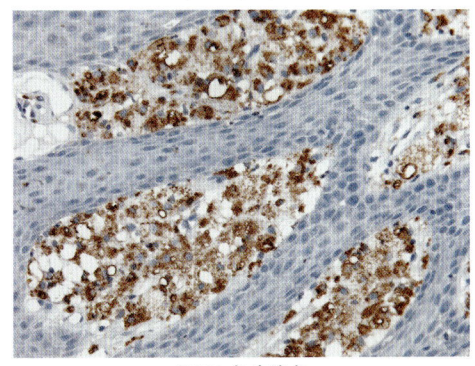

CD68免疫染色

3 粘膜疾患

## 8 線維性ポリープなど（反応性の線維増生）

fibrous polyp (reactive fibrous hyperplasia)

症例：60歳代，男性
経過：4, 5年前より頬粘膜口角側に腫瘤を自覚．有茎性の腫瘤は弾性軟，正常粘膜色で表面滑沢．
　　　ゴム様の強い弾力があった．

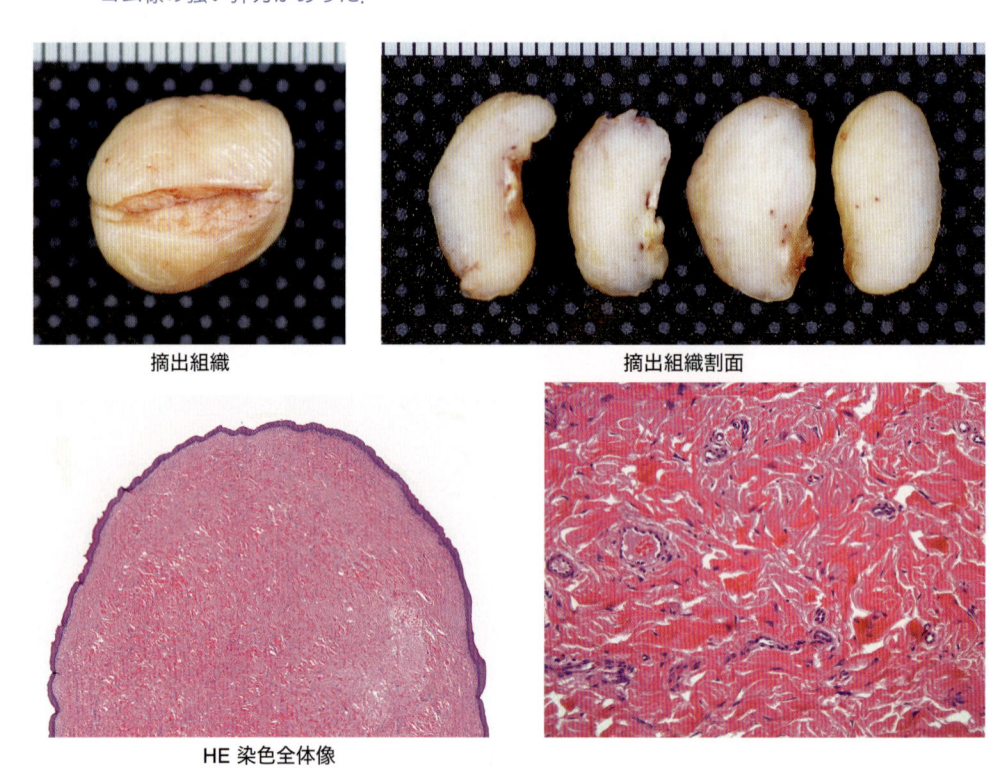

摘出組織　　　　　　　　　　　　摘出組織割面

HE染色全体像

　被覆上皮は平坦で，成熟した太い膠原線維束の増生が本腫瘤の全域で認められる．炎症性細胞浸潤は軽度で，反応性の増殖によって生じた線維性ポリープ（fibrous polyp）と診断した．

症例：40歳代，男性
経過：舌尖中央部の有茎性腫瘤を，刺激性線維腫 irritation fibroma の臨床診断のもと切除

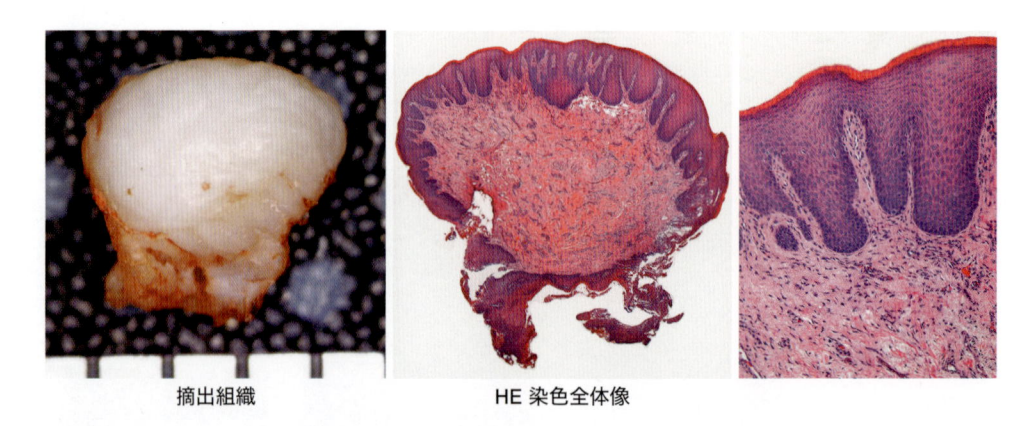

摘出組織　　　　　　　　HE染色全体像

　腫瘤の主体は，内部での膠原線維束の増生だが，被覆上皮も脚延長を伴った肥厚（増生）を認めることから，線維上皮性過形成（線維上皮性ポリープ）と診断（上の症例と被覆上皮の厚さや形状を比較）．上皮自体に腫瘍性疾患を疑わせる変化はなかった．

## 線維性ポリープなど（反応性の線維増生）

症例：60歳代，女性
経過：3か月前より舌背部の腫瘤に気づく．徐々に増大し，不安になり受診．舌右側の直径 6 mm 大の弾性やや硬の腫瘤を，基部から切除

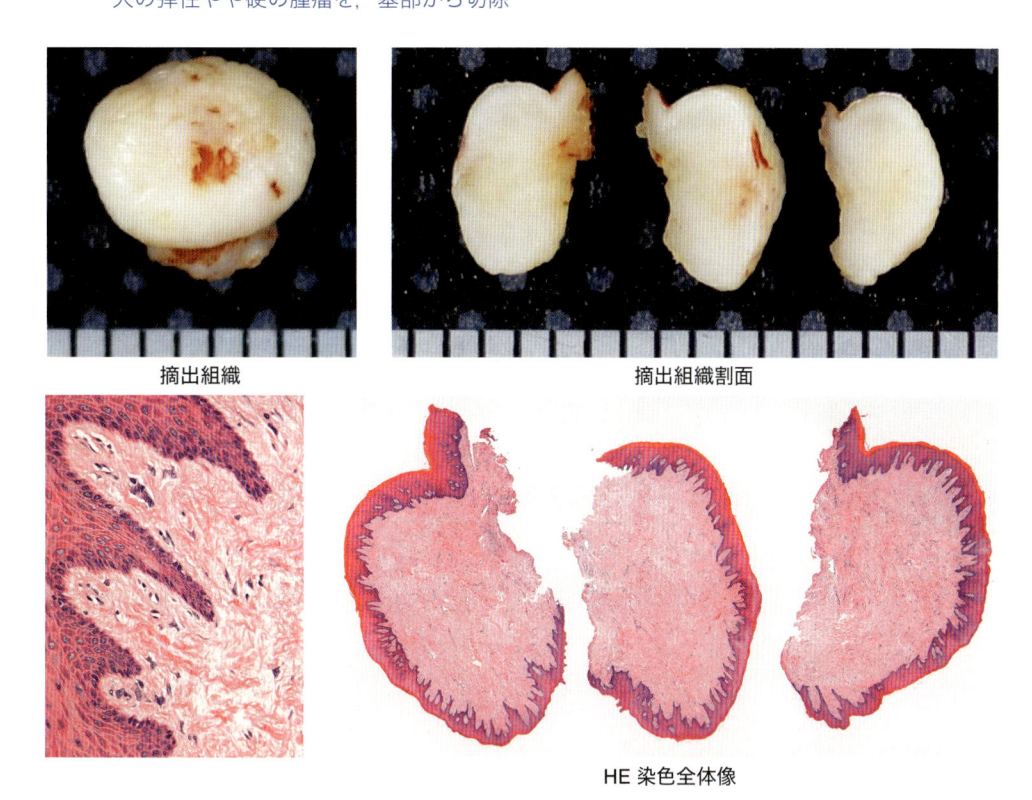

摘出組織 　　　　　　　　　摘出組織割面

HE 染色全体像

　比較的細い膠原線維の増生と，上皮直下主体に多稜形巨細胞が多数観察された．全体的に炎症性変化に乏しい．巨細胞性線維腫 giant cell fibroma と診断．表面平滑である以外は，85，86頁に示した所見と同じである．

症例：60歳代，女性
経過：総義歯作製を目的に来院．上顎左右犬歯間の唇側顎堤部に境界明瞭な 5×30 mm の弾性軟，正常粘膜色の広基性腫瘤を認めた．ティッシュコンディショニングを行ったが，改善しないため切除

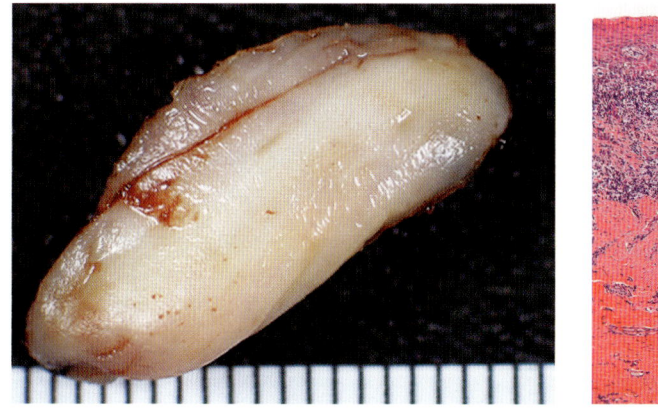

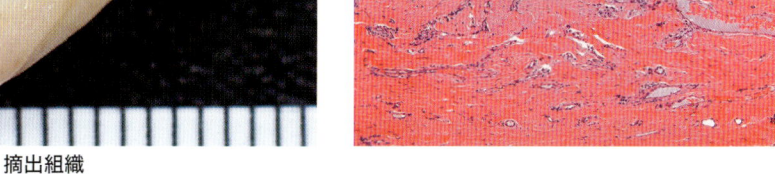

摘出組織

　組織学的には，比較的平坦な上皮下に中等度の慢性炎症細胞浸潤，充血の目立つ，肉芽組織〜線維性結合組織の増生像であり，義歯性線維腫 denture fibroma に相当する．

# 4 非歯原性腫瘍

## 1 神経線維腫
neurofibroma

症例：40歳代，女性
経過：幼少時より下唇皮膚境界部に腫瘤を自覚したが，著変がないため放置．歯科治療時に指摘を受け切除．腫瘤は直径10 mm大の半球状，弾性軟で，正常粘膜色．周囲組織との癒着なし．被覆粘膜を含め鈍的に剥離

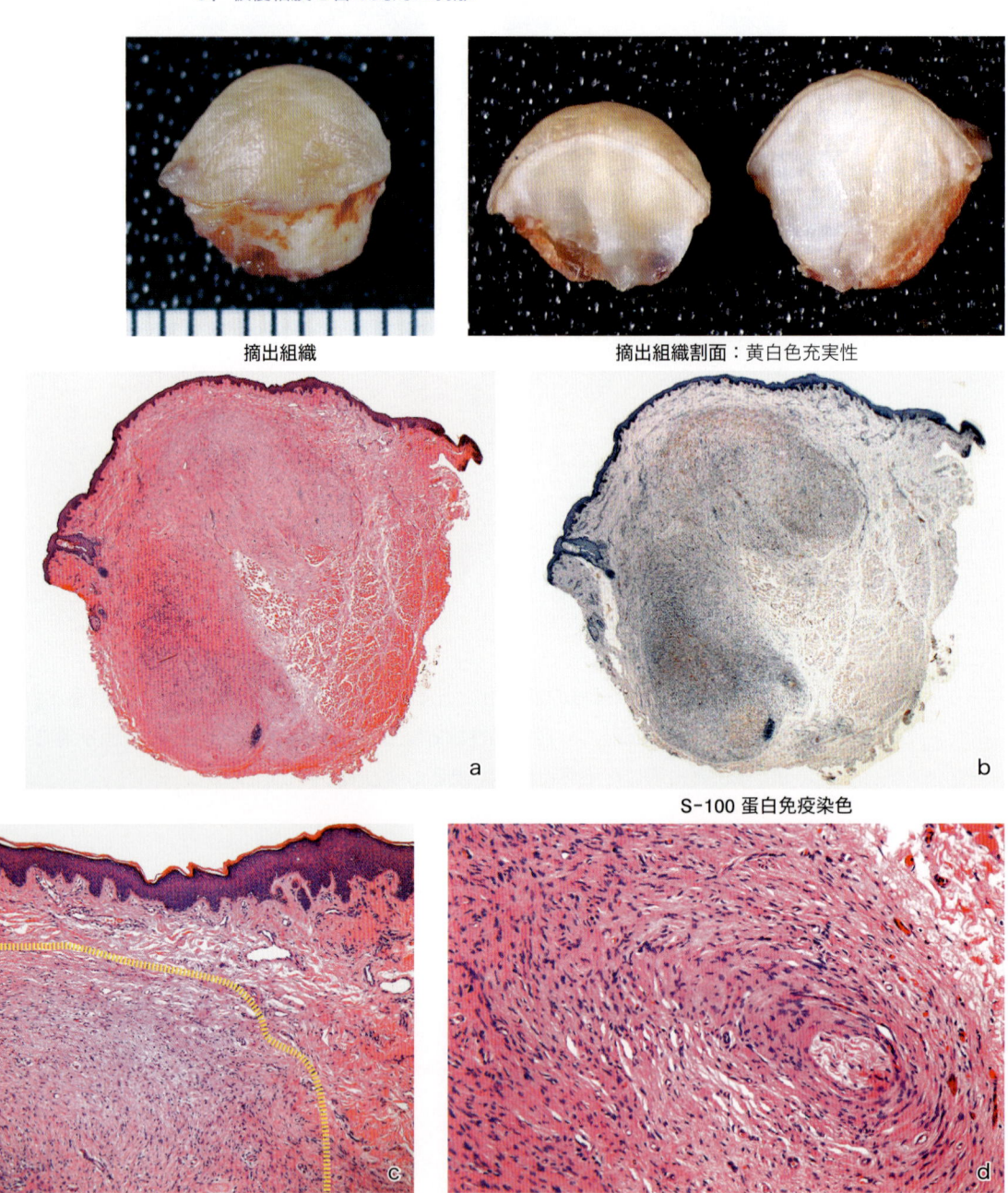

摘出組織

摘出組織割面：黄白色充実性

a

b

S-100蛋白免疫染色

c

d

組織学的には正常粘膜上皮下に明瞭な被膜形成はないが，周囲組織と比較すると，細胞成分が豊富な領域が認識できる（c 点線内）．一部渦巻様（d）の所見も観察されるが，ほかは異型の乏しい小型の細胞と線維の増生からなっている．本例では，発現が弱いものの，S-100蛋白免疫染色で陽性を示す細胞も多数観察された（b, d）．

## 神経線維腫

**症例**：50歳代，女性
**経過**：下顎切歯部唇側の歯間乳頭部に大豆大で球形の広基性腫瘤．エプーリスの臨床診断のもと切除

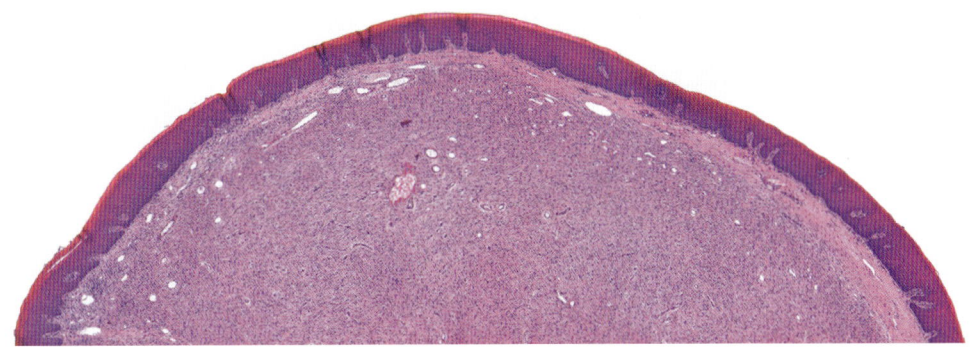

上皮下に境界明瞭で，細胞成分の豊富な腫瘤形成を認めた．

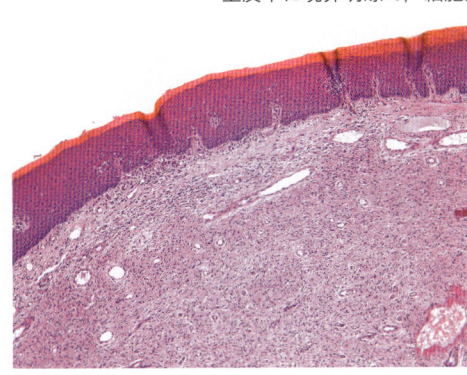

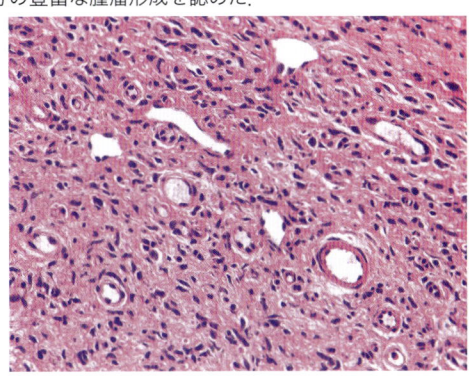

**症例**：50歳代，男性
**経過**：下顎小臼歯部根管治療時に，隣接部歯肉の腫脹を認める．切開処置を行ったところ，充実性の病変であることがわかり摘出

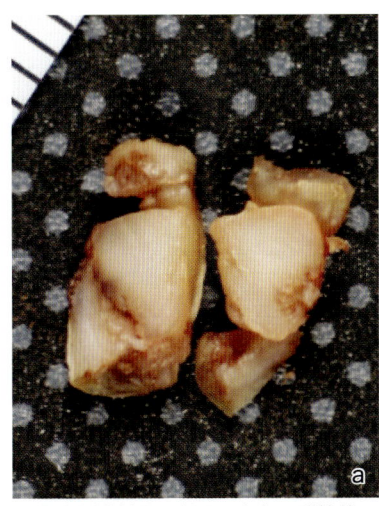

a 摘出組織割面：割面は白色，弾性軟
S-100蛋白免疫染色

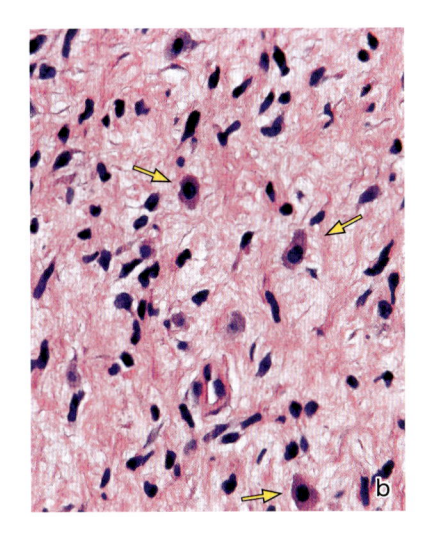

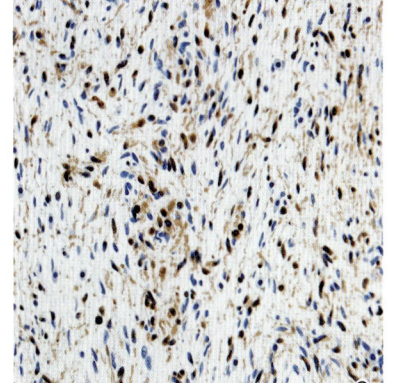

紡錘状〜波状の細胞と線維成分の増生が認められる．背景は浮腫〜粘液腫状で，肥満細胞（b 矢印）も多数観察された．腫瘍細胞の多くはS-100蛋白免疫染色に陽性．

## 2　神経鞘腫
Schwannoma, neurilemoma

**症例：耳下腺部神経から剥離摘出**

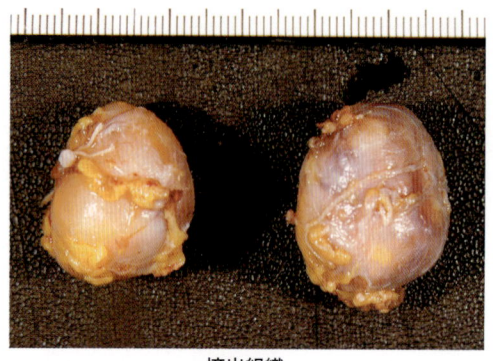

摘出組織

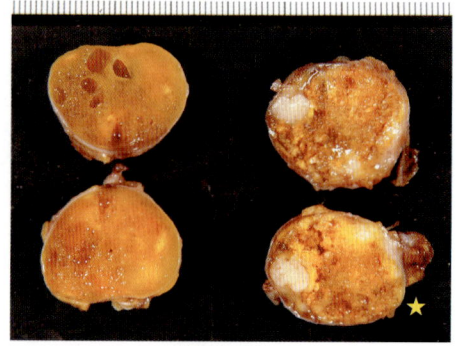

摘出組織割面

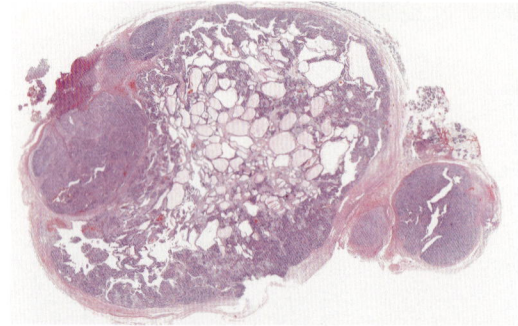

☆部の HE 染色全体像

割面では肉眼的に認識できる多数の囊胞状所見が認められる（退行性変化によるものと思われる）．

それ以外の部位は Antoni A 型，B 型両方の特徴が認められる．

Antoni A 型では典型的な核の柵状配列が連なる（観兵式様配列）．

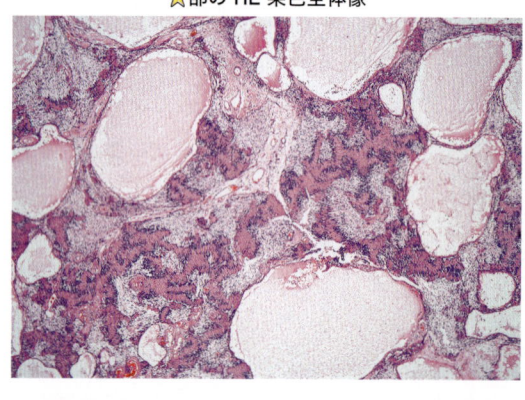

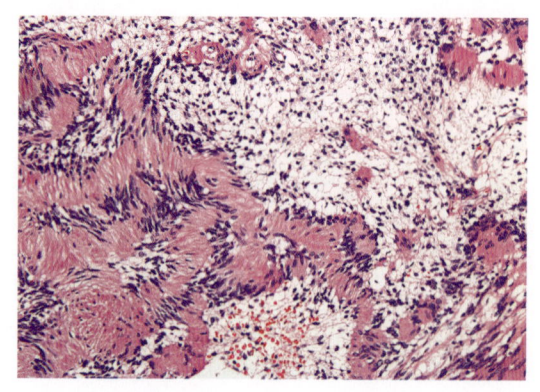

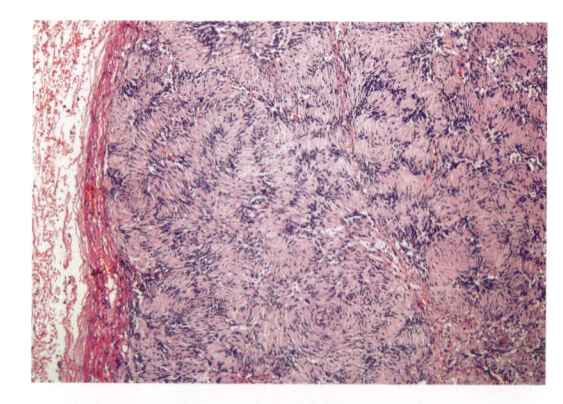

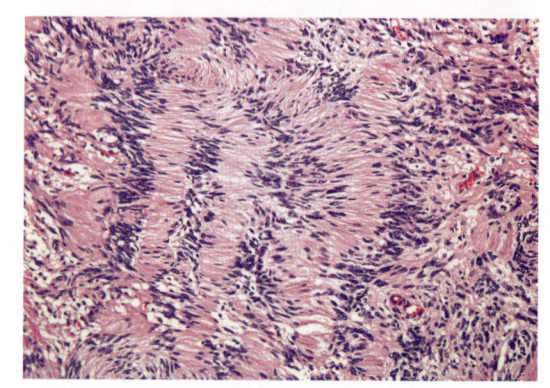

核が1列に並ぶ様子を柵状配列，それが何列にも並ぶのを観兵式様配列と理解する．

## 神経鞘腫

症例：耳下腺辺縁部に生じた症例
経過：一部耳下腺組織を含めて摘出

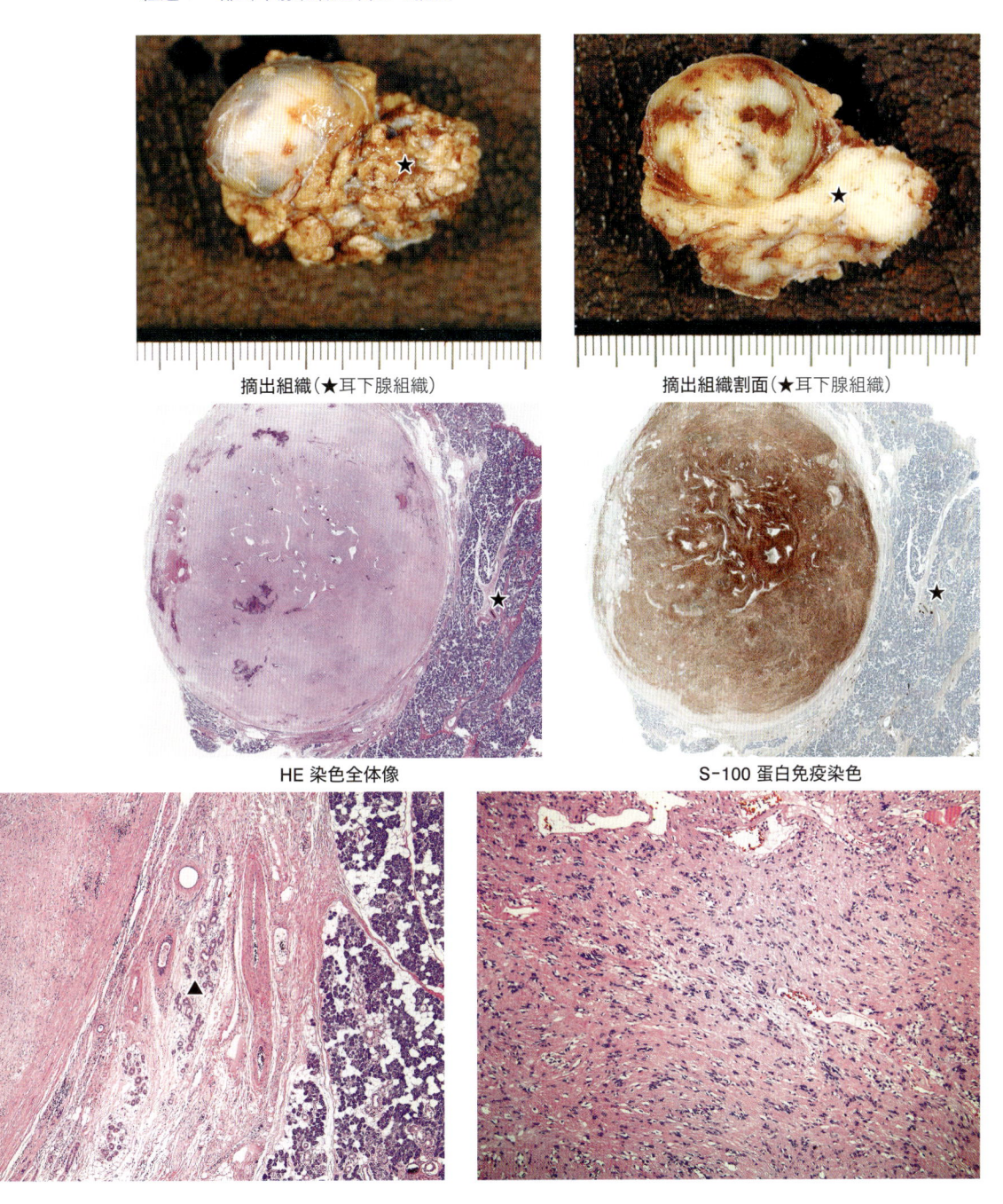

摘出組織（★耳下腺組織）

摘出組織割面（★耳下腺組織）

HE染色全体像

S-100蛋白免疫染色

　耳下腺組織（★）に接するように境界明瞭な楕円形腫瘤形成を認める．腫瘍と隣接する部位の耳下腺組織は圧迫による腺房の萎縮消失により拡張導管のみが残存している（▲）．腫瘍から離れた部位の耳下腺組織には異常はない．この標本面ではAntoni B型の領域は含まれず，典型的な柵状配列もみられないが，よく観察すると，核のある部位は偏って配列している（Antoni A型に相当）．

## 神経鞘腫

**症例**：口唇粘膜下に生じた症例
**経過**：口唇粘膜下の良性腫瘍を疑い，被覆粘膜部を含めて腫瘍摘出術を施行
腫瘤部は5×4mm大

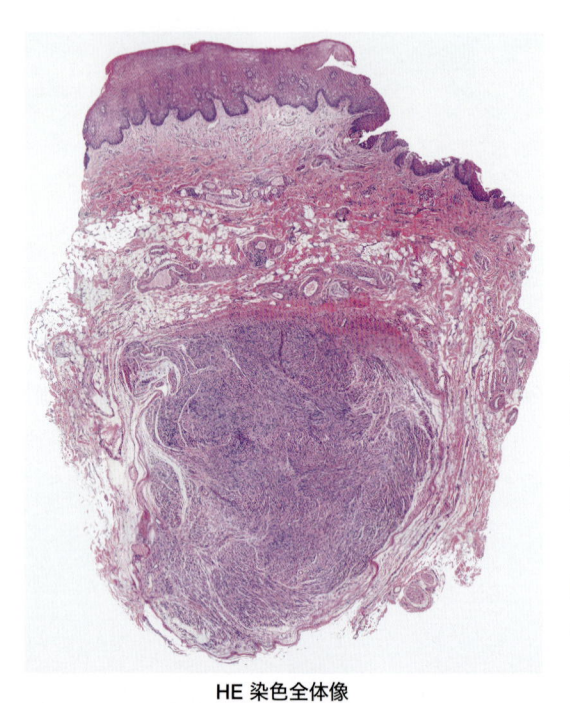

HE染色全体像

明らかな被膜形成に乏しいが，比較的境界明瞭な類円形の小腫瘤形成が認められる（a）．病変内には粘液腫状のAntoni B型の領域はみられず，全域が充実性のAntoni A型からなる．

典型的ではないが，柵状配列のほか，腫瘍細胞が杉綾状などに錯綜する所見を認める（b, c, d）．

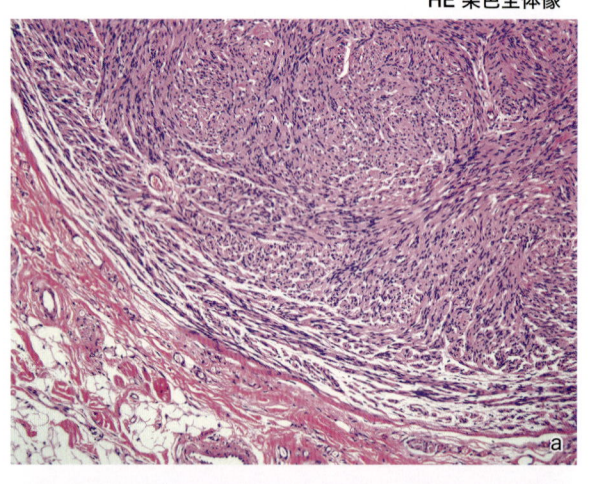

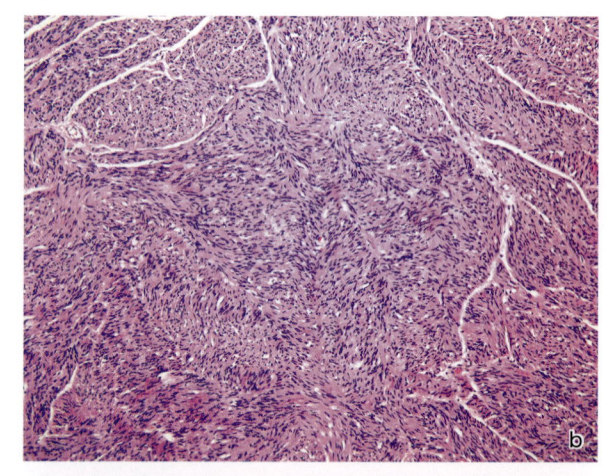

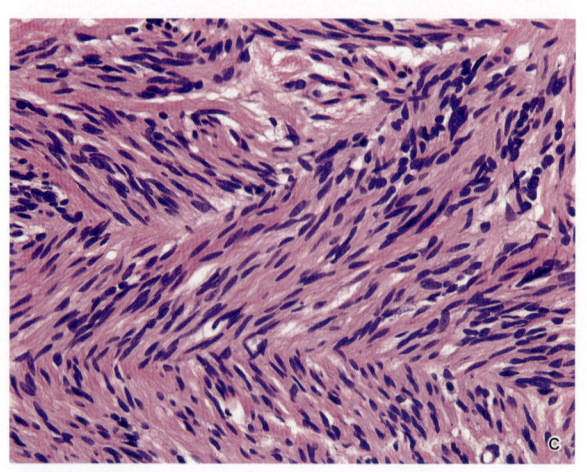

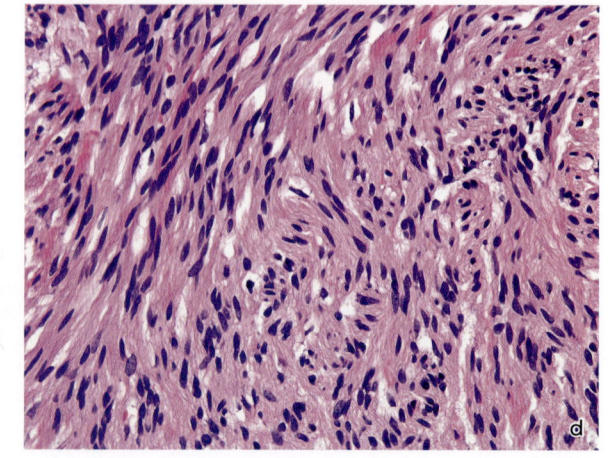

## 3 脂肪腫

lipoma, adipose tumor

症例：80歳代，男性
経過：臼後部の違和感を訴え，家族が頬粘膜部の小指頭大腫瘤に気づき来院．基部から切除

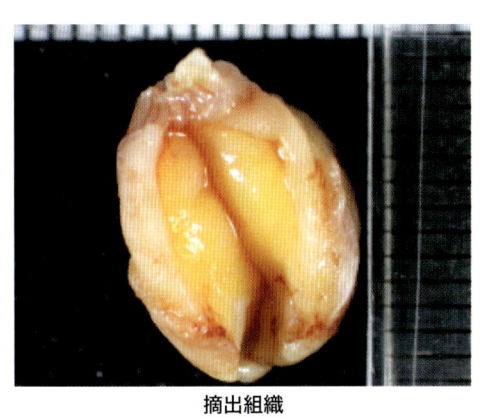

**摘出組織**
12×15 mm 大の有茎性腫瘤で弾性軟

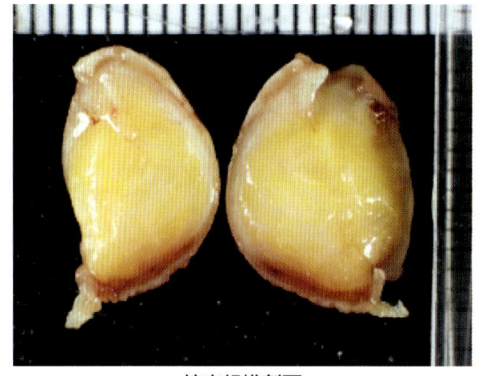

**摘出組織割面**
割面は充実性黄色調

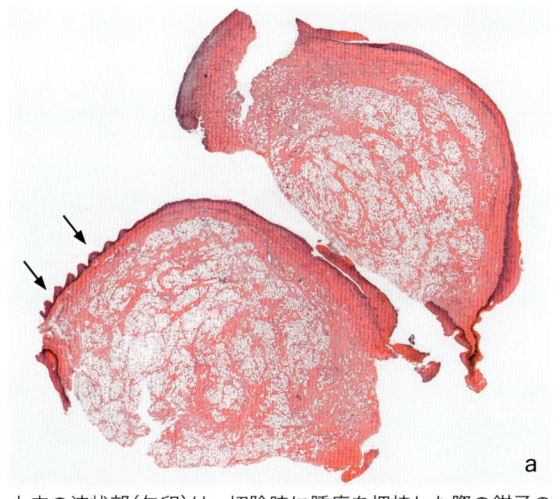

a　上皮の波状部（矢印）は，切除時に腫瘤を把持した際の鉗子の圧痕

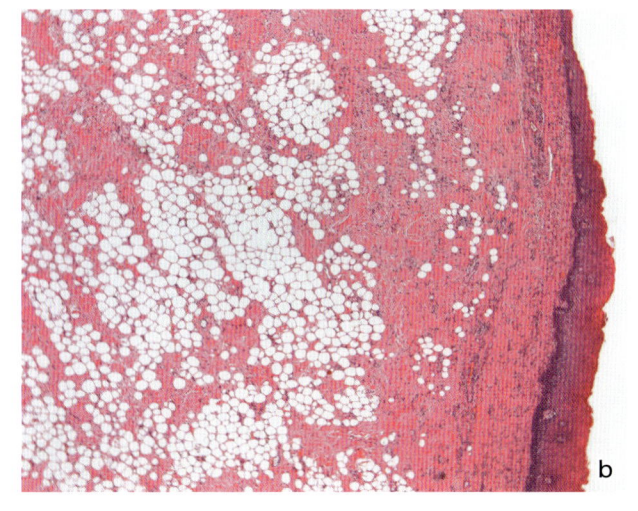

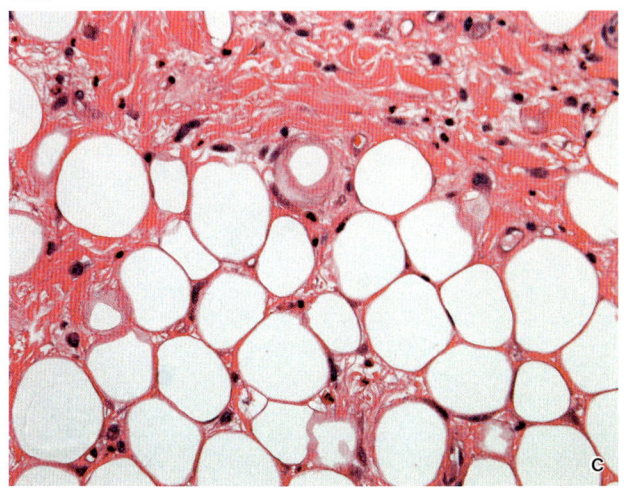

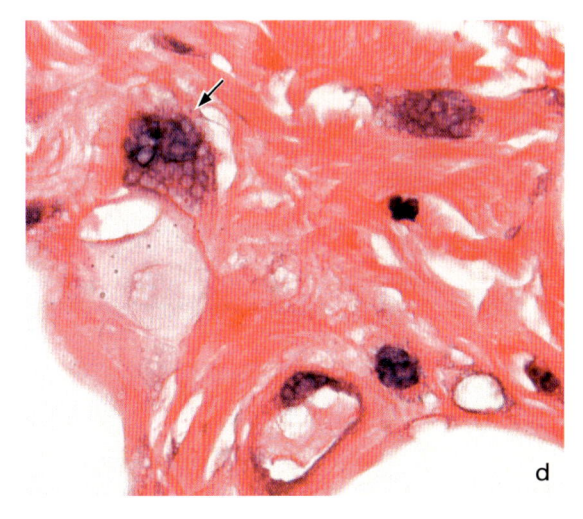

口腔粘膜下に成熟脂肪細胞が，不明瞭ながら分葉状に増殖していた（a, b）．細胞質が泡沫状の脂肪芽細胞様の細胞も散見された（d 矢印）．

## 脂肪腫

症例：70歳代，女性
経過：数か月前より頬粘膜に腫瘤を自覚．下顎第一大臼歯相当部に腫瘤を認め切除

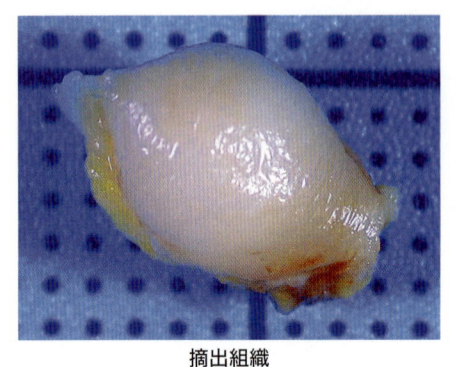

**摘出組織**
直径 10 mm 大の半球状腫瘤．表面は健康粘膜色で弾性硬

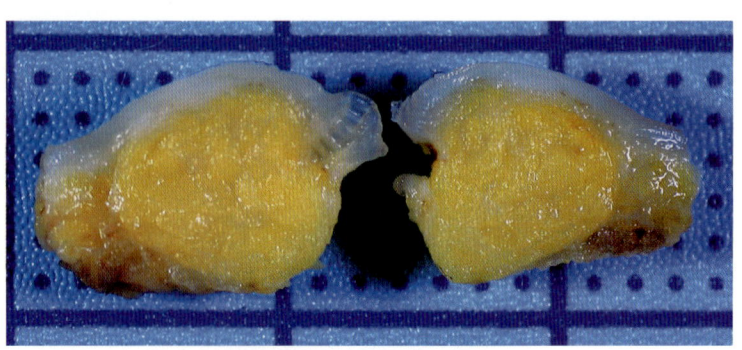

**摘出組織割面：脂肪様の黄色調**

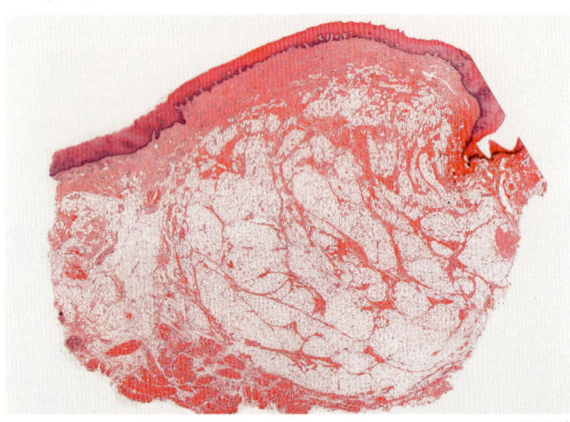

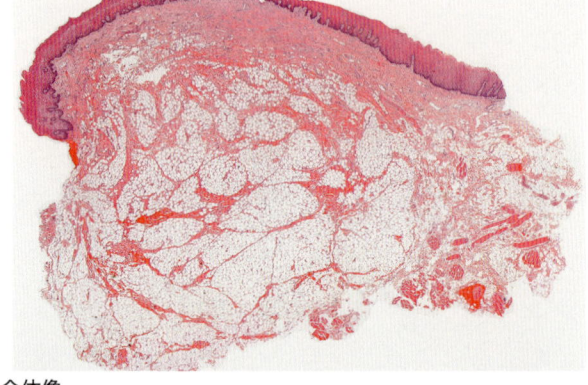

**HE 染色全体像**

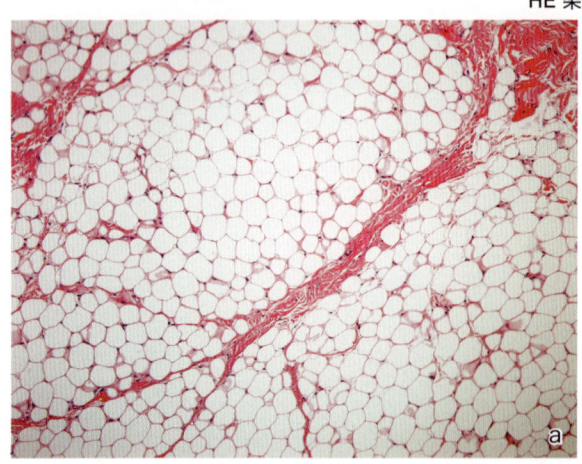

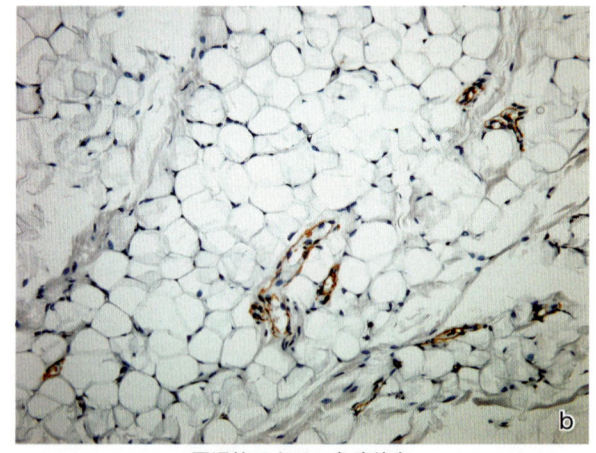

**平滑筋アクチン免疫染色**
血管平滑筋部位が茶色に発色

腫瘍は成熟脂肪細胞が線維性結合組織で境されて分葉状を示す(a)．平滑筋アクチン免疫染色により，脂肪細胞内に微細な毛細血管が多数混在しているのが確認された(b)．

## 4 リンパ管腫
lymphangioma

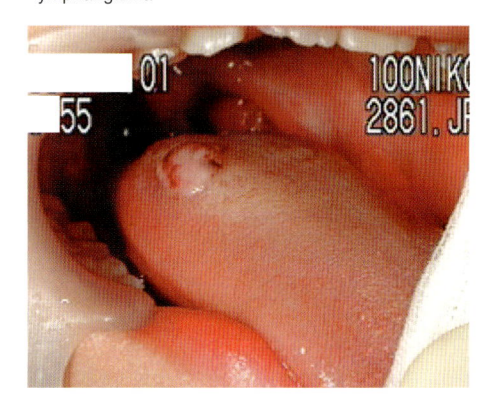

症例：8歳，男児
経過：右側舌背部に境界明瞭，表面粗造で，圧痛を伴わない腫瘤形成．経過観察を行っていたが著変がないため外科的に切除

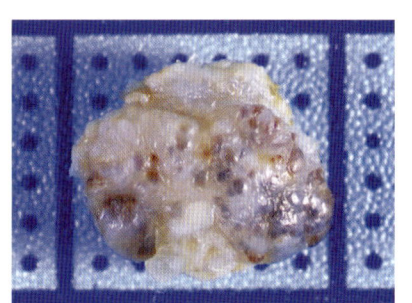

摘出組織
10×7 mm 大，表面は苺状

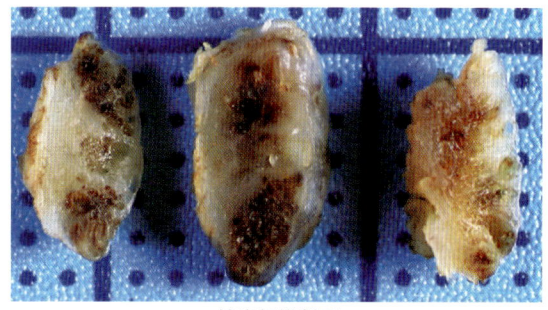

摘出組織割面
白〜褐色調で，多数の管腔状構造を認めた．

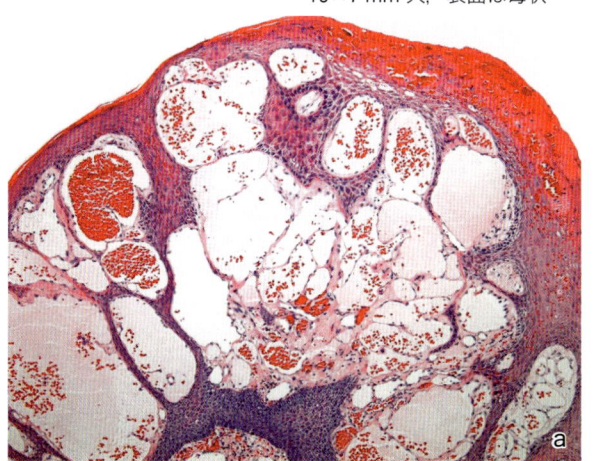

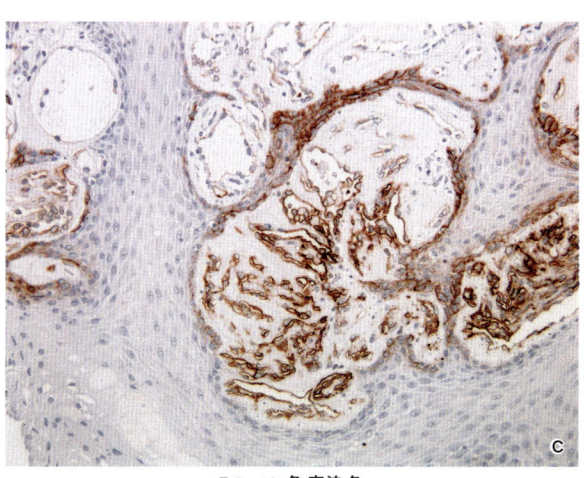

D2-40 免疫染色

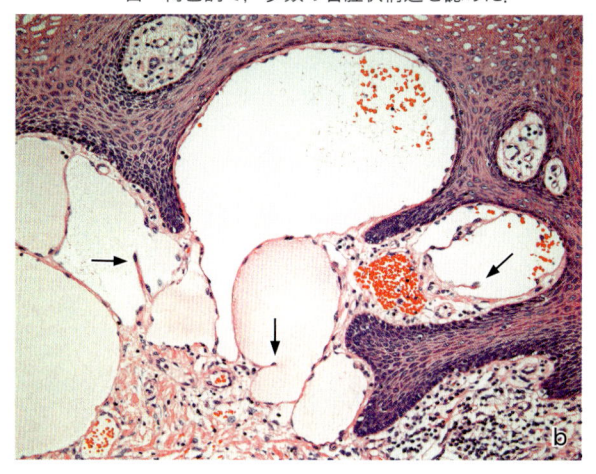

肉眼所見に対応するように，上皮直下から筋層にかけて大小の管腔形成が多数認められた．とくに上皮直下では管腔が非常に密に増殖していた．管腔は一層の薄い内皮細胞からなり，液成分を貯留しているものも多い．弁構造を有するものも多数観察された（b 矢印）．毛細血管も多数混在しているが，赤血球の分布だけでは鑑別はむずかしいものもある．

リンパ管内皮細胞マーカーである D2-40 免疫染色（c）では，小型で不規則な形態を示すものに強陽性を示すが，赤血球を容れて拡張している部位は陰性〜偽陽性である．

## 5 血管腫（毛細血管腫）
hemangioma（capillary hemangioma）

症例：60歳代，男性
経過：ブラッシング時に出血があり，頬粘膜の腫瘤に気づく．大きさは変化がないものの，出血がつづくため来院．腫瘤の基部境界は不明瞭で，易出血性だが圧痛は認めなかった．正常粘膜を一部含め電気メスで切除摘出

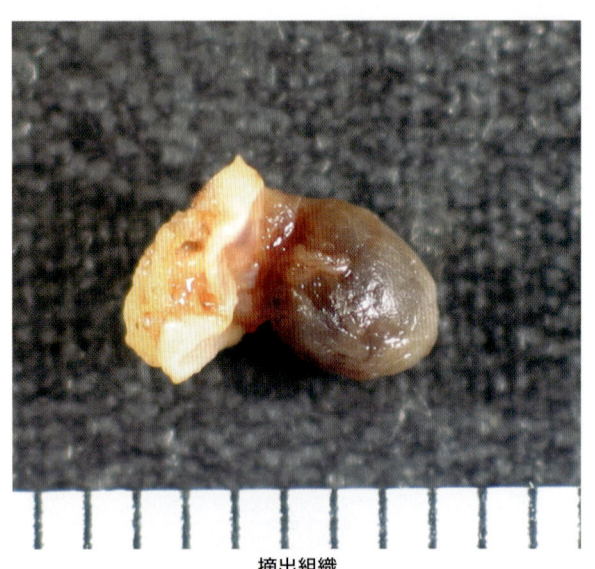

**摘出組織**
6 mm大の有茎性，弾性軟，暗赤色

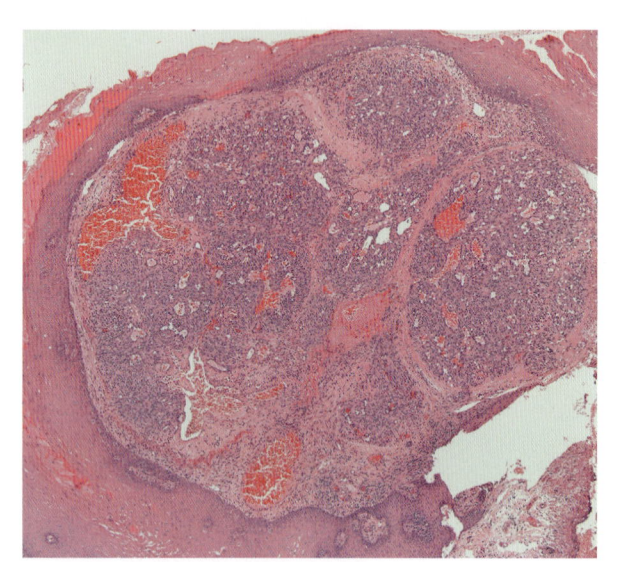

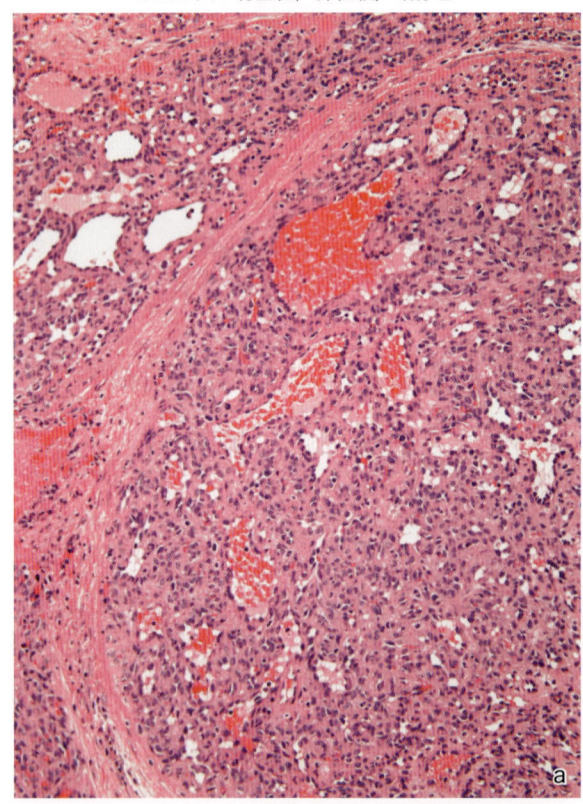

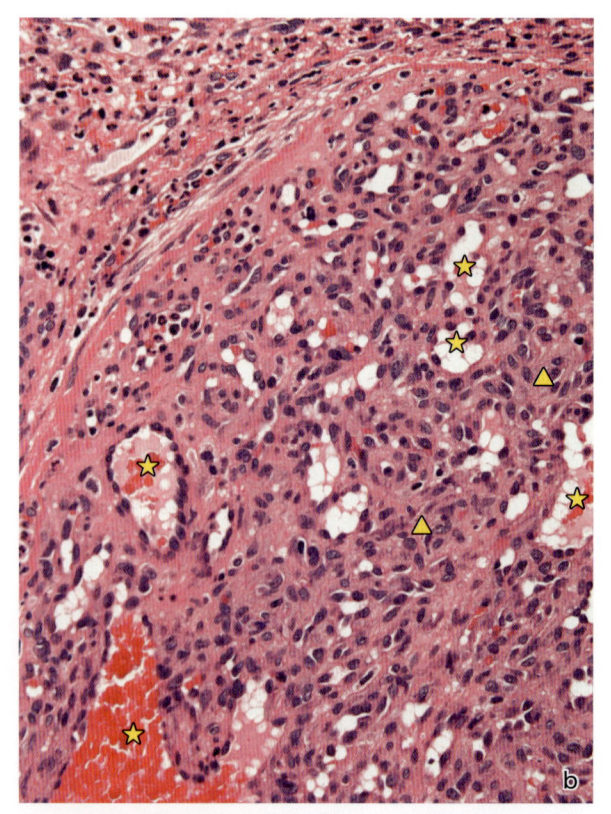

粘膜上皮下に分葉構造を呈し，比較的境界明瞭な腫瘤形成を認めた．腫瘍を構成しているのは血管内皮細胞様の細胞．内皮細胞様の腫瘍細胞すべてが明瞭な毛細血管腔を形成するのではなく，小型～微細な毛細血管様の血管腔を多数形成するもの（★）と，血管腔を形成せず充実性に増殖する部位（▲）とが混在している．

## 血管腫（毛細血管腫）

**症例**：30歳代，男性
**経過**：2か月前から上口唇部に出現消退を繰り返す腫瘤．直径10mm大の比較的境界明瞭な類円形で，表面粗造，圧痛なし．周囲に1mmのマージンを設定し，切開，剝離摘出

上皮直下～深部に及ぶ不規則な管腔形成を多数伴う内皮細胞の分葉状増殖がみられる．肉眼所見で粗造にみえた部位は上皮が圧迫菲薄化し，小隆起を形成している部位に相当する．腫瘍細胞に悪性の可能性を示唆する著明な異型は認めない．

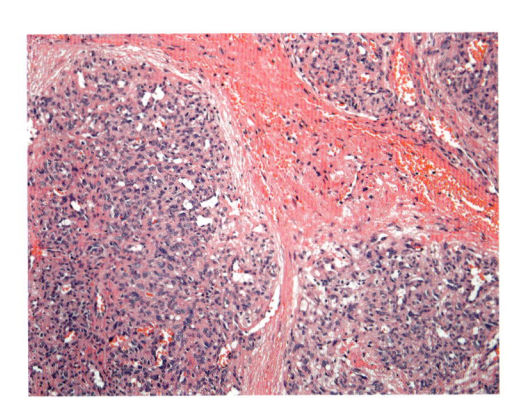

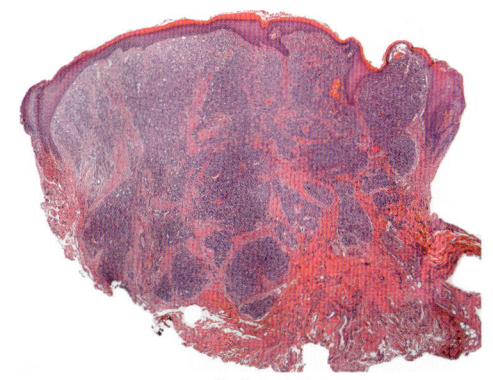

HE染色全体像

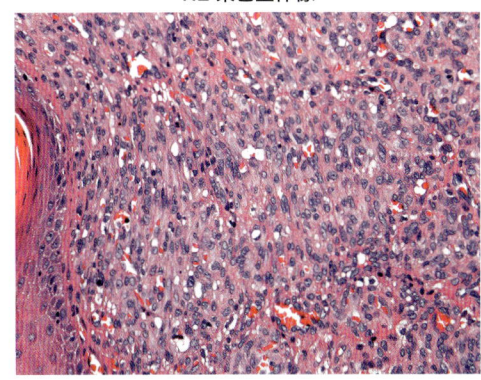

**症例**：50歳代，男性
**経過**：半年前より，下唇中央部に腫瘤形成を自覚．出血と増大傾向が気になり近医を受診．絹糸にて基部を結紮処置したところ腫瘤は3日後に脱落．しかし1か月後，再び腫瘤形成を認め，再結紮処置を行ったが，再度腫瘤形成を認めたため歯科を受診．受診時，腫瘤は10×12mm大で類円形，赤褐色調，弾性硬で，排膿，出血，疼痛は認めなかった．3mm幅の手術断端安全域を設定し摘出

毛細血管腫という名称ではあるが，腫瘍細胞すべてが毛細血管を形成しているわけではなく，毛細血管の構成成分である，血管内皮細胞に類似した腫瘍細胞が血管腔を形成したり，血管腔を形成せずに充実性に増殖している．

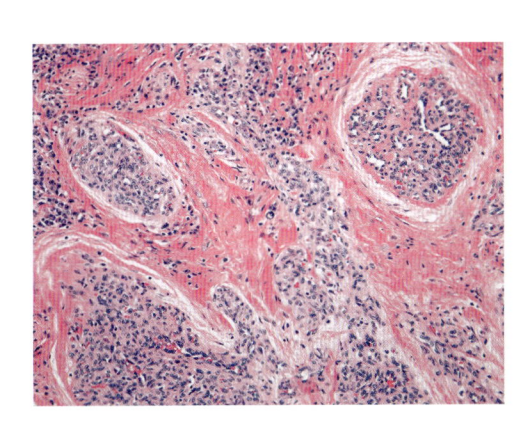

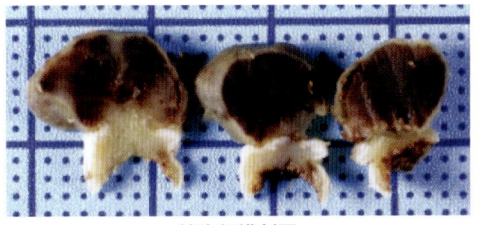

摘出組織割面

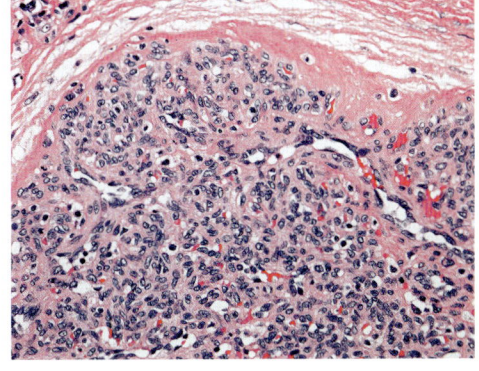

# 血管腫（海綿状血管腫）
hemangioma（cavernous hemangioma）

症例：40歳代，女性
経過：数年前より上唇部に増大と縮小を繰り返す腫瘤を自覚．8 mm 大，弾性軟で青紫色を示す．

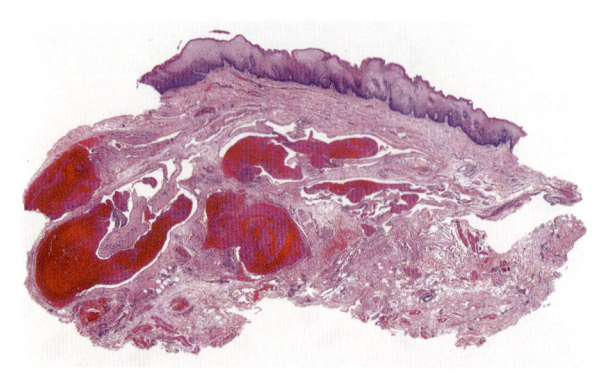

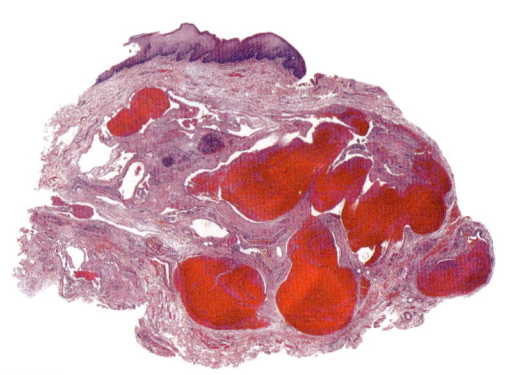

HE 染色全体像

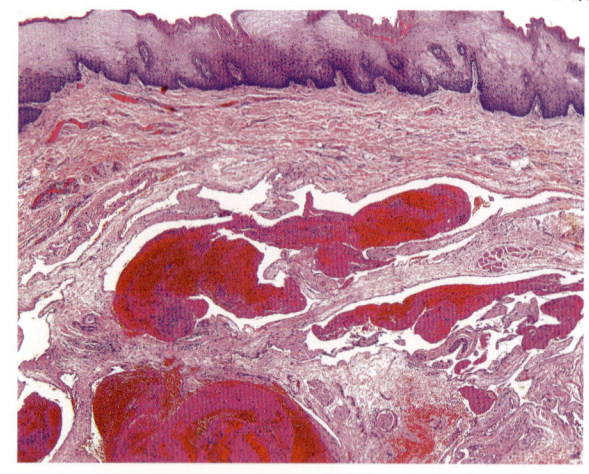

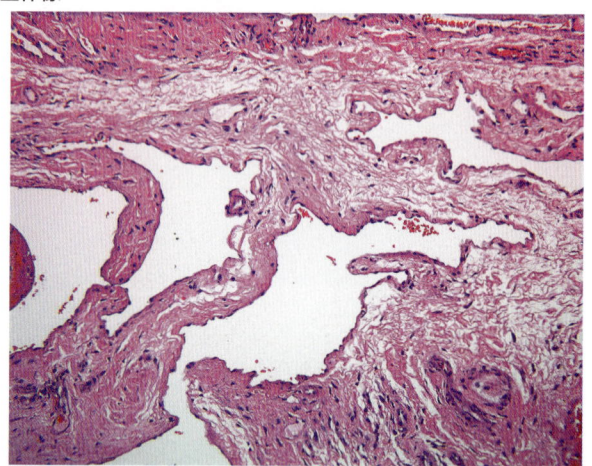

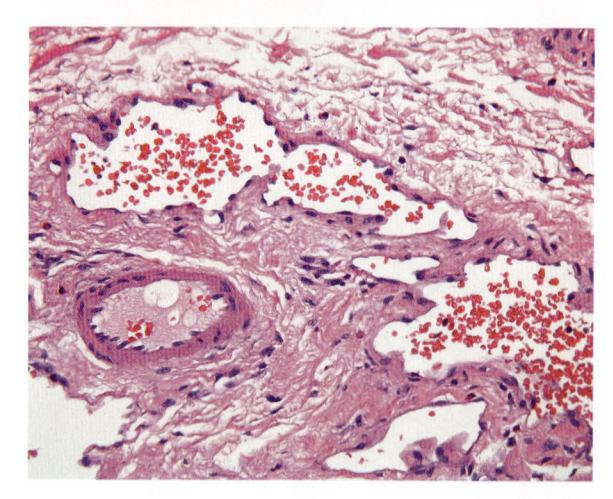

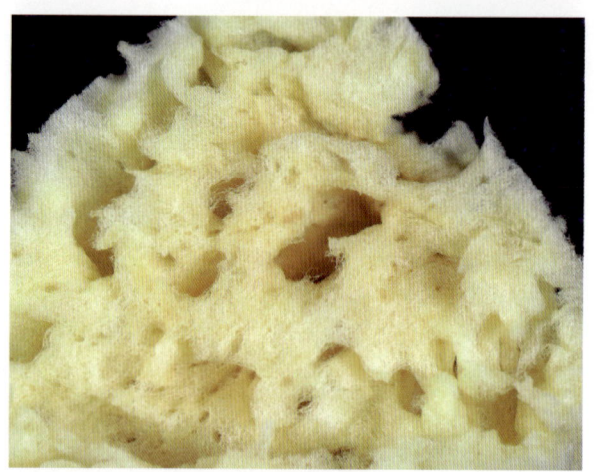

市販の事務用海綿

　海綿に類似した不規則で大型の管腔増殖を呈する病変である．管腔は小型の内皮細胞で裏装されており筋性の血管壁を有さず毛細血管に相当する．拡張した管腔内に血栓形成を伴う部位もある．管腔は大型であるが，明瞭な平滑筋を有する壁構造を有さない点が静脈性血管腫と異なり，同じ内皮細胞からなるが，分葉状構造や内皮細胞の充実性増殖を示さない点が毛細血管腫と異なる．

## 血管腫（海綿状血管腫）

**症例**：30歳代，男性
**経過**：2か月前より上口唇に腫瘤状病変を自覚．出現と消失を繰り返していた．来院時，直径約10 mm大の比較的境界明瞭な類円形の腫瘤が認められ，表面は粗造で弾性硬，圧痛はなかった．

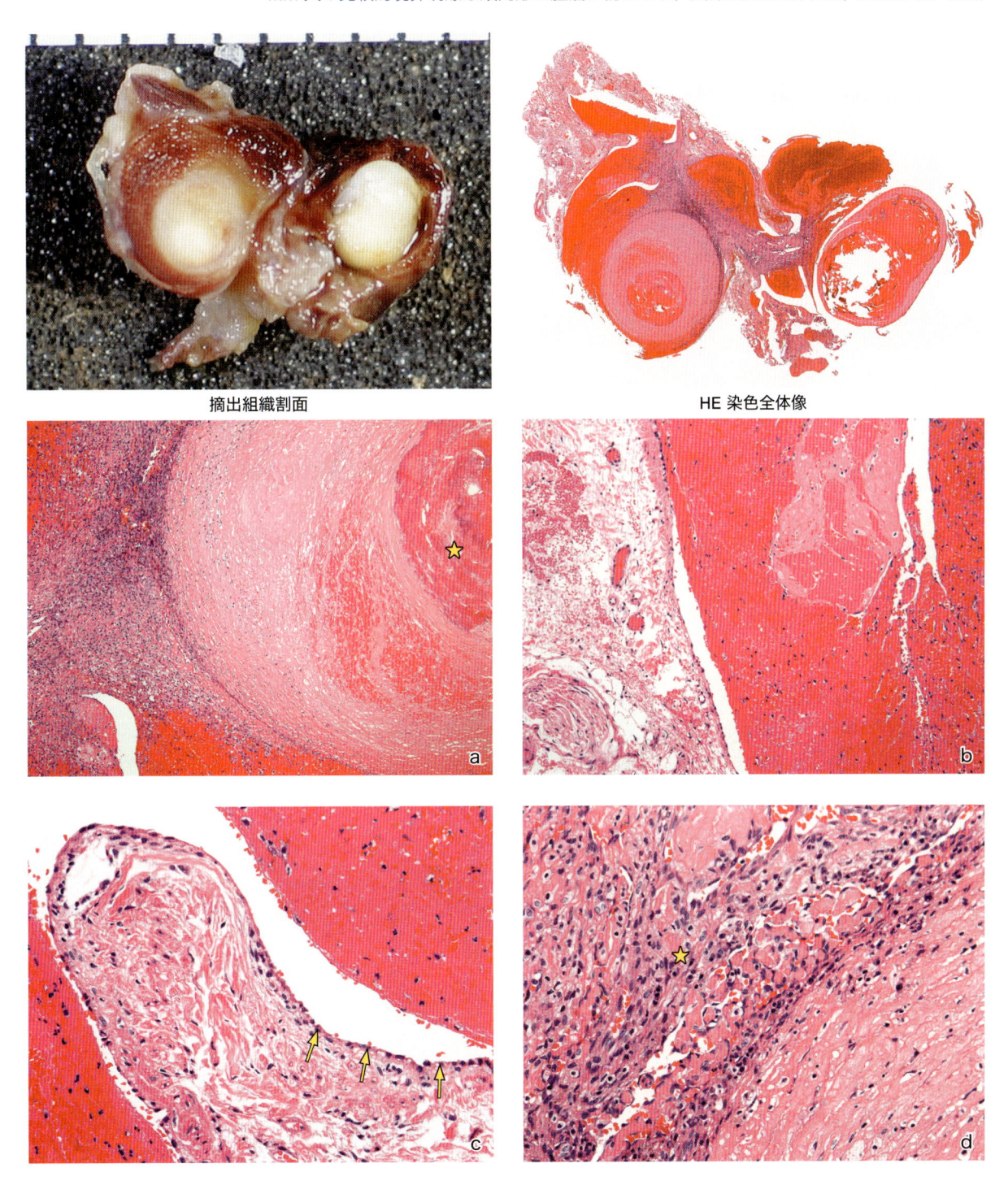

摘出組織割面

HE染色全体像

　血液，凝血塊を多量に容れた，大型で不規則な管腔状構造物の増殖像が観察された．管腔を形成しているのは，細胞異型に乏しい小型の内皮細胞で，一層に配列している（c矢印）．凝血塊には硝子化や石灰化を呈している部位（a☆），内皮細胞が増生し，器質化が進行した血管内乳頭状内皮過形成と同様の所見も観察された（d☆）．

## 血管腫（静脈性血管腫）

hemangioma（venous hemangioma）

**症例**：60歳代，女性
**経過**：3か月前より上唇部左側に暗紫色を呈する可動性腫瘤を自覚．切開剥離し摘出．剥離は容易であった．

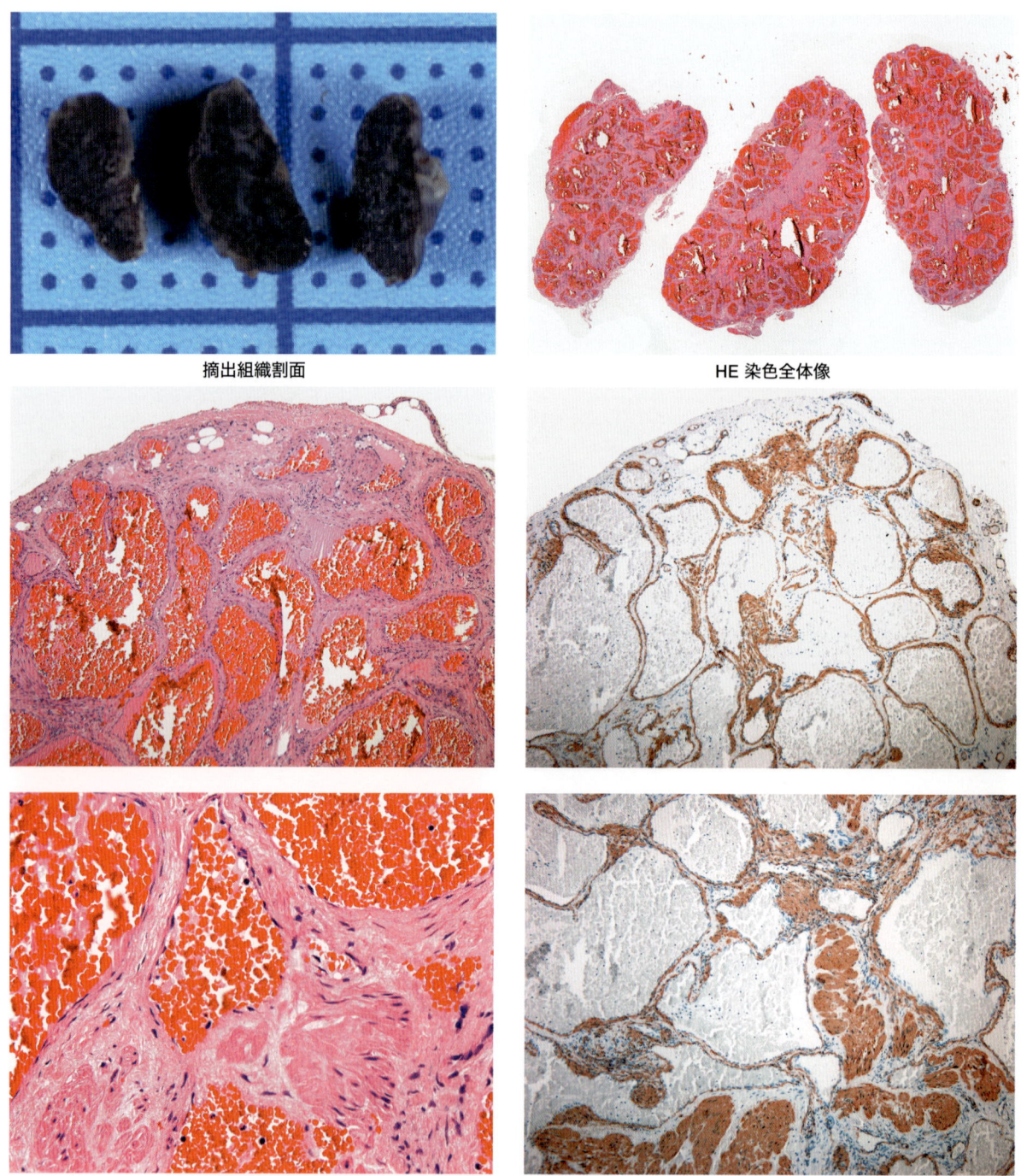

摘出組織割面

HE染色全体像

平滑筋アクチン免疫染色

　　大小多数の充血拡張した血管腔の増殖が認められた．血管腔は，内皮細胞で裏装され，その周囲には不規則な形状や分布ながら，平滑筋アクチン免疫染色で陽性を示す平滑筋を有する静脈様の血管壁構造がみられる．

## 6　母斑細胞性母斑（色素性母斑）
nevocellular nevus（pigmented nevus）

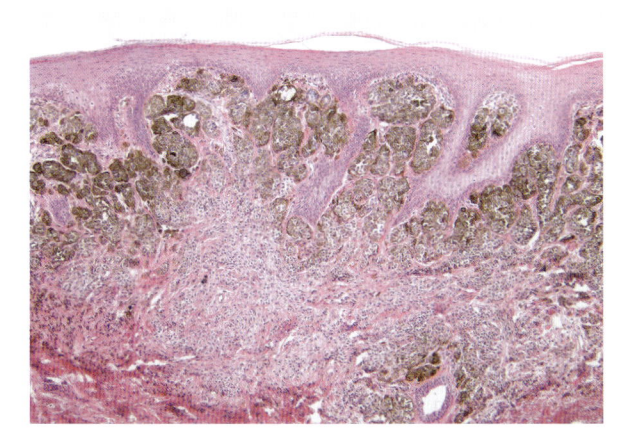

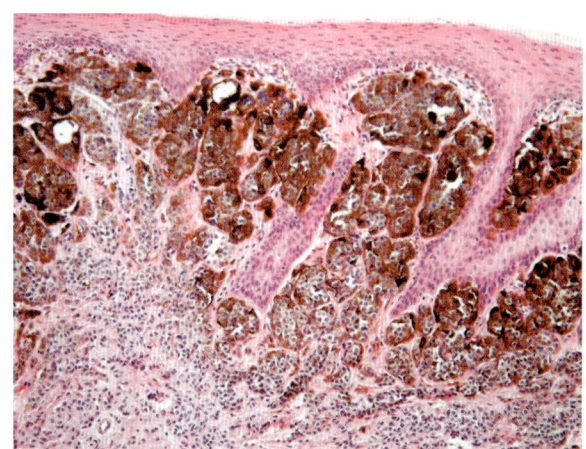

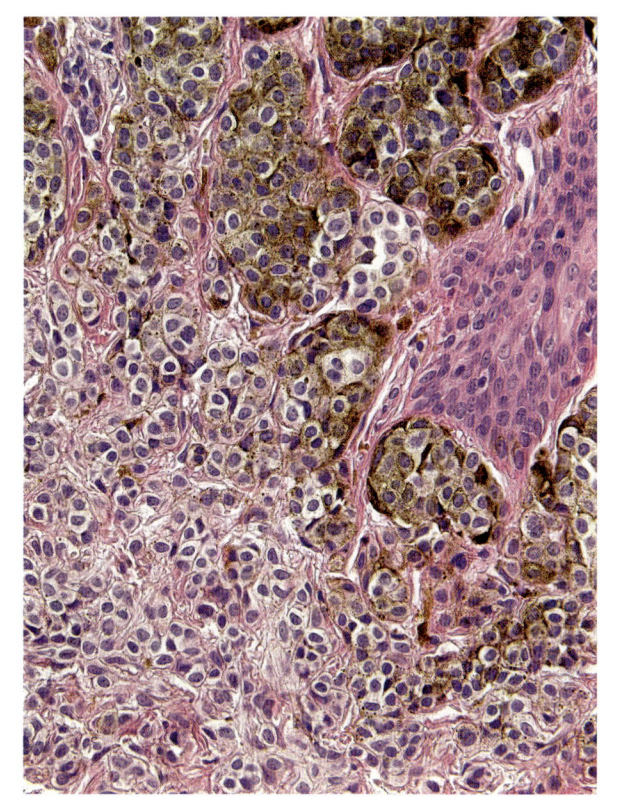

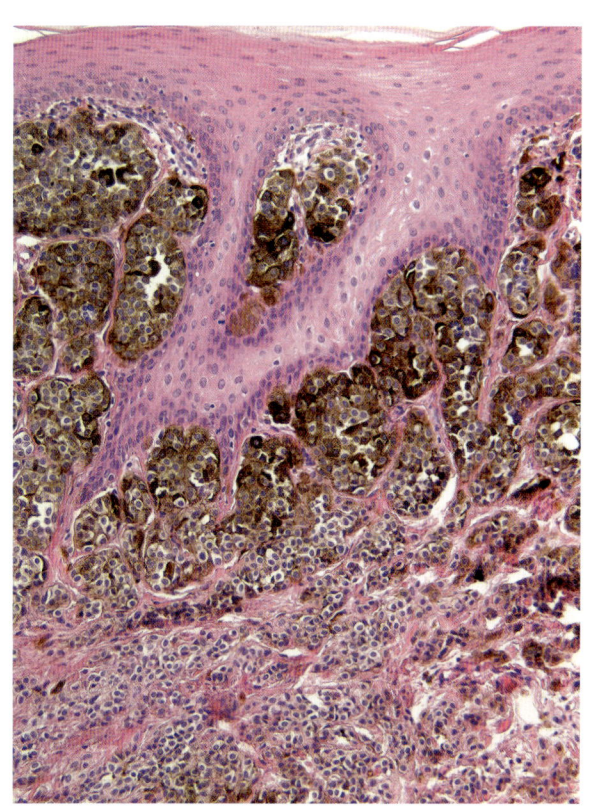

　粘膜上皮直下から深部にかけて，メラニン色素を多数含有する母斑細胞が増殖している．深部の細胞は表層付近の細胞に比べてメラニン色素含有は少ない傾向にある．母斑細胞は円形〜類円形で，楕円形の核を有する．細胞や核は比較的均一で，異型に乏しい．

　母斑細胞はメラノサイト（メラニン産生細胞）の一種で，神経稜由来で，メラノサイトやシュワン細胞になりきれないまま粘膜下に移行したものとされている．

## 母斑細胞性母斑(色素性母斑)

症例：20歳代，女性
経過：下顎前歯部唇側歯肉に直径約5 mmの半球状腫瘤を認める．境界明瞭で表面に黒色斑あり．
　　　安全域を設定し切除．骨組織との癒着なし．

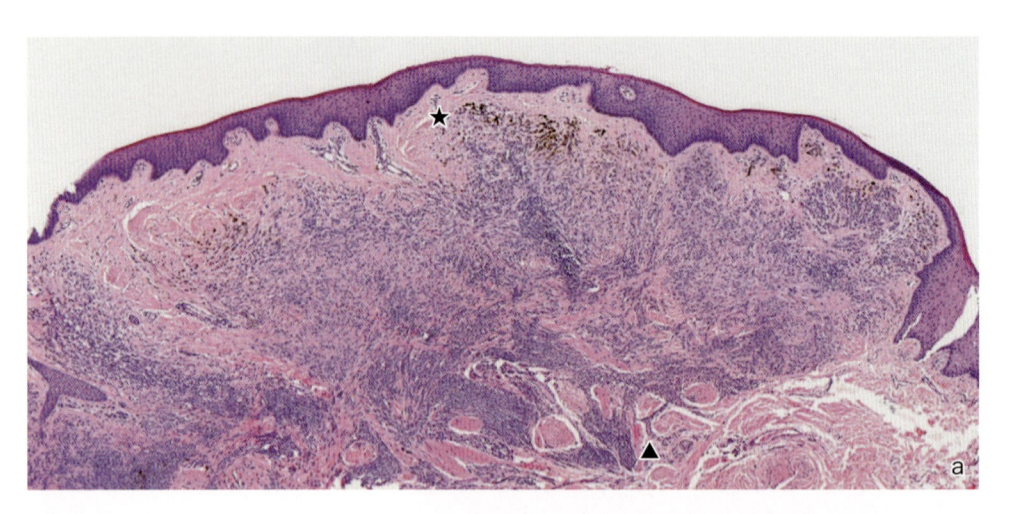

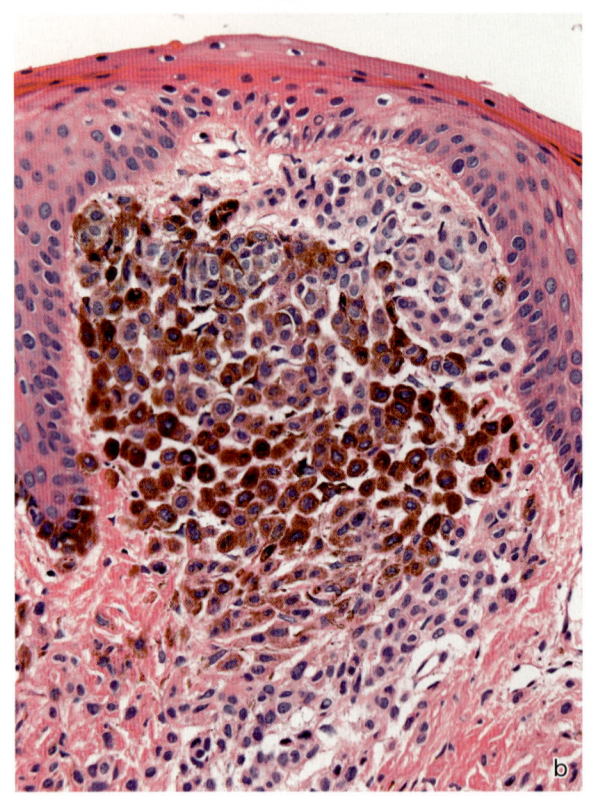

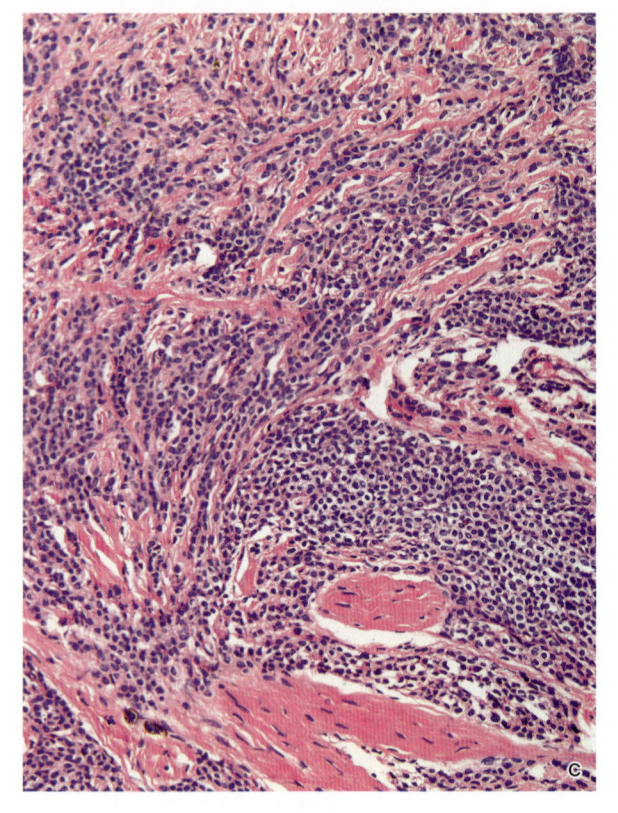

腫瘤部の粘膜固有層広範に母斑細胞が増殖している．表層付近では胞巣状構造を呈し，メラニン顆粒を有する部位も多く認められた（a★，b）．深部ではやや小型でメラニン顆粒を保有しない母斑細胞が線維間に進展するように密に増殖していた（a▲，c）．しかし組織破壊やそれに伴う出血壊死はなく，楕円形細胞は異型に乏しい．悪性黒色腫のマーカーであるHMB-45免疫染色陰性であった．

## 7 悪性黒色腫
maligant melanoma

**症例**：60歳代，男性，舌部黒色病変

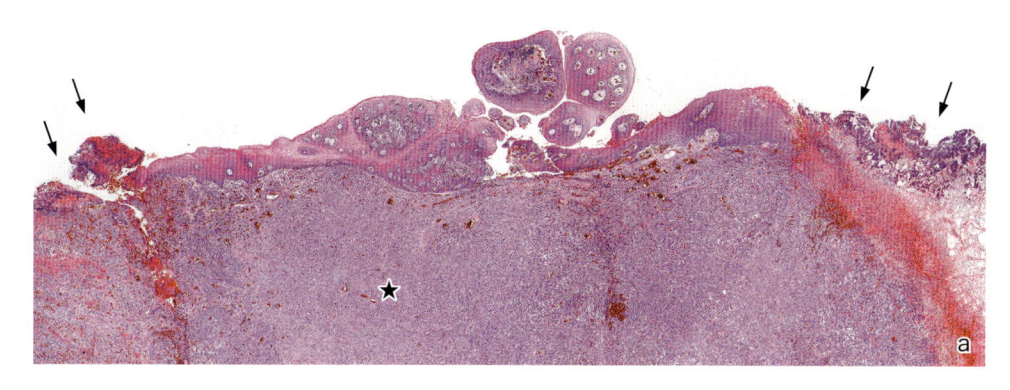

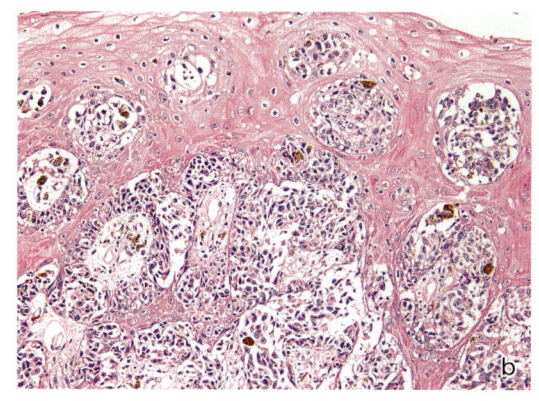

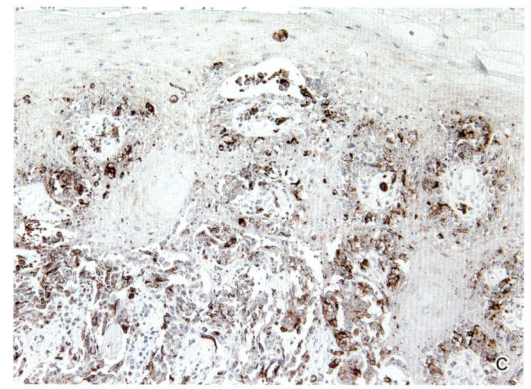

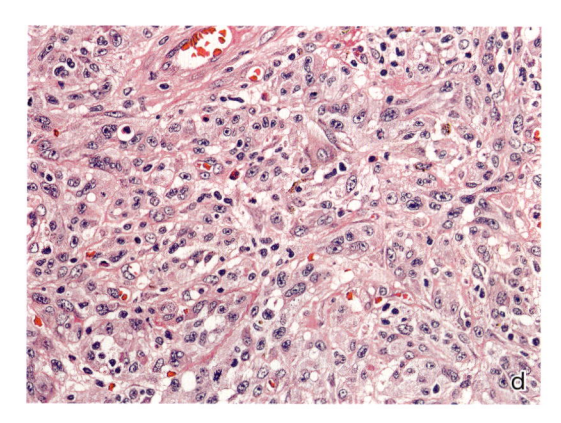

HMB-45 免疫染色

舌粘膜下に境界不明瞭で広範な腫瘍の形成を認める（a ★）．細胞の大小不同，不規則な形状の大型核，大型核小体などの高度異型を呈する腫瘍細胞の増殖は上皮内にも及び，潰瘍も生じている（a 矢印）．メラニン顆粒保有細胞は多くない．S-100 蛋白や HMB-45 免疫染色ではメラニン顆粒を保有しない細胞も陽性を示す．細胞同士が近接している部位もあるが（d, e），重層扁平上皮で観察される細胞間橋（f 右上）は認められない．

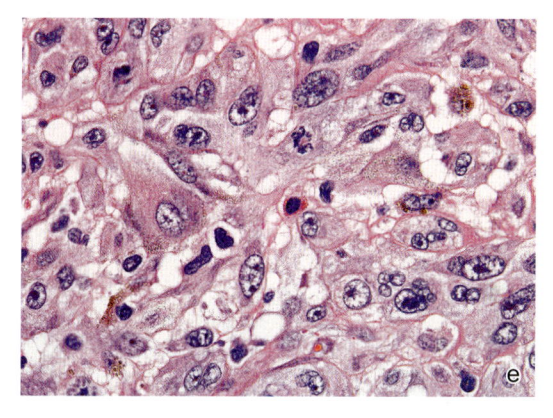

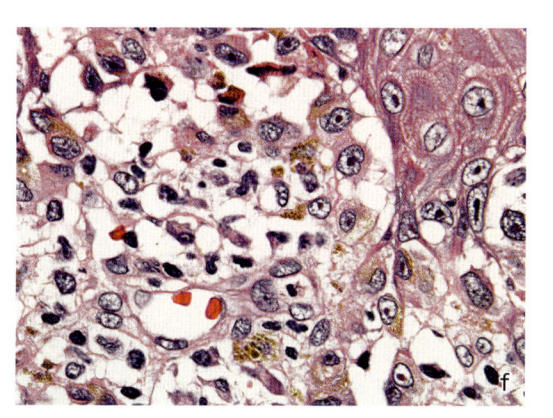

4 非歯原性腫瘍

105

## 悪性黒色腫

症例：前ページの悪性黒色腫症例
経過：翌年，舌での再発と所属リンパ節への転移が認められ，再度摘出手術を施行

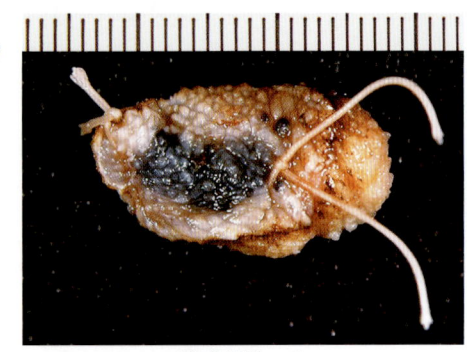

摘出組織：舌
黒色調の色素沈着がみられるが，潰瘍形成は認めなかった．

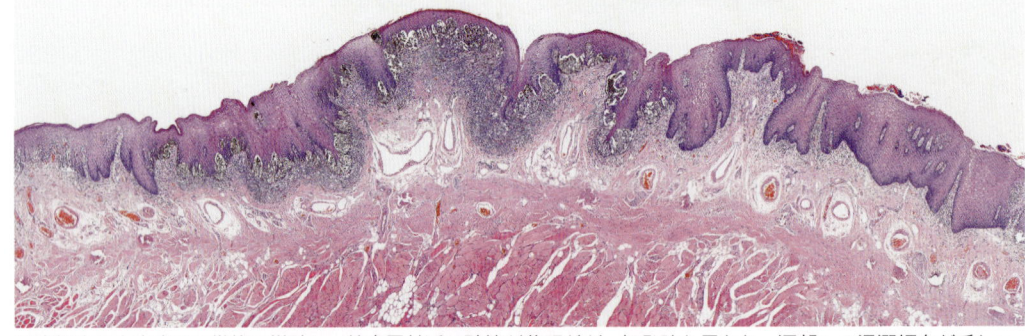

腫瘍細胞は上皮直下で帯状に増殖し，基底層付近の破壊が著明だが，初発時と異なり，深部への浸潤傾向が乏しい．

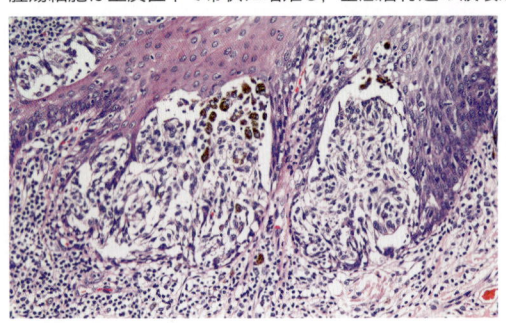

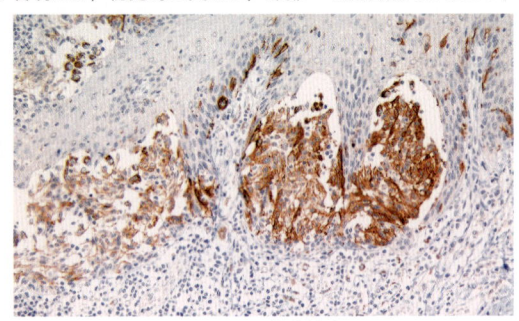

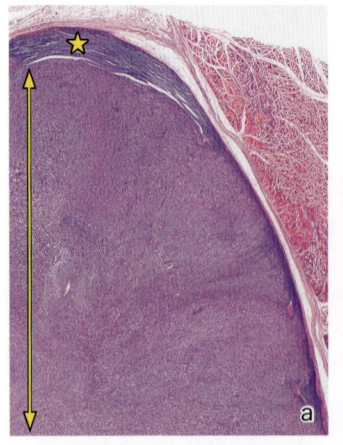

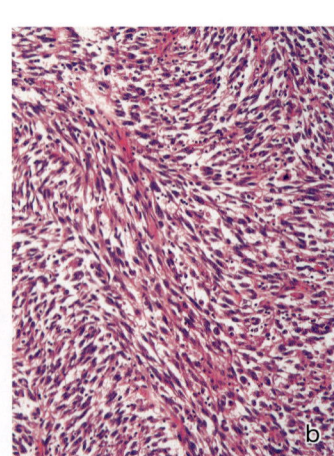

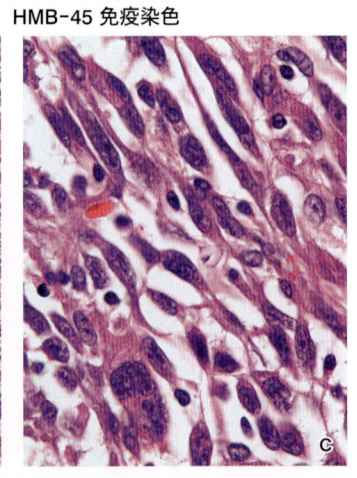

HMB-45 免疫染色

リンパ節転移部では，正常リンパ節構造は周辺部に残存するのみで（a ☆），大部分は腫瘍細胞で置換されていた（a 矢印）．高度異型腫瘍細胞は紡錘形を示すものが多く，それらが密な束状に錯綜しており，無色素性のものが大部分であった．

## 悪性黒色腫（耳下腺転移）

malignant melanoma（parotid gland metastasis）

経過：耳介周囲の皮膚に原発した悪性黒色腫が，術後同側の耳下腺に再発転移

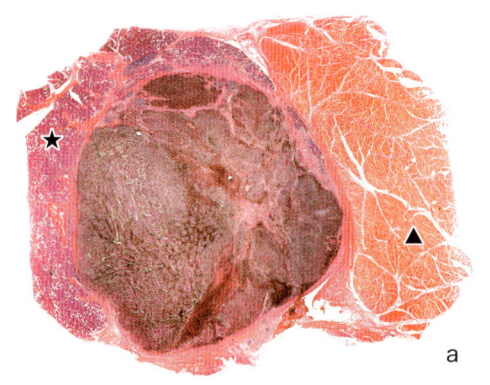

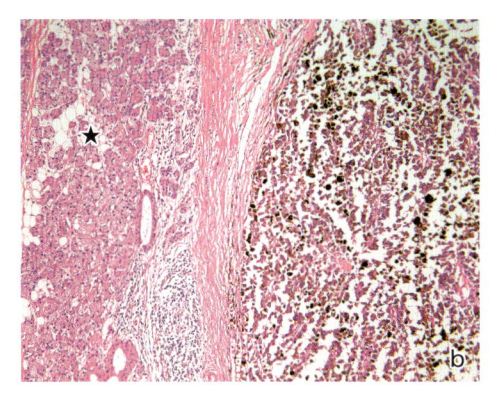

HE 染色全体像

低倍率（a）で観察すると耳下腺内にやや境界明瞭な褐色調の病変が認められる（耳下腺内リンパ節へ転移し拡張した？）．

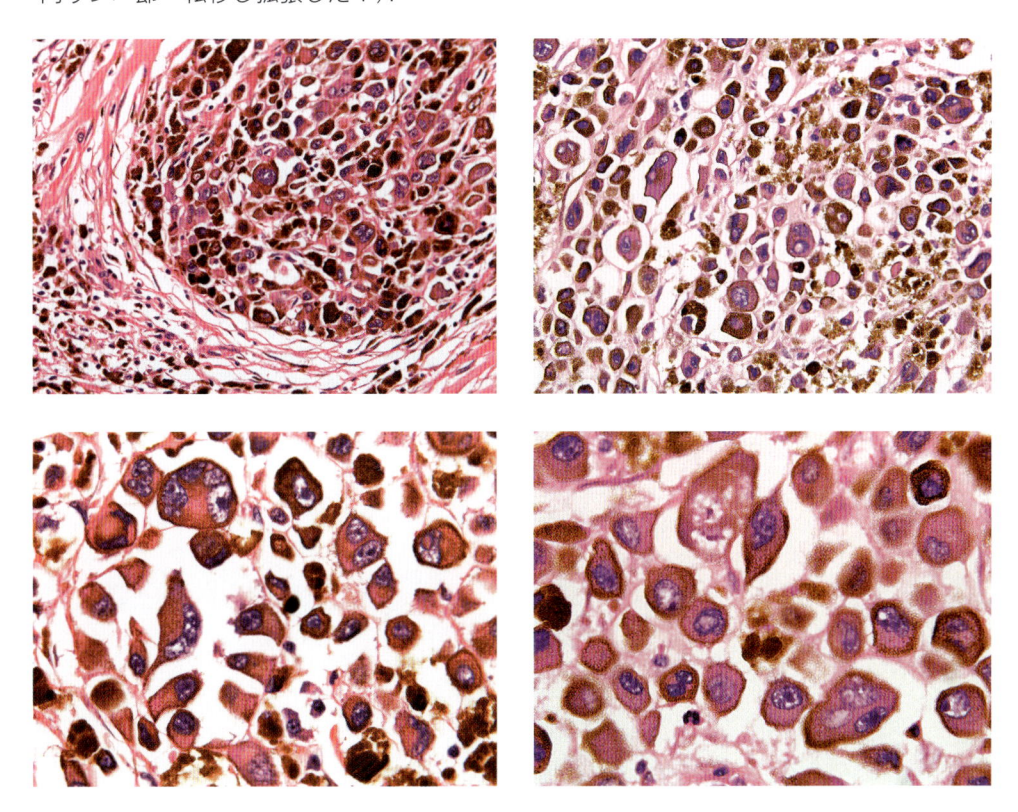

倍率を上げると，耳下腺組織を破壊しながら浸潤増殖する腫瘍細胞が観察される．腫瘍細胞は，細胞接着性を有さず，非常に細胞異型が高度で，細胞および核の大小不同，単核から多核，N/C 比も高度など，悪性腫瘍の特徴を多数備えている．細胞質内のメラニン顆粒含有の程度も細胞によって差がある．腫瘍細胞はメラノサイトに由来し，メラノサイト自体は神経稜由来の細胞であることから S-100 蛋白免疫染色に陽性を示す（HMB-45，Melan A 免疫染色などにも陽性）．皮膚や口腔粘膜下に生じた場合，色素の量，位置（深さ）などによって肉眼的な色調も，単に黒色を呈するのではなく多彩である．

# 5 歯原性腫瘍

## 1 腺腫様歯原性腫瘍
adenomatoid odontogenic tumor

症例：13歳，男児
経過：矯正治療のため受診した歯科医院で，下顎前歯部を中心に増大する下顎骨内の腫瘍性病変を指摘され，某病院歯科口腔外科を受診．腫瘍摘出術（埋伏歯も一塊として摘出）および腸骨海綿骨移植術を施行

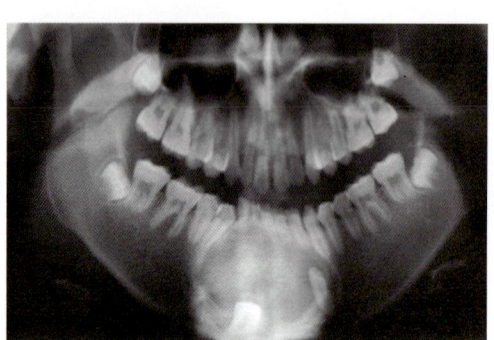

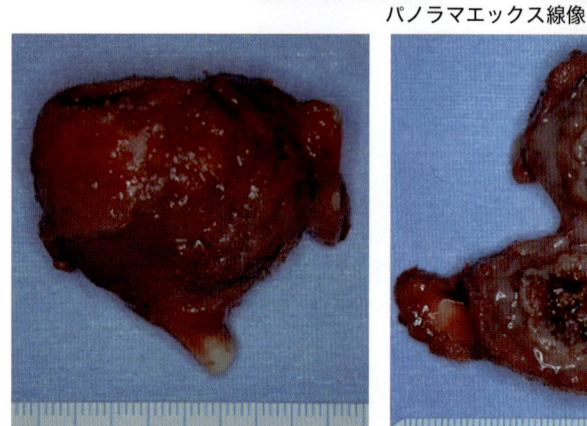

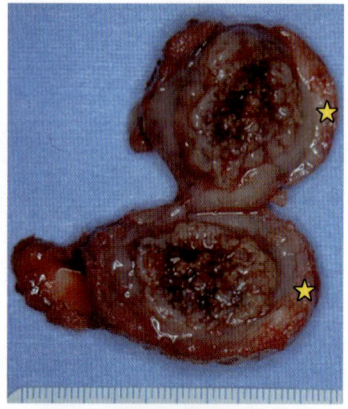

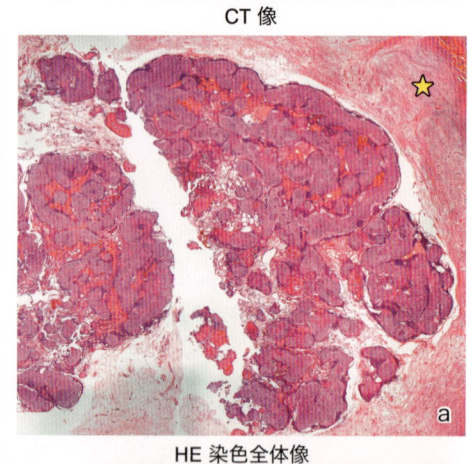

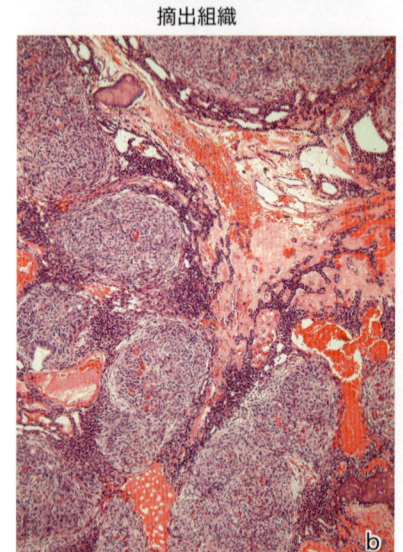

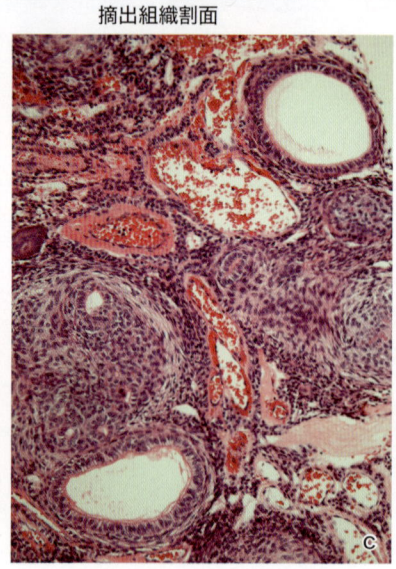

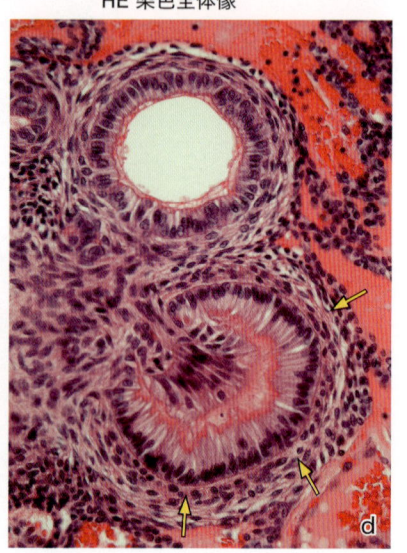

パノラマエックス線像

CT像

摘出組織

摘出組織割面

HE染色全体像

摘出組織は非常に厚い線維性結合組織で被覆されていた（a★）．中央部に充実性，索状，腺管状（偽腺腔）の増殖を示す腫瘍成分が認められた．それぞれの成分は移行的で，花冠状構造（矢印）や，石灰化物なども含まれていた（b, c, d）．

## 腺腫様歯原性腫瘍

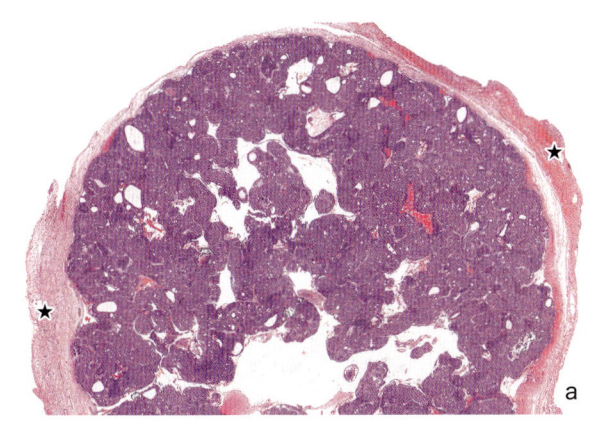

症例:10歳代,男児,顎骨内病変
経過:1年前より上顎右側犬歯〜小臼歯部の骨様膨隆を自覚したが放置.徐々に増大し,歯科医院受診時に精査を勧められる.半球状膨隆部は羊皮紙様感,波動ともになく,周囲歯肉の圧痛なし.該当歯牙は生活歯.腺腫様歯原性腫瘍の臨床診断のもと摘出.周囲骨との癒着は一部のみ.
摘出組織は,直径約15 mmの類球形,弾性軟で,硬固物は触知せず.

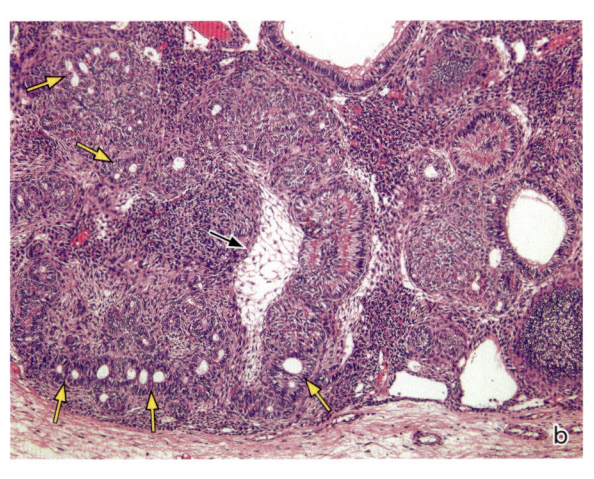

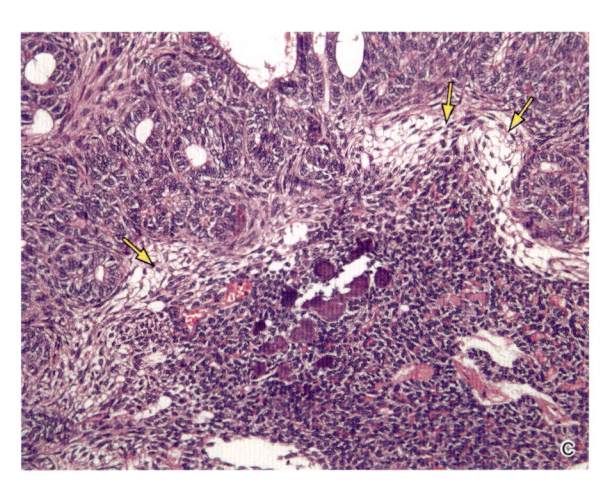

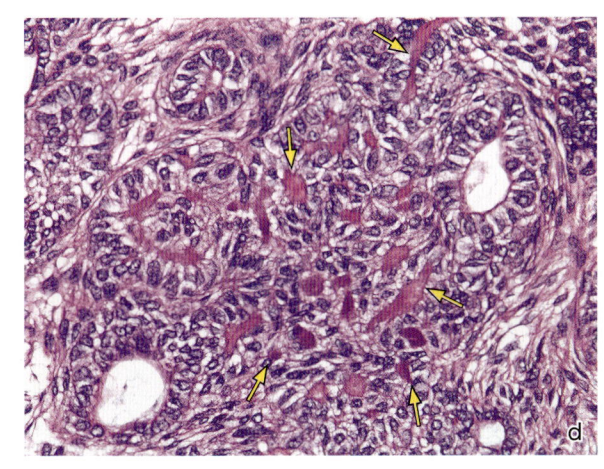

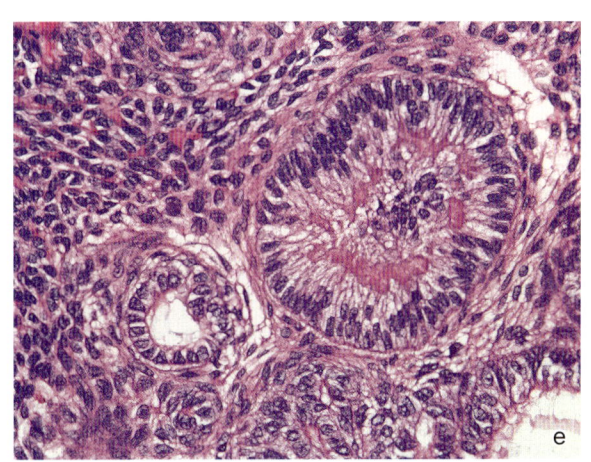

組織学的には,全周性に線維性被膜(a★)で覆われており,周囲組織と明瞭に境されていた.充実性に増殖する腫瘍組織内には,多数の腺管様構造(b 黄矢印)が認められた.そのほか,エナメル髄様の部位(c 矢印),花冠状構造(e)なども観察された.大小さまざまな腺管様構造が観察されたが,いずれも偽腺腔である.胞巣内には好酸性の分泌物様の所見(d 矢印)も散見されるなど,いずれも定型的な腺腫様歯原性腫瘍の組織所見であった.腺管状構造がbのように密集してみられる所見からadenomatoid(腺腫様)という名称が付されている.

## 2　集合性歯牙腫
compact odontoma

**症例**：10歳代，男児
**経過**：自覚症状はなかったが，他部位治療のため歯科医院を受診したところ，エックス線撮影で下顎骨の病変を指摘された．経過観察していたが，増大傾向を認めたため，摘出術を施行．骨削し，周囲骨から被膜を剥離，一塊として摘出

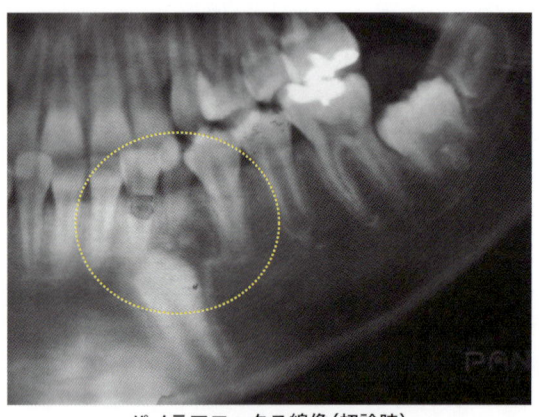

パノラマエックス線像（初診時）　　　パノラマエックス線像（手術前）

初診時と比べて，手術前の画像では，病変の大きさ，歯牙様の小不透過像の数などに違いがあることがわかる（点線内）．この間，周囲の正常歯牙根尖部の形成とともに，病変部の歯牙様硬組織成分の成長発育も順調に？　進行していたことが推測できる．

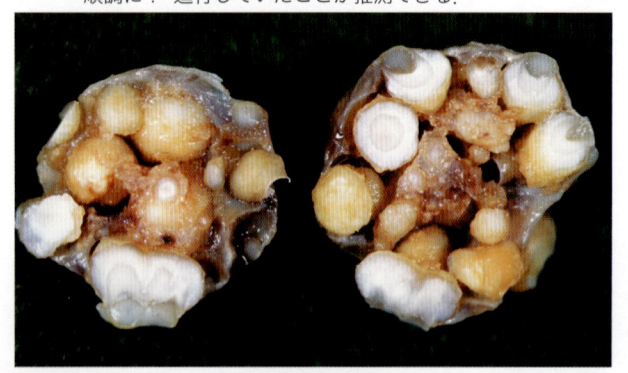

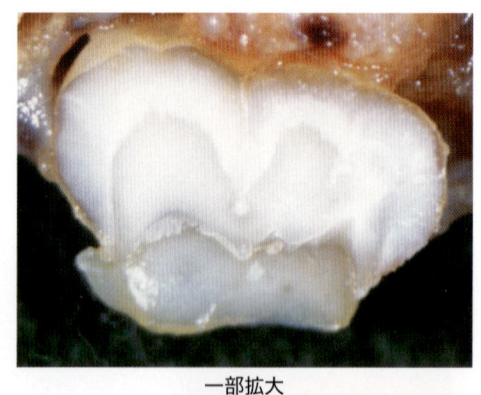

摘出組織半割面　　　一部拡大

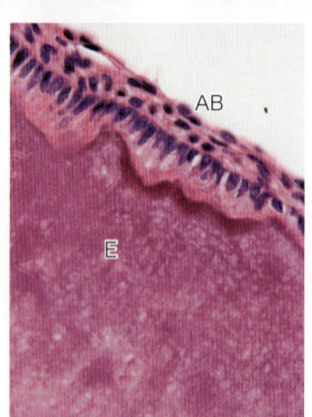

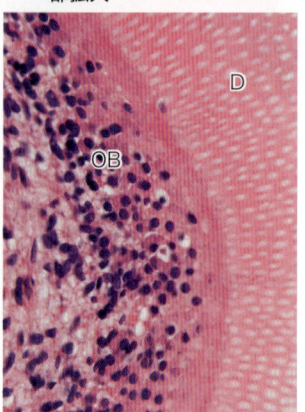

摘出組織中には，有機エナメル質（E）を覆うエナメル芽細胞（AB），象牙芽細胞（OB）と規則正しい細管構造を有する象牙質（D），歯乳頭様の領域，間質中に散見される硬組織（HT）や歯原性上皮（OE）など，歯牙発生に関連するさまざまな所見が観察された．

## 集合性歯牙腫

**症例**：50歳代，女性
**経過**：上顎前歯部に歯牙様硬組織を認めたため，歯科医院を受診したところ，上顎右側前歯部のエックス線不透過像を指摘され，某病院歯科口腔外科を紹介受診．上顎右側骨腫瘍（集合性歯牙腫）の臨床診断のもと，腫瘍摘出術と犬歯抜去術を施行

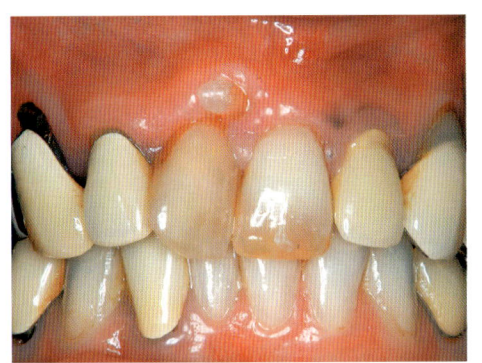

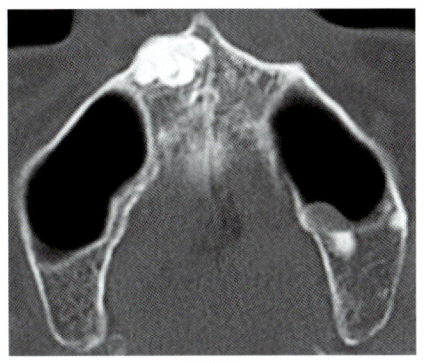

口腔内所見　　　デンタルエックス線像　　　CT像

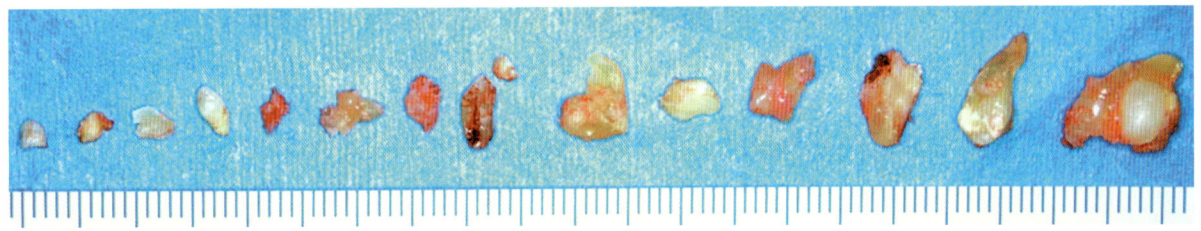

摘出組織

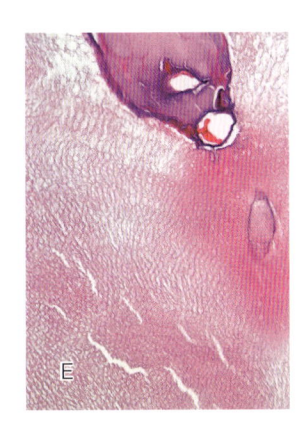

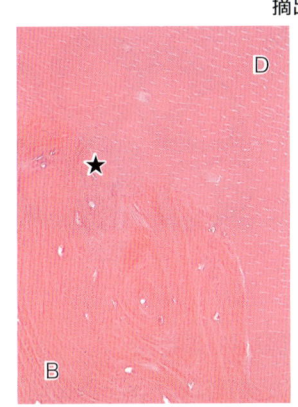

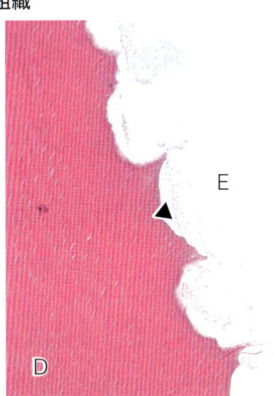

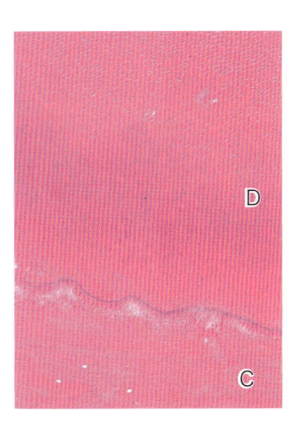

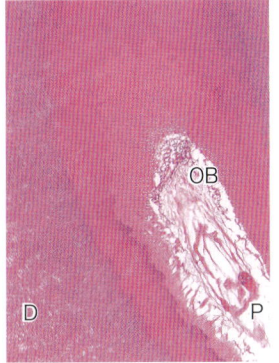

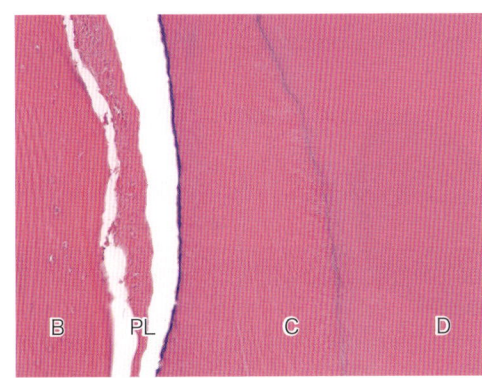

B：骨　　　　　E：エナメル質　　★：骨癒着部
C：セメント質　OB：象牙芽細胞　　▲：エナメル象牙境
D：象牙質　　　PL：歯根膜

摘出硬組織は，標本作成に伴う断片化などにより不明瞭な点も多いが，おおむね各種歯牙硬組織成分を保有している．しかし前ページの症例に比べると，構造は不規則であるほか，象牙質と骨との癒着や口腔との交通による感染などによる2次的なものと思われる組織変化も伴っている．

## 3 エナメル上皮腫
ameloblastoma

　各種教科書で代表的な濾胞型と叢状型のほか，さまざまなタイプについての説明がされている．これらはそれぞれ違った視点からの分類のため，横一線にただ羅列しても混乱するだけである．順を追って分類した視点を説明する（2005年，WHO分類とは一部異なる）．

### (1) 発生部位による分類：

　　骨内型 ⇔ 骨外型（周辺型）

　エナメル上皮腫のほとんどは顎骨内に発生するが，ごくまれに顎骨外に発生するものがあり，骨外型，周辺型とよばれる．周辺型は歯肉部に腫瘤状に生じることが多く，骨組織の破壊を伴わなければエプーリスなどの臨床診断のもと切除される場合も少なくない．

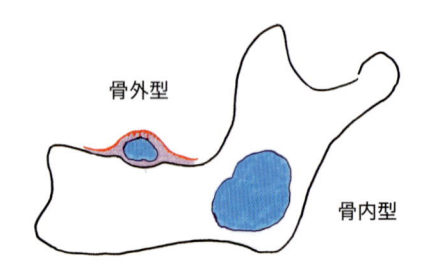

### (2) 肉眼所見による分類：充実型 ⇔ 嚢胞型（多嚢胞型，単嚢胞型）

　病変の割面を肉眼的に観察したときに，大型の嚢胞状構造を伴わない充実型と，大型嚢胞状構造が目立つ嚢胞型とに分類される．さらに嚢胞型は，多数の嚢胞状構造を呈する多嚢胞型（多胞性嚢胞状型）と，単嚢胞型とに分けられる．単嚢胞型を呈するものは多くないが，ほかの嚢胞性病変や埋伏歯を伴うと含歯性嚢胞との鑑別が困難となる．

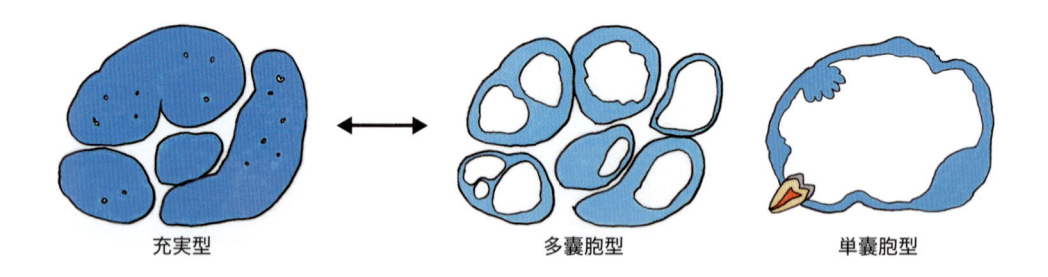

充実型　　　多嚢胞型　　　単嚢胞型

### (3) 増殖パターンによる分類：濾胞型 ⇔ 叢状型

　顕微鏡で観察した際に，腫瘍実質が島状に膨らみ，内部にエナメル髄様の構造が明瞭で，エナメル器に類似した濾胞型と，歯堤に似た索状（リボン状，紐状）の実質が草むら（叢）が生い茂るように，蔓が這うように増殖し，網状構造などを呈する叢状型に分類される．

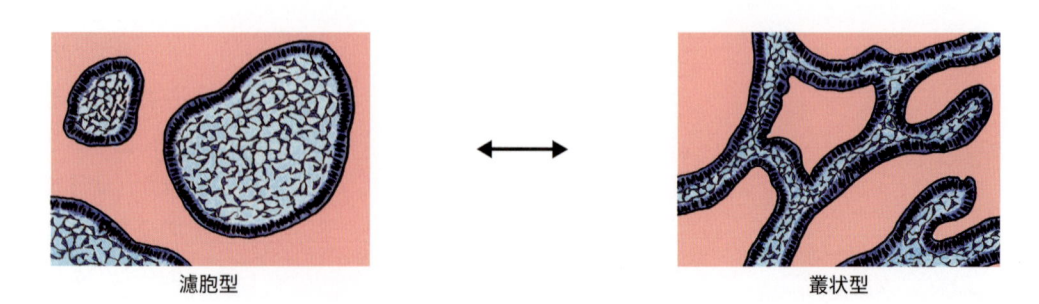

濾胞型　　　叢状型

**(4) 実質や間質の所見に伴う分類：棘細胞型，顆粒細胞型，基底細胞型，類腺型**

　棘細胞型は，実質のエナメル髄相当部を構成する星状細胞が扁平上皮化生を呈し，(有)棘細胞や角化細胞に変化している．顆粒細胞型は，星状細胞が多量の顆粒を有し好酸性の大型細胞に膨化したものである．基底細胞型は，実質のほとんどを基底細胞様細胞で構成され，皮膚の基底細胞癌に類似した所見を示す．類腺型(線維形成型)は，間質の線維形成が非常に高度に生じ，その線維(間質)により実質が外から押しつぶされたような形状を呈する．

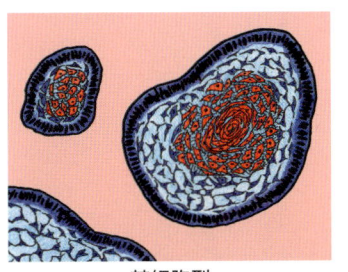

棘細胞型 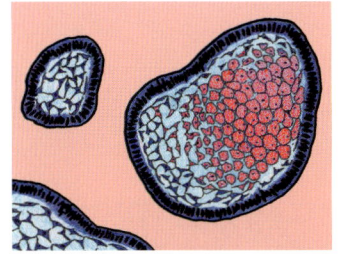　　　　　　　　　　　顆粒細胞型

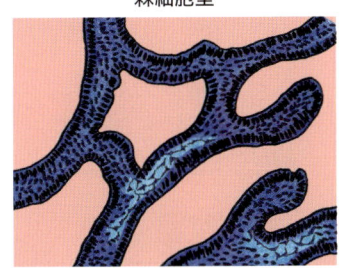

基底細胞型 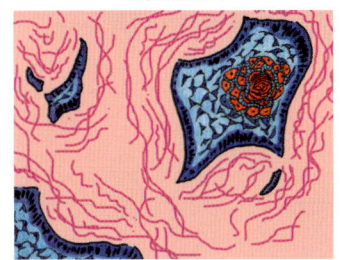　　　　　　　　　　類腺型

### 濾胞型と叢状型の考え方

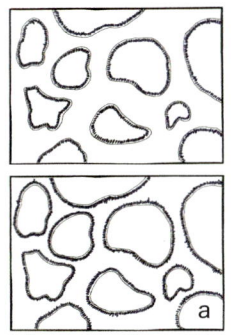

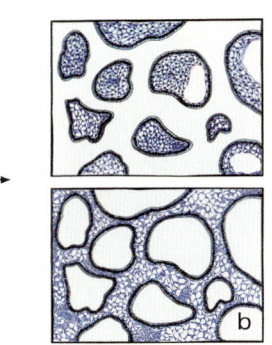

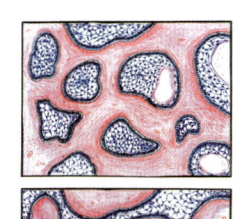

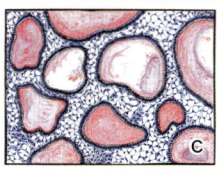

同じ輪郭の内側と外側に内エナメル上皮類似の細胞(核)に相当する楕円を描いた(a)．腫瘍実質に相当する部位(星状細胞)を青色に(b)，腫瘍間質に相当する部位を赤色に(c)配色してみた．上が濾胞型，下が叢状型になる．

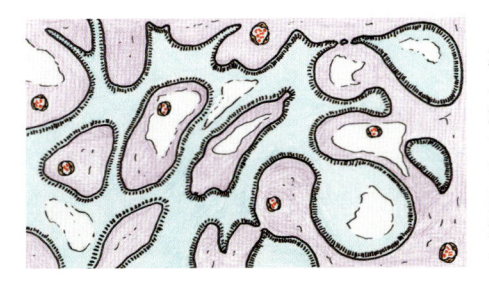

左図は，濾胞型と叢状型の移行的な部位のイメージ図である(エナメル髄様所見を省略)．濾胞型，叢状型に相当する部位がどこか考えて欲しい．腫瘍実質と間質の部位を色分けしてあるので，実質嚢胞，間質嚢胞がどの部位に相当するかも理解しやすいと思う．腫瘍実質は歯原性上皮成分(エナメル器に類似)で，(実質部分に)血管結合組織は存在しない．

## エナメル上皮腫

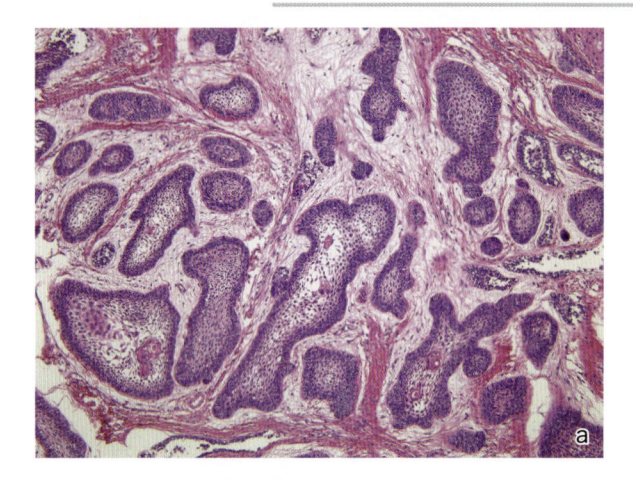

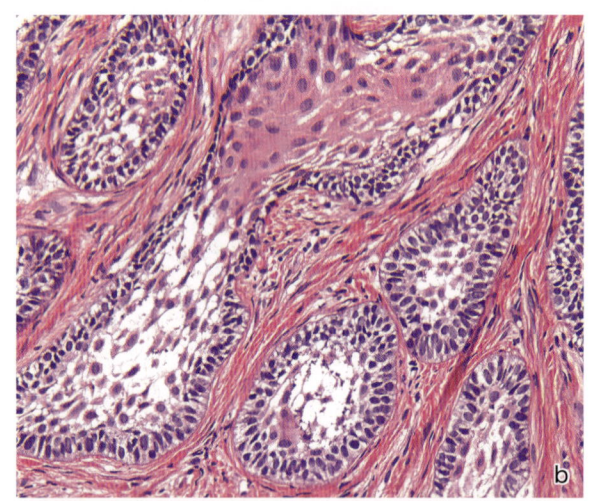

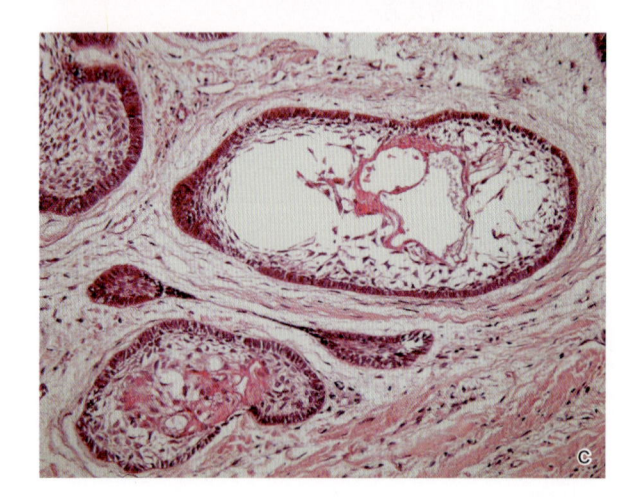

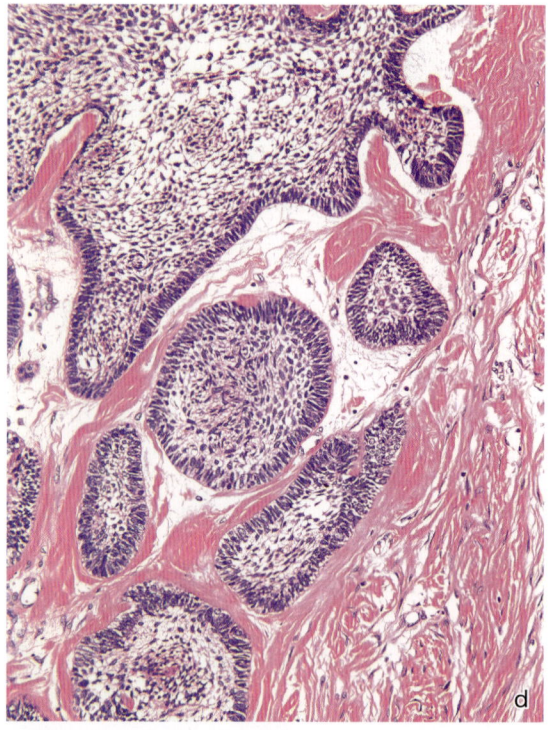

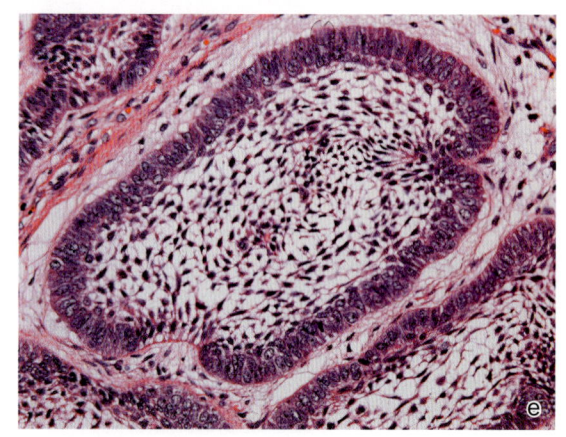

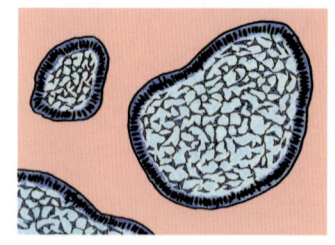

**濾胞型**
follicular type
濾胞＝細胞が規則正しく配列し，閉鎖され，内部に分泌などを容れた袋状の構造物（甲状腺濾胞，卵胞など）

中〜小型の腫瘍胞巣は，比較的典型的な濾胞型のエナメル上皮腫の所見を呈している．胞巣辺縁には高円柱状〜立方状の細胞（内エナメル上皮類似）が規則正しく，かつ非常に密に配列している．胞巣内部は扁平上皮化生による角化を伴うものもあるが（**b, c**），基本的には星状細胞類似の細胞から構成され（エナメル髄様）ている．いわゆる「エナメル器に類似」した構造である．

## エナメル上皮腫

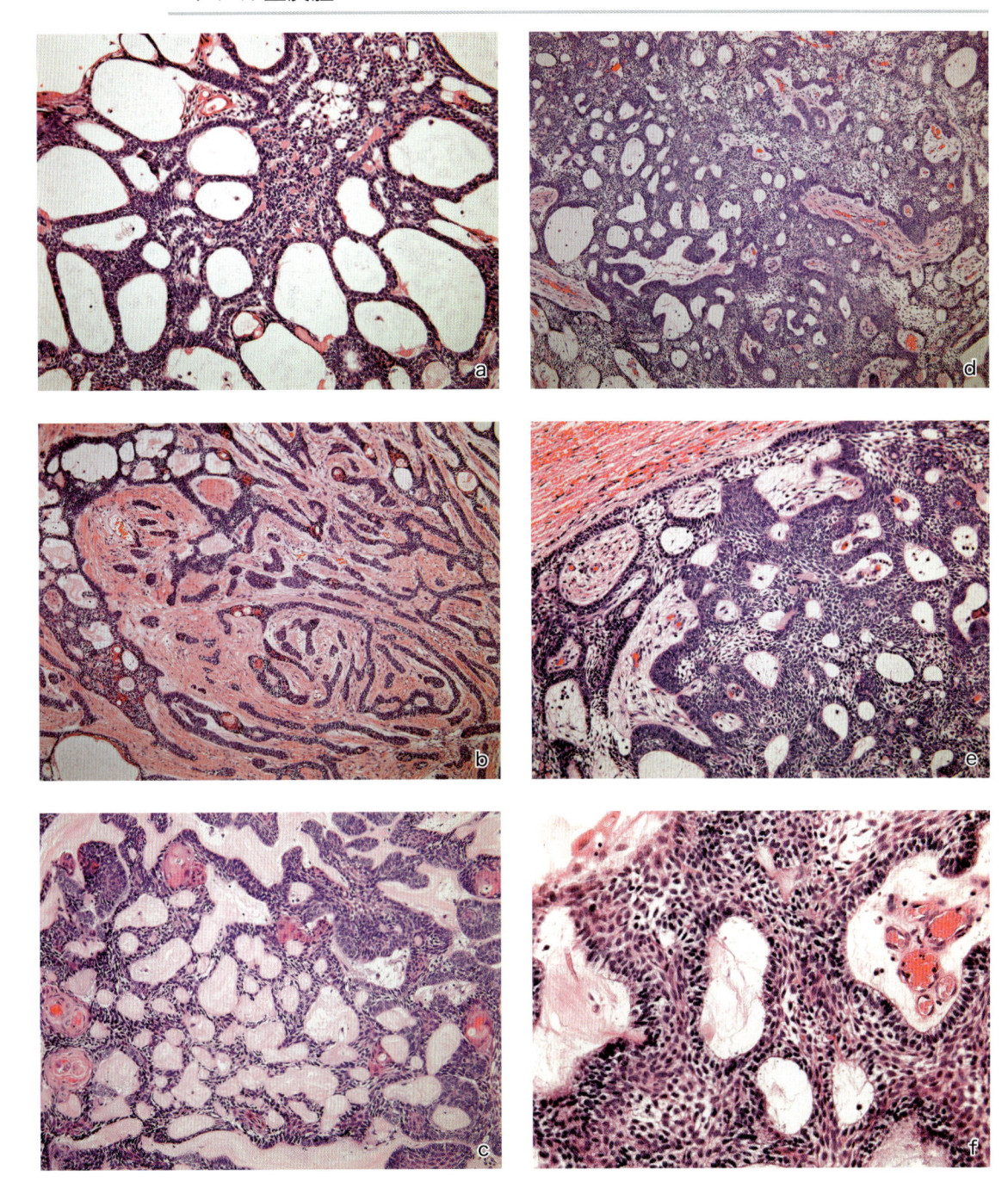

5
歯原性腫瘍

腫瘍実質が，細い索状（リボン状，コード状，紐状）を呈しており，それらが網目状構造を呈するように草むら（叢）状，蔓状に増殖している（a, b, c）．左側では歯堤類似という表現も可能かもしれないが，右側は実質内にエナメル髄様の構造が明瞭で，実質の幅も広くなり，この状態では歯堤類似という表現は合わず，エナメル器類似の構造と表現すべきである．間質部の嚢胞状構造や，実質内に扁平上皮化生部位も散見される．

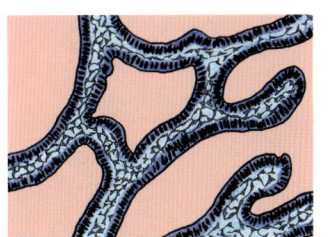

### 叢状型
plexiform type
叢＝くさむら
細い腫瘍実質に視点を置くと，索状型とよばれる．それらが吻合して網目を形成している点に着目すると網状型となる．それが草むら（叢）が生い茂るように，蔓が這うように増殖している点に着目すると叢状型，蔓状型といった名称になる．

115

## エナメル上皮腫

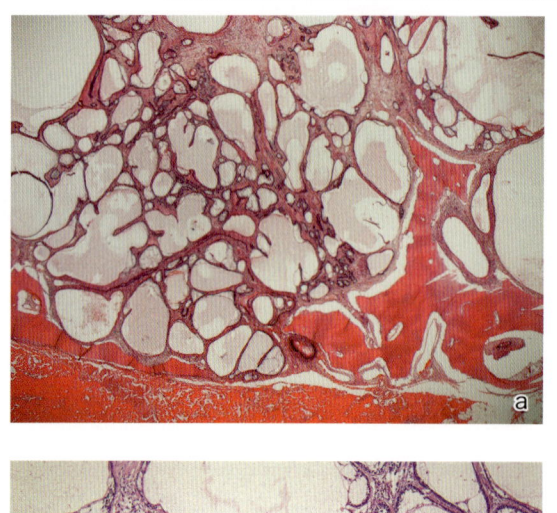

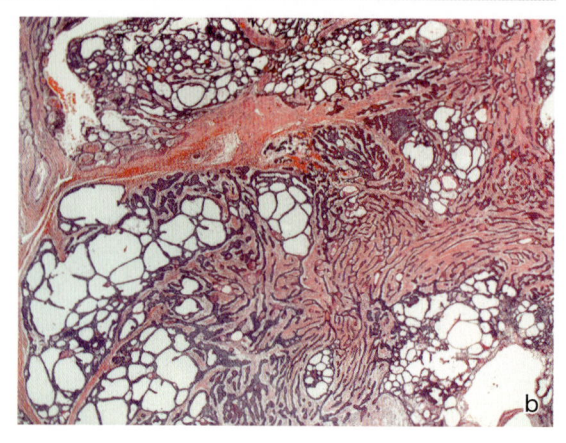

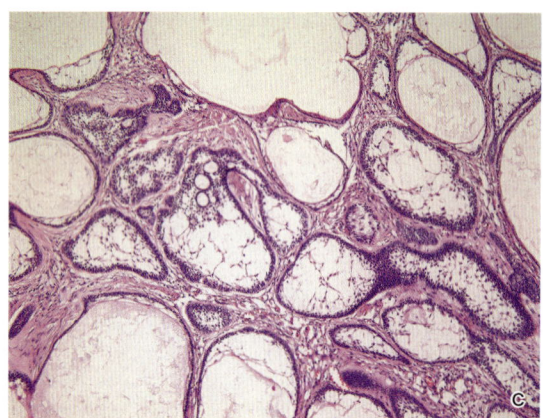

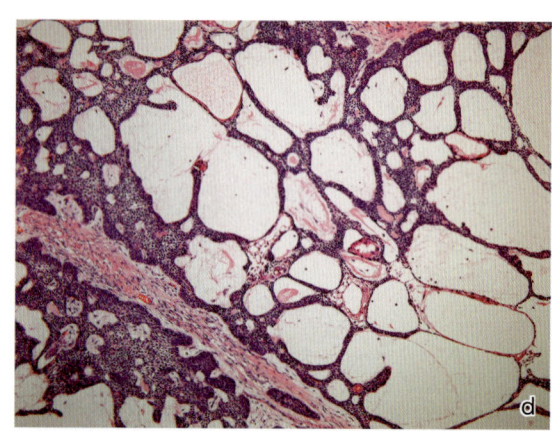

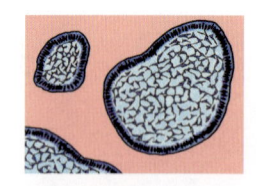

低倍率で，a，b の所見を比較すると，囊胞状（空胞状）の部位が目立ち，一見その構造が同様にみえてしまう．実際は a が濾胞型，b が叢状型のエナメル上皮腫である．濾胞型は実質内に，叢状型は間質内にそれぞれ多数の囊胞状の所見を認める．下の HE 像は濾胞型と叢状型の移行部．

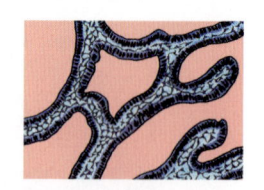

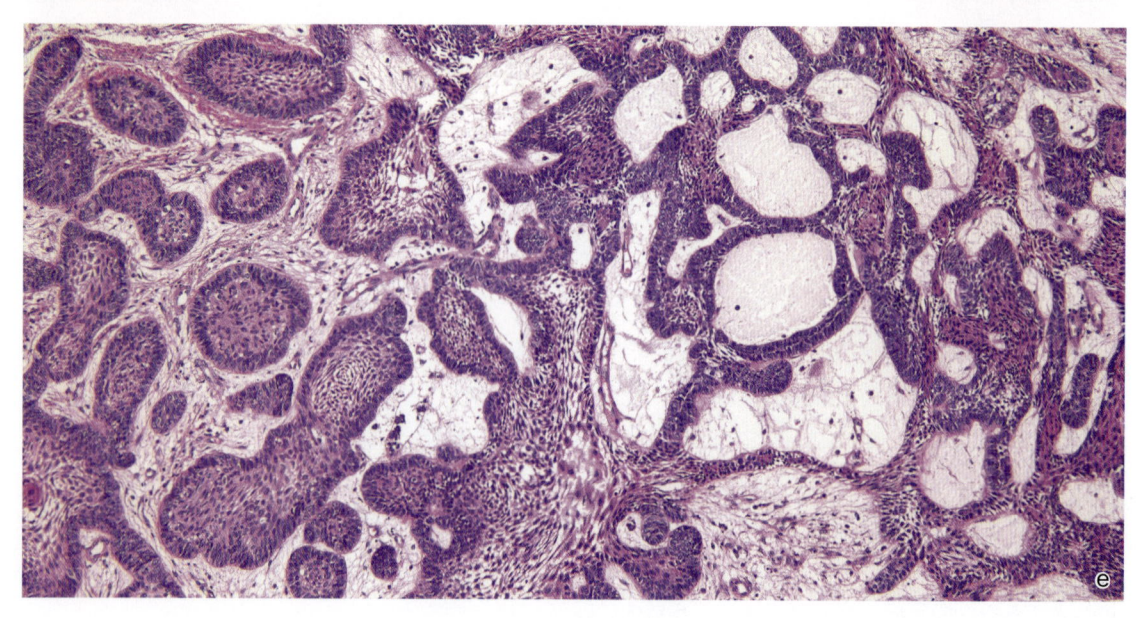

## エナメル上皮腫

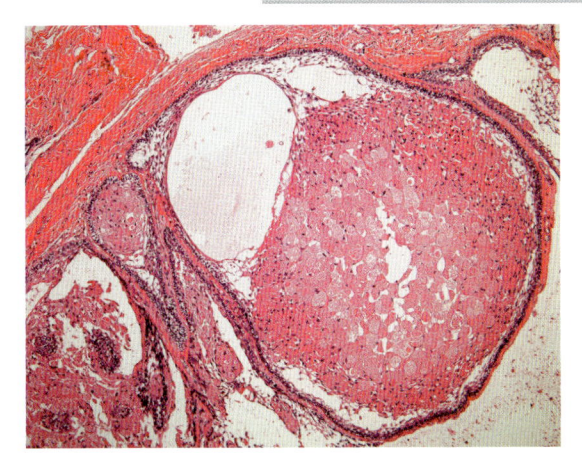

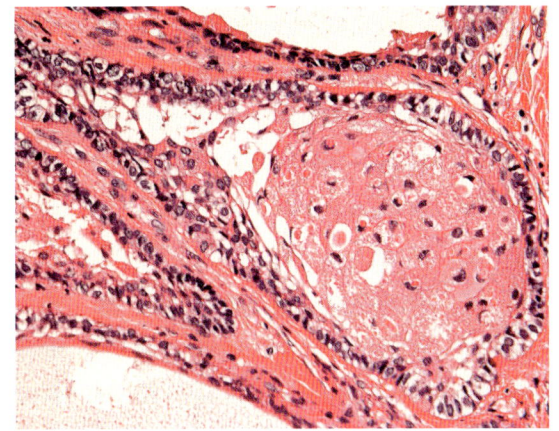

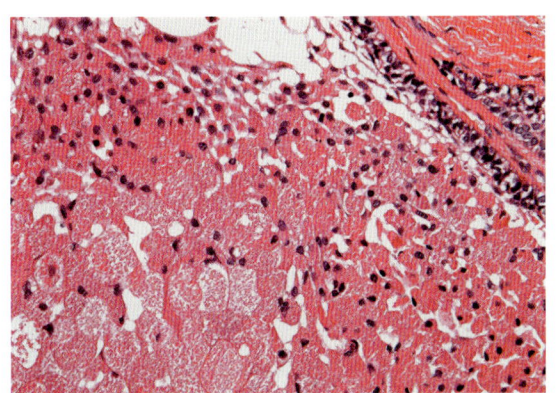

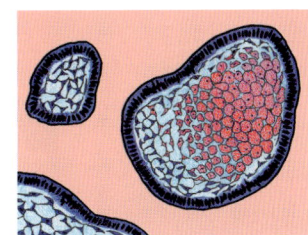

### 顆粒細胞型
granular cell type

濾胞型エナメル上皮腫胞巣内部のエナメル髄相当細胞が，顆粒細胞化している．
胞巣辺縁部から中心に向かって星状細胞が徐々に顆粒細胞化し，さらに腫大（大型化，好酸性化）していく過程がうかがえる．

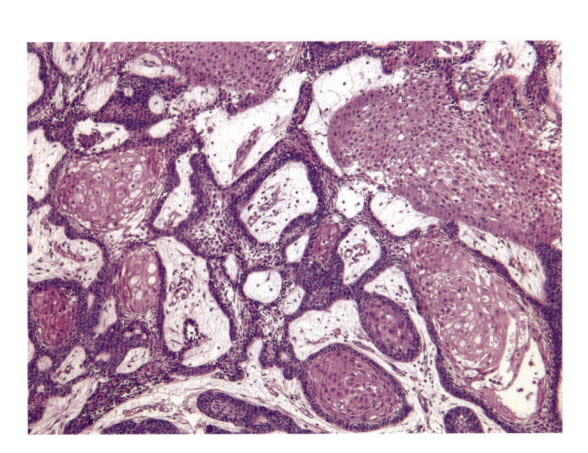

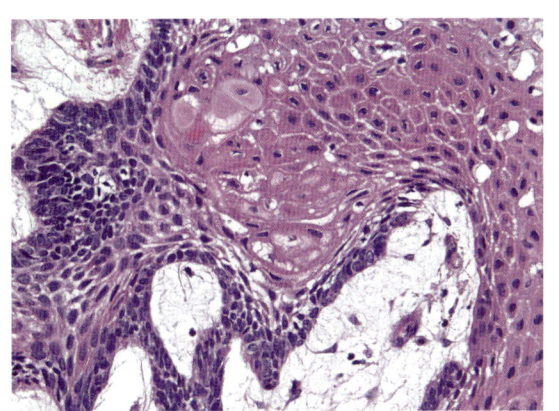

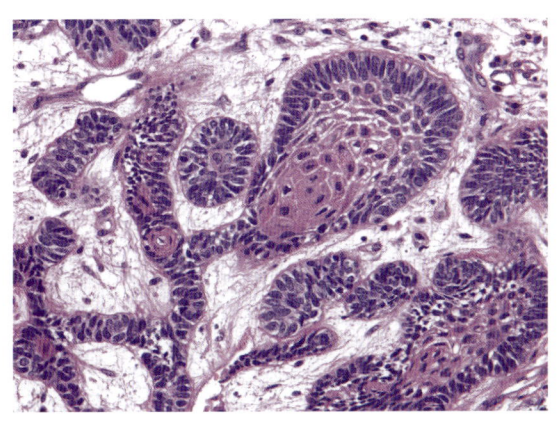

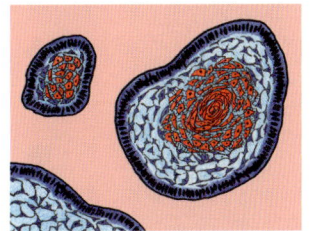

### （有）棘細胞型
acanthomatous type

濾胞型，叢状型ともに部分像としてエナメル髄様部が扁平上皮化生（角化）を呈するのはよくみられるが，病変の大半が扁平上皮化生を呈しているものを，（有）棘細胞型とよぶ．

5 歯原性腫瘍

## エナメル上皮腫

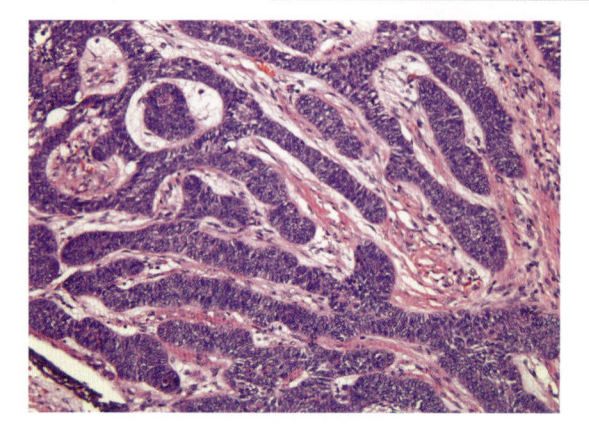

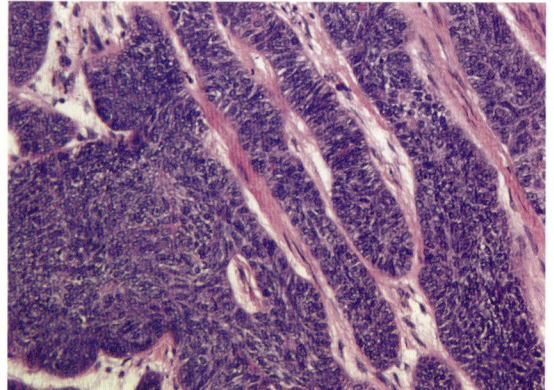

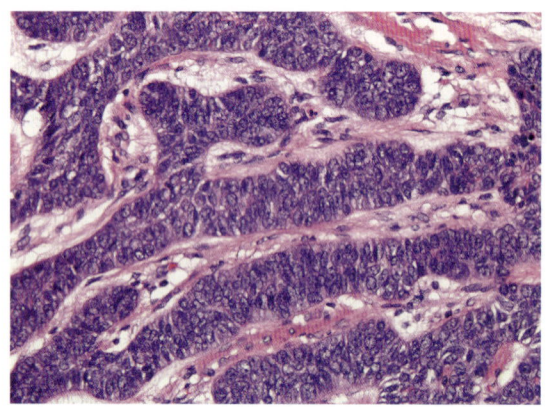

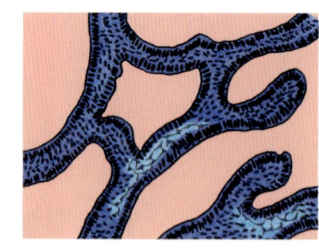

**基底細胞型**
basal cell type
腫瘍実質が基底細胞様の細胞増殖から構成され，エナメル髄様の所見は乏しい．皮膚の基底細胞癌類似の所見を呈することもある．

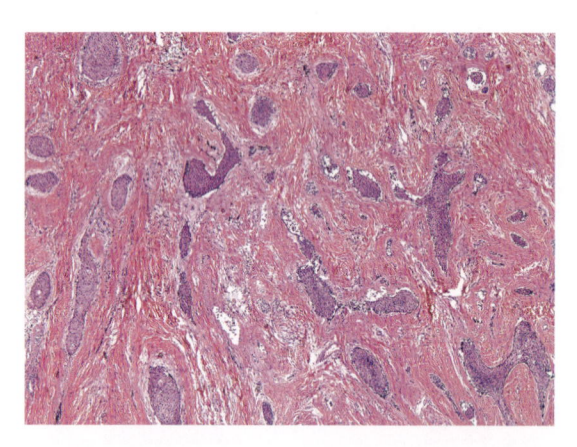

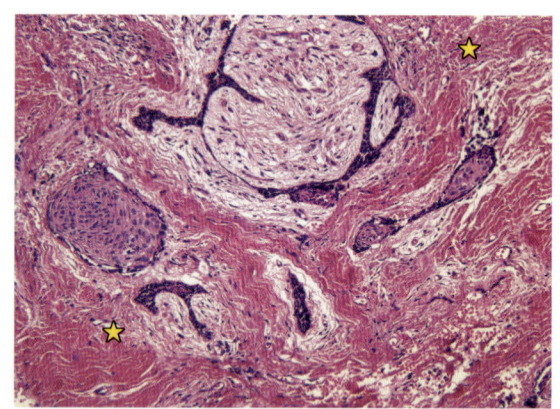

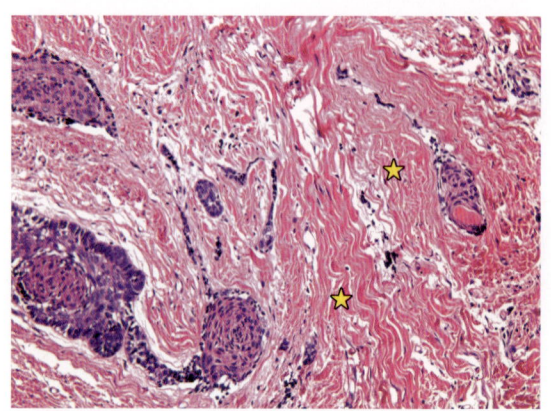

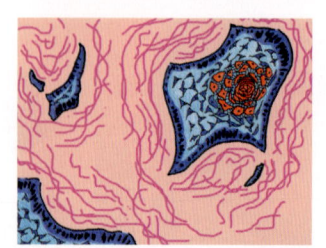

**類腱型（線維形成型）**
desmoplastic type
間質の線維増生が広範に生じ，太い膠原線維束が観察される（★）．胞巣（実質）が押しつぶされたようにみえる場合もある．腫瘍実質は棘細胞型を示す場合が多い．

# エナメル上皮腫

症例：50歳代，男性
経過：約1か月前より右側頬部に腫脹が出現したが放置．しかし症状が改善しないため耳鼻咽喉科を受診．CT像にて上顎右側臼歯部に歯根と連続する囊胞様病変を指摘され，某病院歯科口腔外科を紹介受診．頬側歯肉にび漫性の腫脹を認め，各種画像で，境界明瞭な単囊胞性の病変を認めた．上顎骨囊胞の臨床診断のもと摘出，対孔形成術を施行

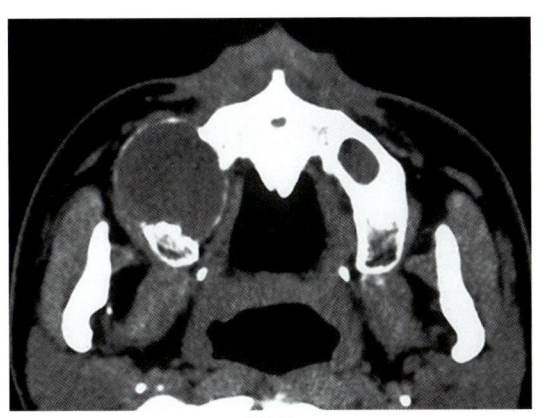

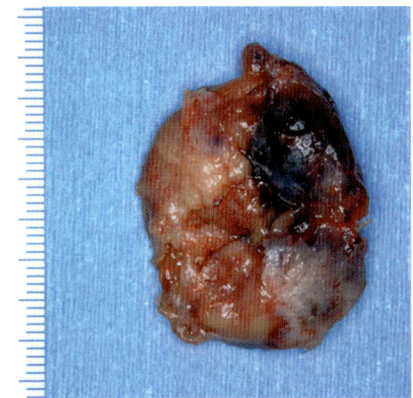

CT像

摘出組織

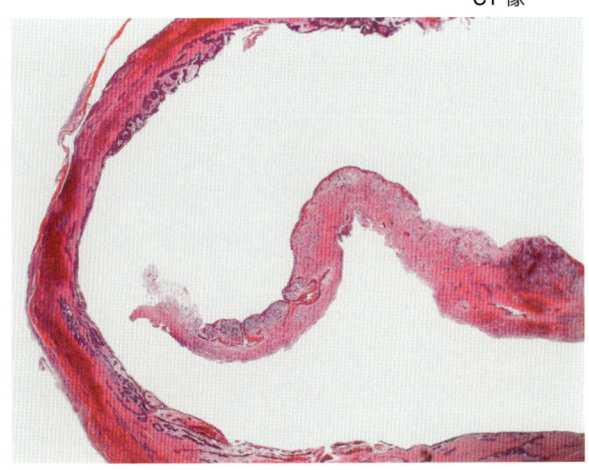

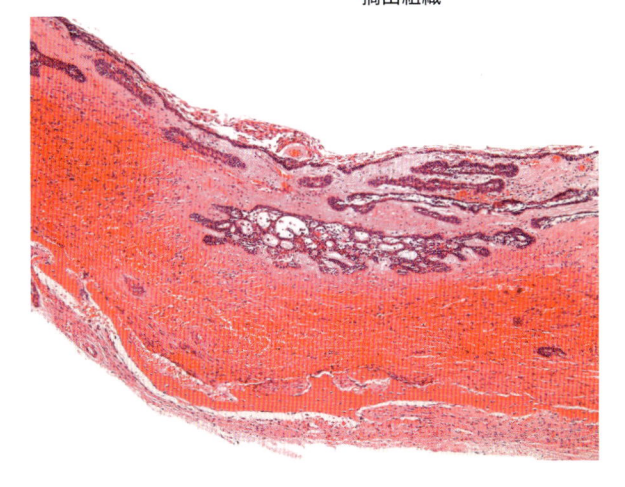

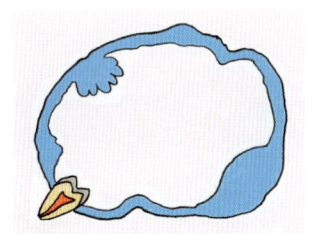

### 単囊胞型
unicystic type

摘出組織は囊胞(状)構造を呈する．厚い線維性結合組織で形成された囊胞壁内に浸潤するように，濾胞型や叢状型に相当するエナメル上皮腫の増殖像が観察された．「単囊胞型」は，増殖様式を示す用語であり，組織型(濾胞型，叢状型など)は表現していない．各種の囊胞性病変との鑑別が重要である．

5 歯原性腫瘍

# エナメル上皮腫

**症例**：60歳代，男性
**経過**：下顎犬歯～小臼歯部舌側歯肉部に広基性の腫瘤形成．弾性やや軟，正常粘膜色を呈する．エプーリスの臨床診断のもと骨膜上で切除．摘出腫瘤は長軸方向で4分割し，標本を作製．最大割面で9×5 mm 大

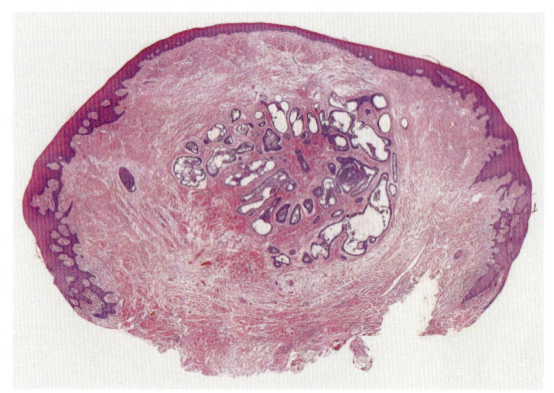

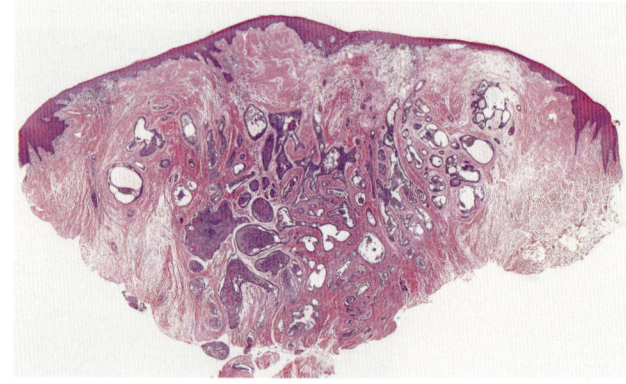

**HE染色全体像**
腫瘍内部にエナメル上皮腫の所見を認めるが，骨内に病変はない．

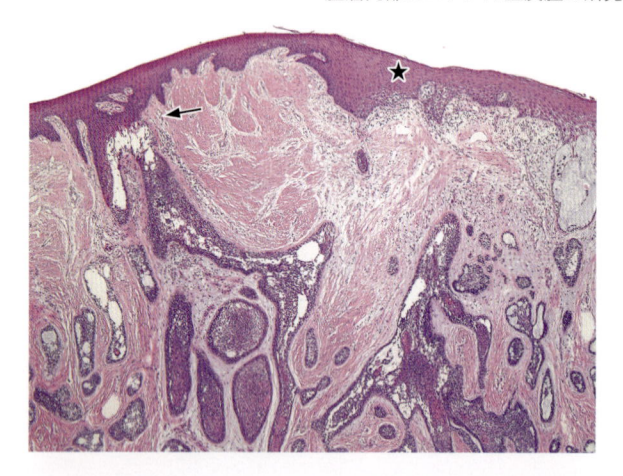

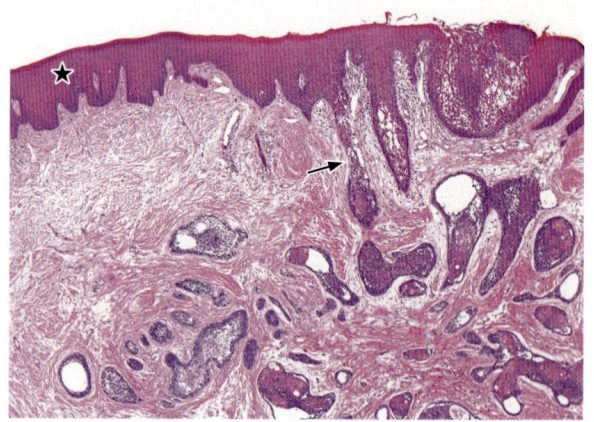

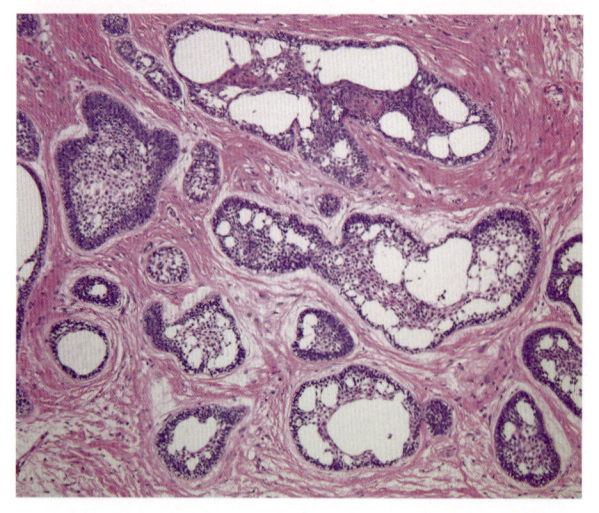

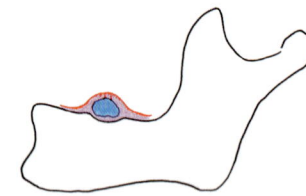

### 骨外型（周辺型）
extraosseous type (peripheral type)

病変の一部は表層を覆う歯肉上皮（★）と連続しており（矢印），歯肉上皮が陥入して発生したことが疑われる．実質は比較的典型的な濾胞型の所見であった．エナメル器自体，歯槽粘膜が陥入して形成されることを考えると，エナメル器に類似するエナメル上皮腫が歯肉上皮（や顎堤粘膜）から発生しても，特に不思議はない．

## 4　エナメル上皮線維腫
ameloblastic fibroma

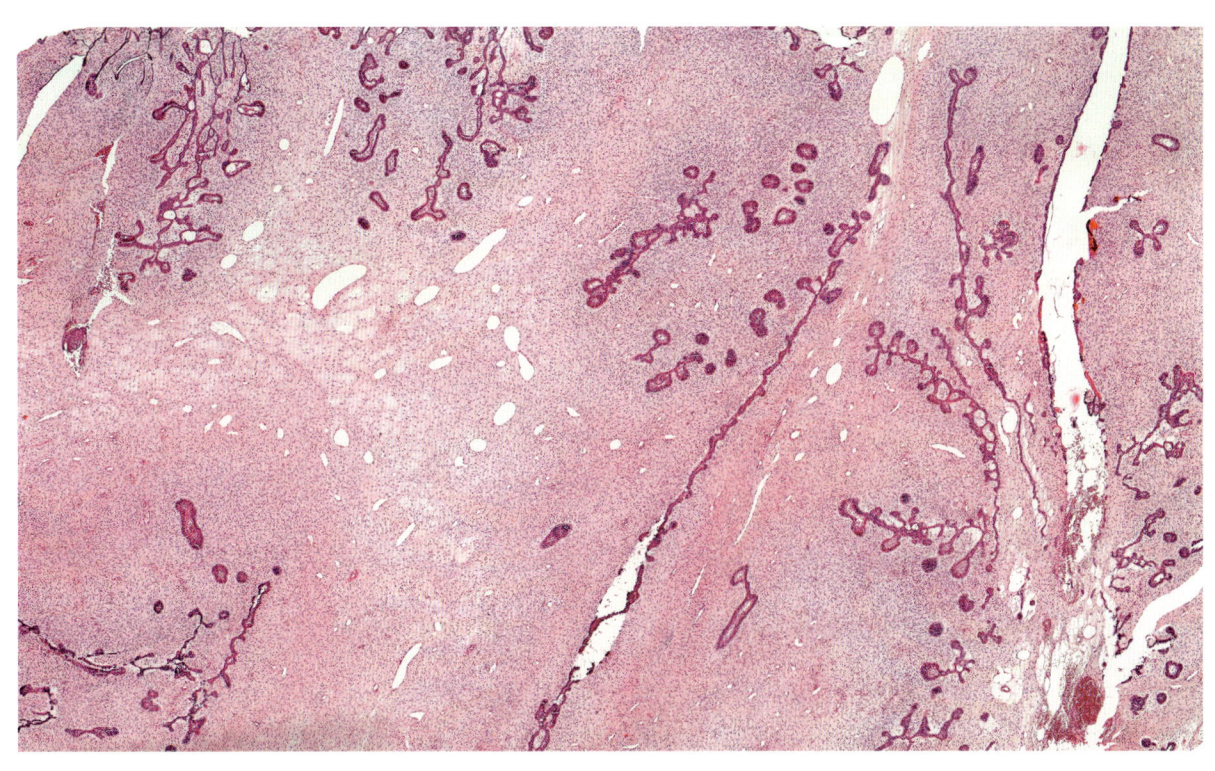

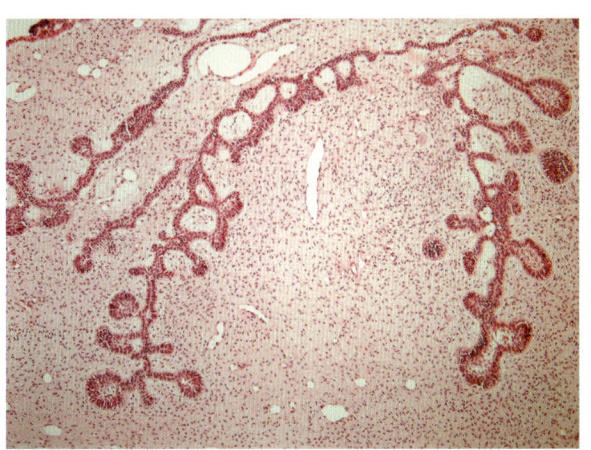

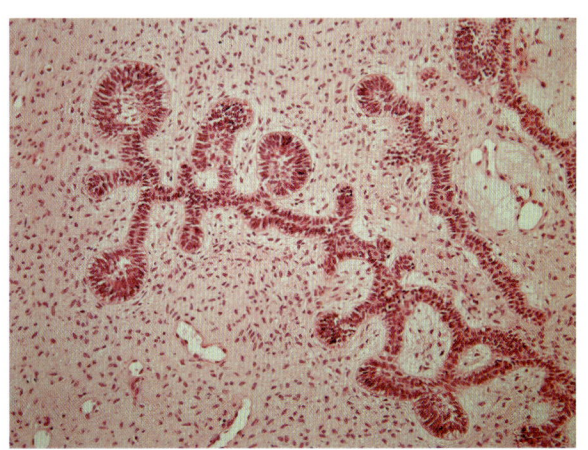

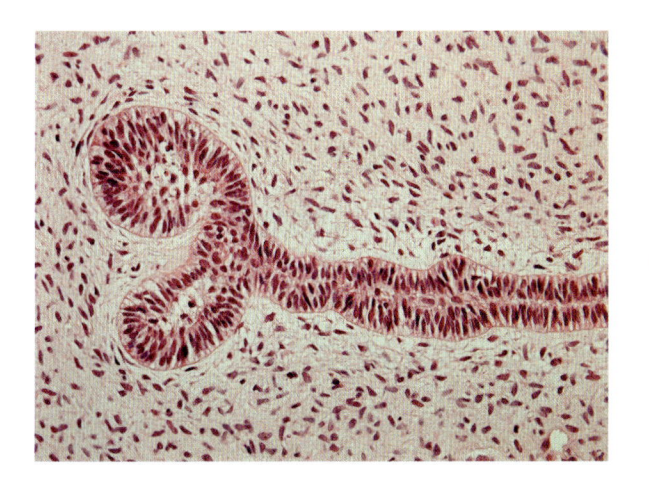

　強拡大でみるとエナメル上皮腫と類似している部位もあるが，低倍率で観察すると違いがわかりやすい．本疾患の上皮成分は，エナメル器形成時期で考えると，歯堤や蕾状期のものに似ている（エナメル上皮腫はもう少し分化の進んだ状態に似ている）．また背景もエナメル上皮腫とは異なり，細胞成分の豊富な歯乳頭類似の所見で，上皮成分だけでなく，この部位も腫瘍成分である（混合性腫瘍である）．

## 5 角化嚢胞性歯原性腫瘍（旧名：歯原性角化嚢胞）
keratocystic odontogenic tumor（odontogenic keratocyst）

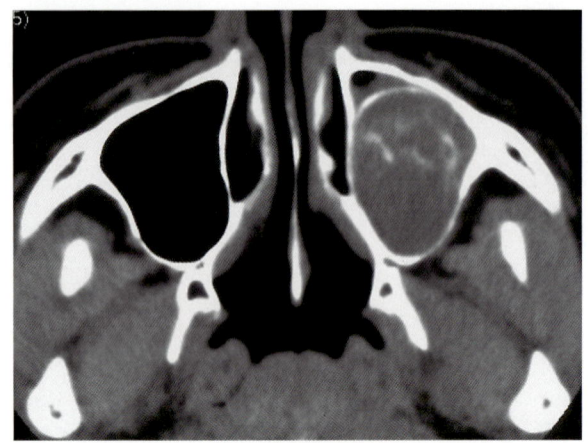

CT像

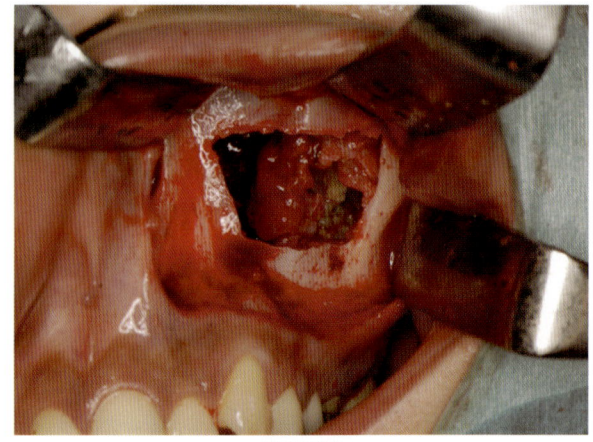

術中所見

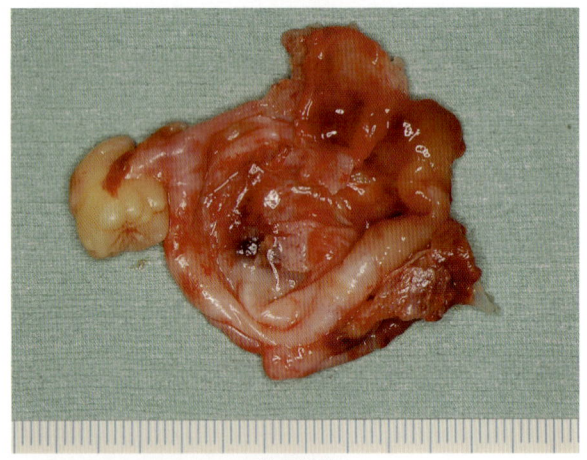

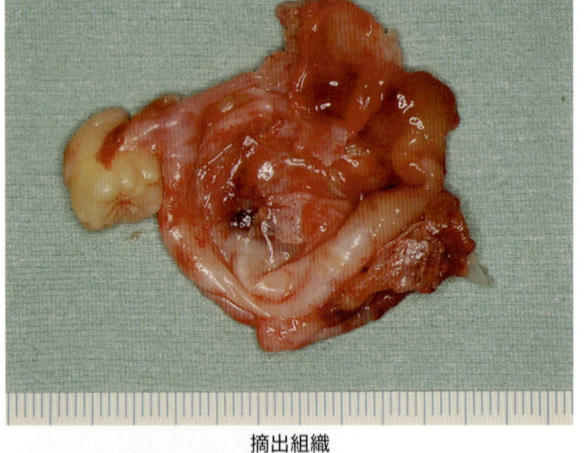

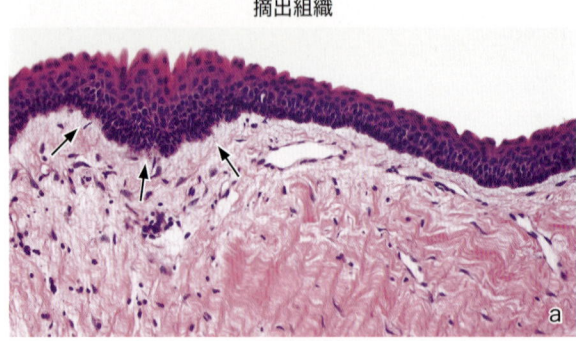

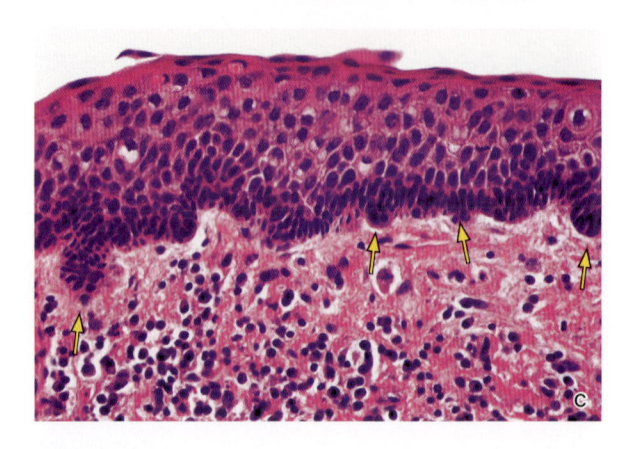

摘出組織

**症例**：20歳代，女性
**経過**：上顎大臼歯の自発痛のため歯科医院を受診．同部感染根管処置を受ける．左鼻閉感も認めたため耳鼻咽喉科を受診．エックス線撮影により左上顎洞の嚢胞様病変を指摘され，某病院歯科口腔外科を紹介受診．上顎洞嚢胞様病変の摘出術を施行．病変の表面は平滑で，周囲組織からの剥離は容易であった．また同時に嚢胞性病変に含まれていた歯牙を抜去

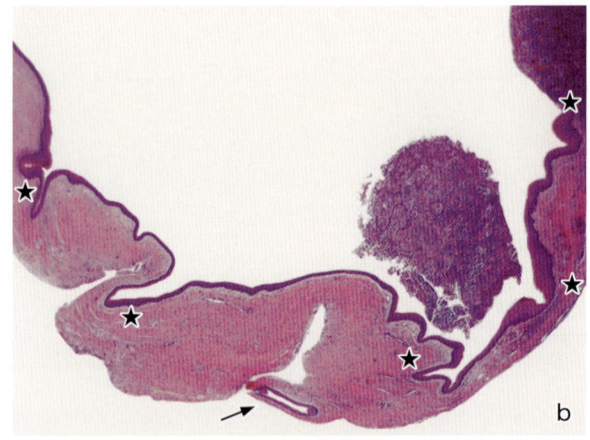

HE染色全体像

嚢胞壁は厚い線維性結合組織からなり，裏装上皮は錯角化を呈し，不規則な肥厚（a矢印）と結合組織内への陥入（b★）や娘嚢胞（b矢印）がみられる．また上皮基底細胞層では芽出様を呈する部位が散見された（c矢印）．上皮全層で細胞成分が多く，特に基底層では核の重積性が顕著である．

（針谷靖史 ほか：上顎洞に広範に進展した角化嚢胞性歯原性腫瘍の1例，日本口腔外科学会雑誌，53(12)：745-749，2007 より）

## 角化嚢胞性歯原性腫瘍（旧名：歯原性角化嚢胞）

HE 染色全体像

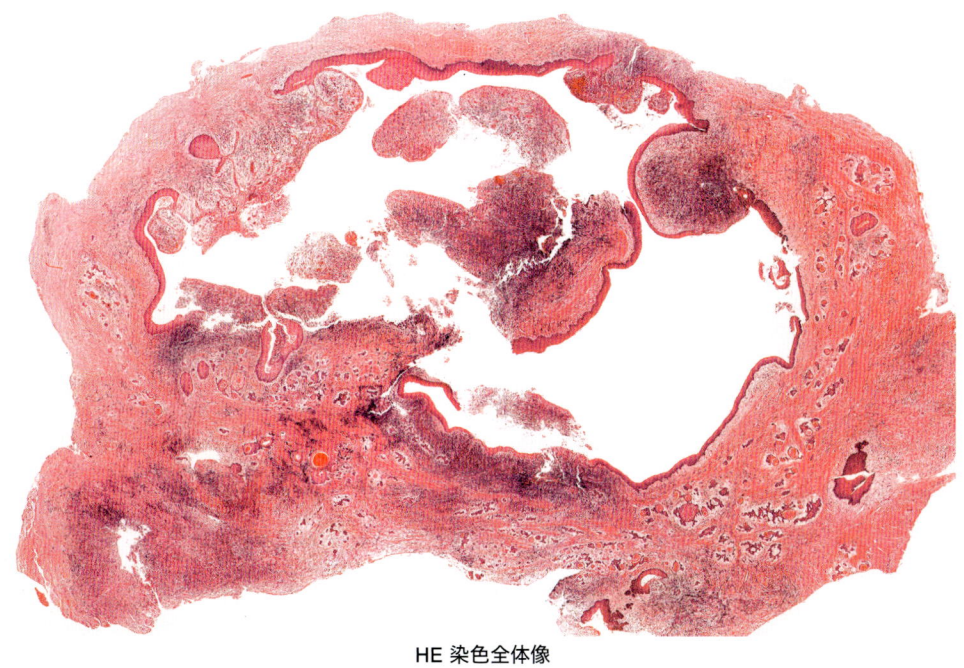

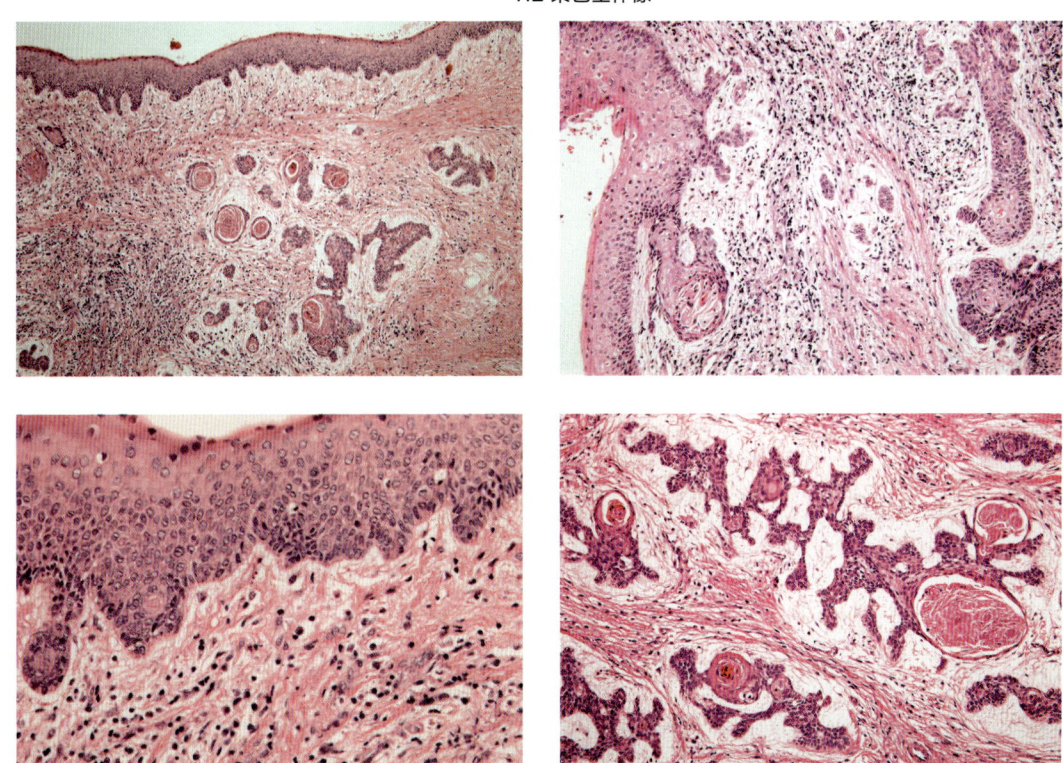

　厚い線維性結合組織内に，重層扁平上皮で裏装された大型の嚢胞腔形成を認める．裏装上皮の結合織内への不規則な芽出様の上皮脚延長のほか，上皮塊の著明な増殖が観察される．小型ではあるが角化を伴うものが多く，浸潤性増殖を疑わせる不規則な形状である．
　錯角化を示すものは増殖活性が高く，再発頻度の高い病変として認識されていたが，2005 年の WHO 分類で，腫瘍性病変として現在名で分類された．

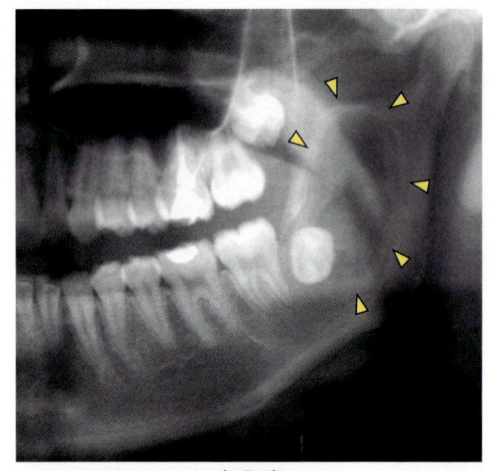

## 角化嚢胞性歯原性腫瘍（旧名：歯原性角化嚢胞）

初発時

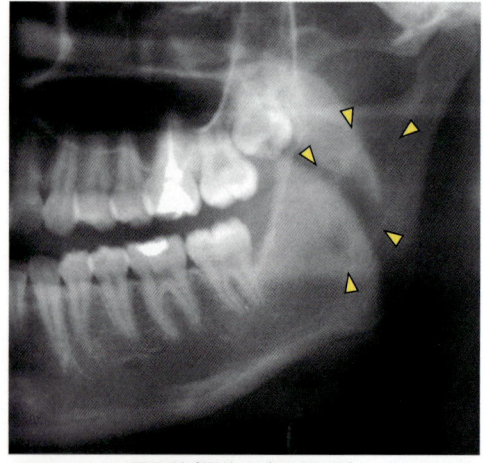

再発時（術後1年6か月）

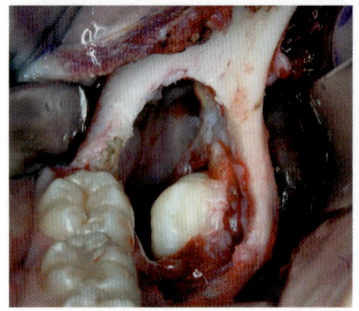

術中所見 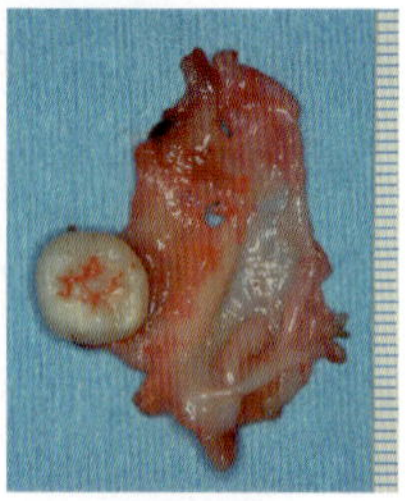　摘出組織 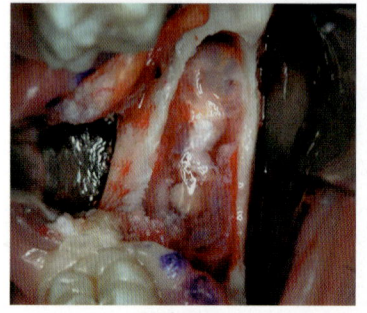　　術中所見 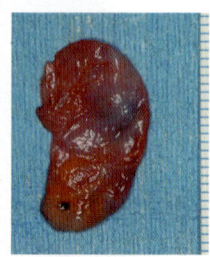　摘出組織

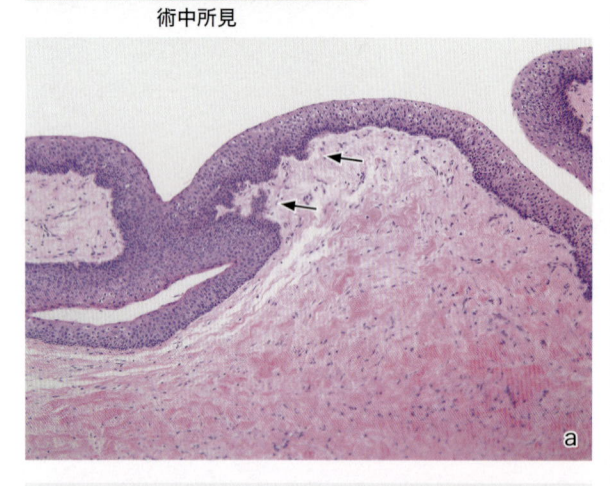

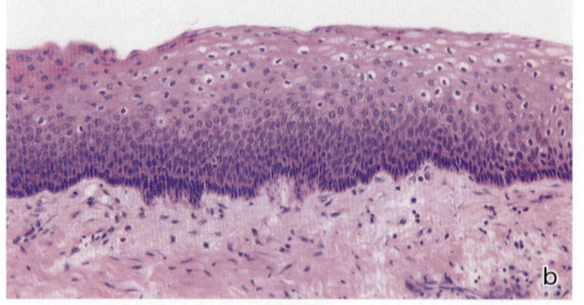

a

b
初発時

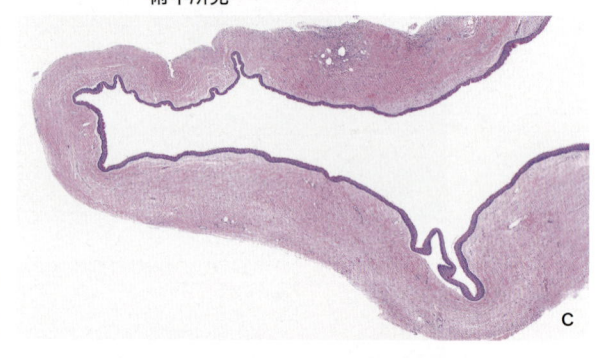

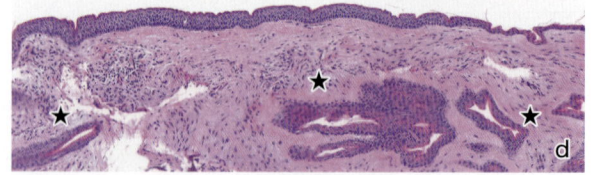

c

d
再発時

　初発時，再発時ともに嚢胞内腔は比較的平坦な重層扁平上皮によって裏装されているが，嚢胞腔の形状や娘嚢胞（d★）の分布に不規則な部位が散見された．上皮は錯角化重層扁平上皮で，芽出様の所見（a矢印）や基底細胞の重層・重積化などもみられた．分裂像はあまり多くなかった．

## 角化嚢胞性歯原性腫瘍（旧名：歯原性角化嚢胞）

**症例**：40歳代，男性
**経過**：約15年前，下顎枝部の嚢胞摘出術を施行．問題なく経過していたが，1年前より頬部腫脹が出現，増大傾向を示した．受診した某大学病院での画像検査で，下顎臼後部から下顎枝全体に及ぶ顎骨の腫大と顎骨中心性の多発病変を指摘された．離断された骨内病変は，錯角化重層扁平上皮で裏装された多数の嚢胞状病変で，一部は骨外に露出していた．

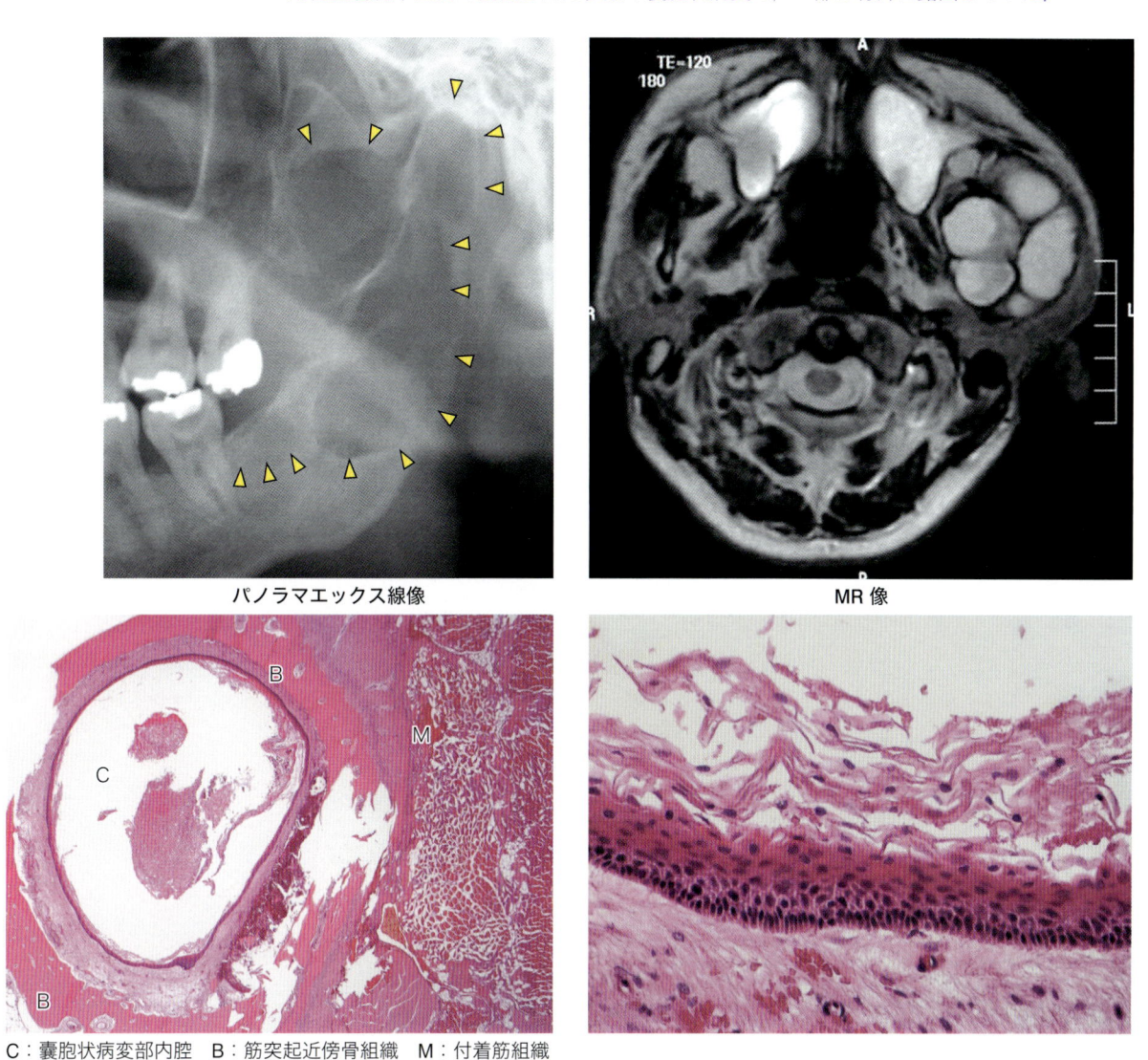

パノラマエックス線像

MR像

C：嚢胞状病変部内腔　B：筋突起近傍骨組織　M：付着筋組織

　基底細胞の重積性はあるが，結合組織との境界は平坦で，不規則な陥凹や，芽出様の上皮脚延長も認めなかった．初発病変も再検討したが，再発病変と同様の所見であった．通常いわれる，本病変が再発しやすい理由が該当しにくい組織像である．

## 6　石灰化嚢胞性歯原性腫瘍（旧名：石灰化歯原性嚢胞）
calcifying cystic odontogenic tumor（calcifying odontogenic cyst）

**症例**：20歳代，男性
**経過**：約3か月前より右側頬部に腫脹感を自覚していたが疼痛著明でなく放置．しかし改善しないため歯科医院を受診．下顎骨の腫瘍性病変が疑われ，某大学病院歯科口腔外科にて摘出術を施行

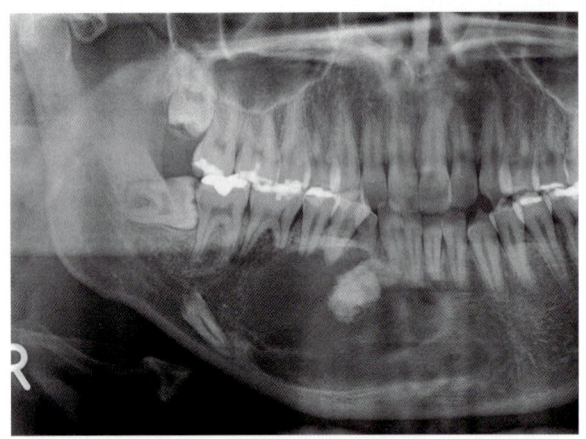

パノラマエックス線像

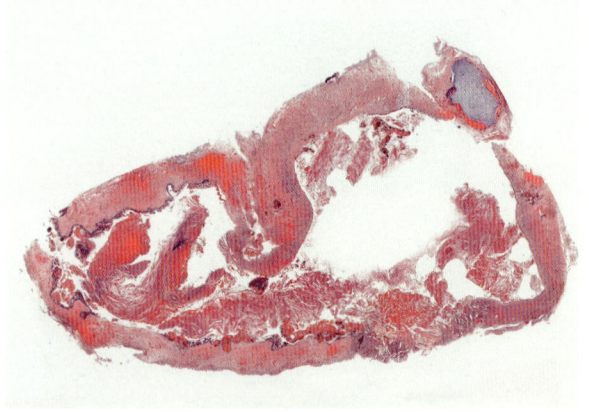

HE染色全体像
単嚢胞状で，おおむね上皮成分で裏装されていた．

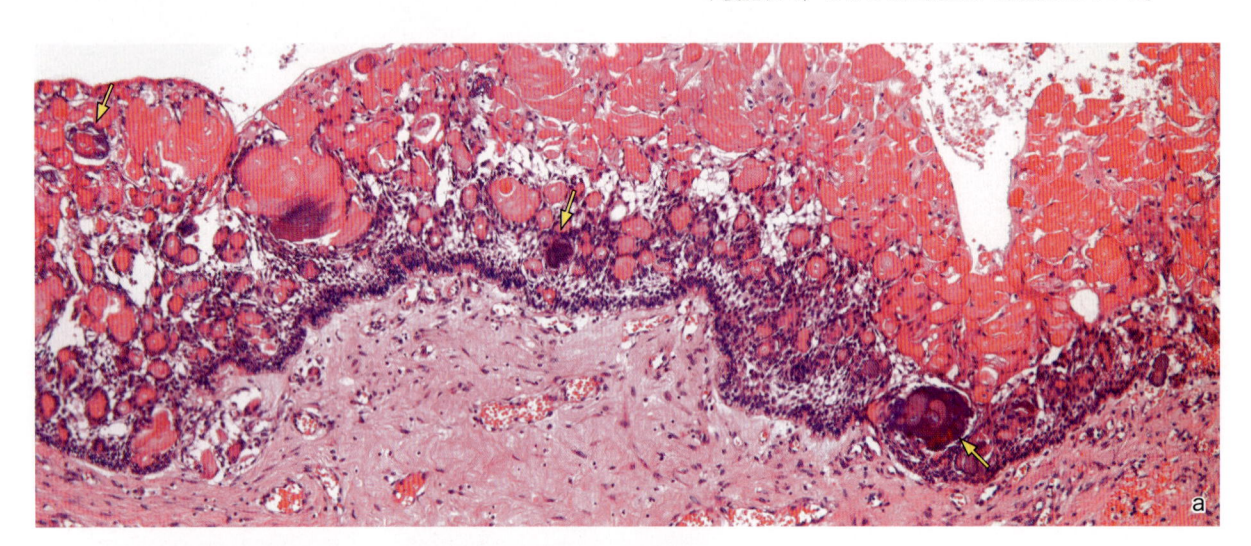

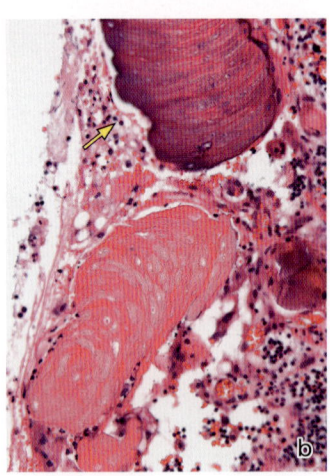

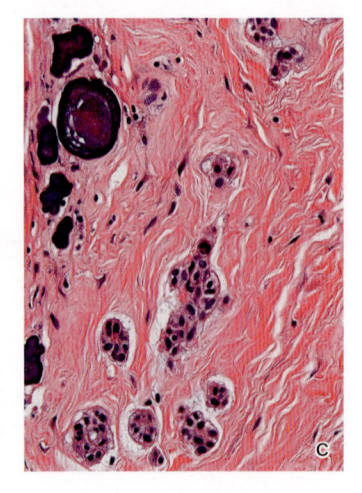

上皮にはエナメル髄様の構造など歯原性の特徴がみられ，その中から内腔側におびただしい数の幻影細胞や幻影細胞の石灰化（a，b矢印）が観察された．結合組織内にも石灰化物や歯原性の小上皮塊が散見された（c）．

## 7 歯原性粘液腫/歯原性粘液線維腫
odontogenic myxoma/odontogenic myxofibroma

**症例**：20歳代，女性
**経過**：数年前より腫脹に気づいていたが，疼痛がないため放置．急速な増大傾向を認め来院．画像上，上顎洞に及ぶ鶏卵大の骨吸収像を認め，生検後，腫瘍摘出術および顎補綴を施行

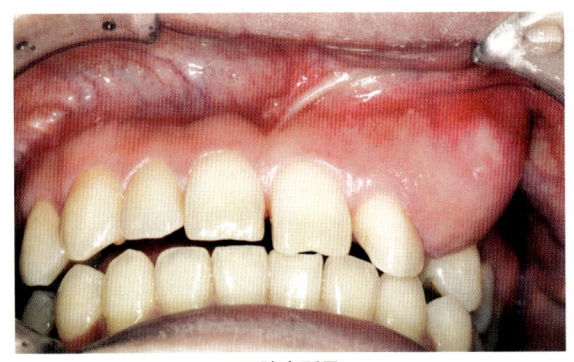

口腔内所見

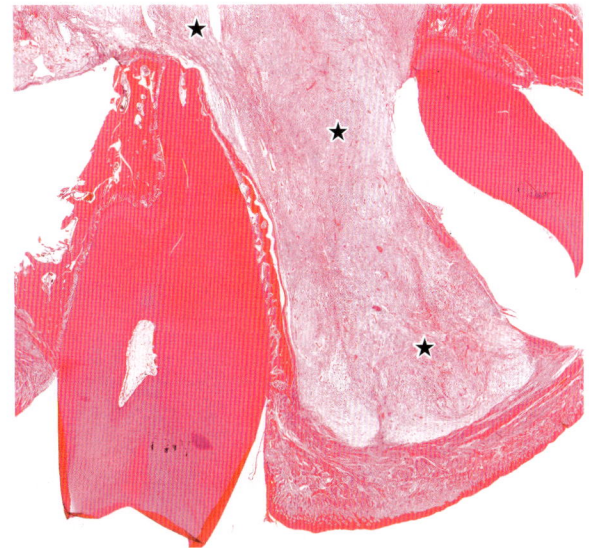

CT像

CT像

HE染色低倍像

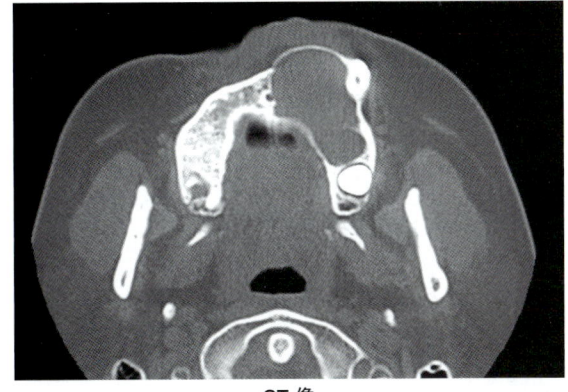

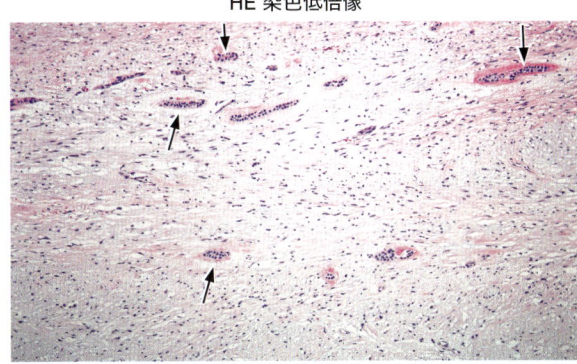

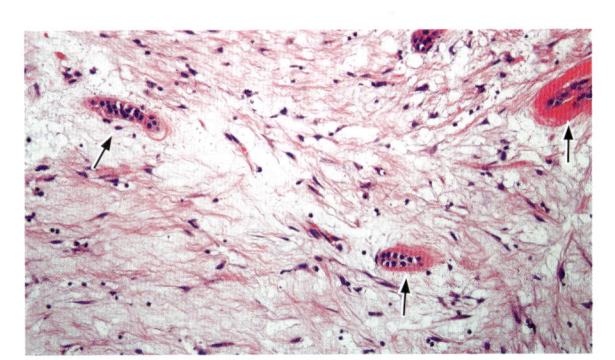

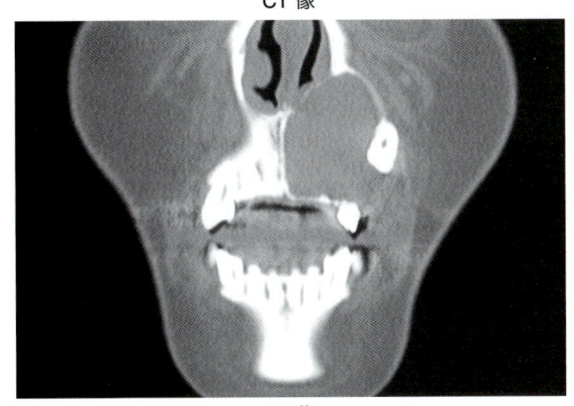

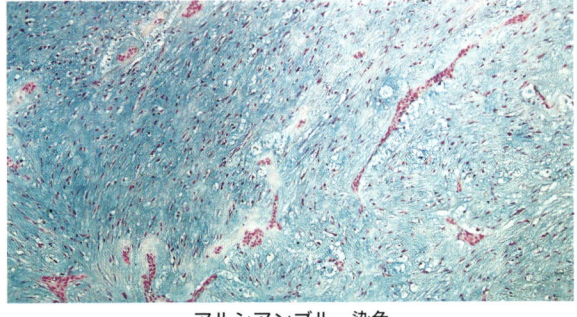

アルシアンブルー染色

広範に骨を破壊しながら高度の浸潤性増殖（★）を示す腫瘍は，粘液腫～粘液線維腫様を呈する中に，多数の小塊状や索状の歯原性上皮成分（矢印）が混在していた．腫瘍細胞の異型は軽度で，悪性を示唆する所見は乏しい．

## 8 扁平上皮性歯原性腫瘍（旧名：歯原性扁平上皮腫）
squamous odontogenic tumor

**経過**：前歯部根尖に接する比較的境界明瞭なエックス線透過像を認めたため，根尖性歯周炎を疑い根管治療を行ったが，病変が消退しないため歯根囊胞として摘出

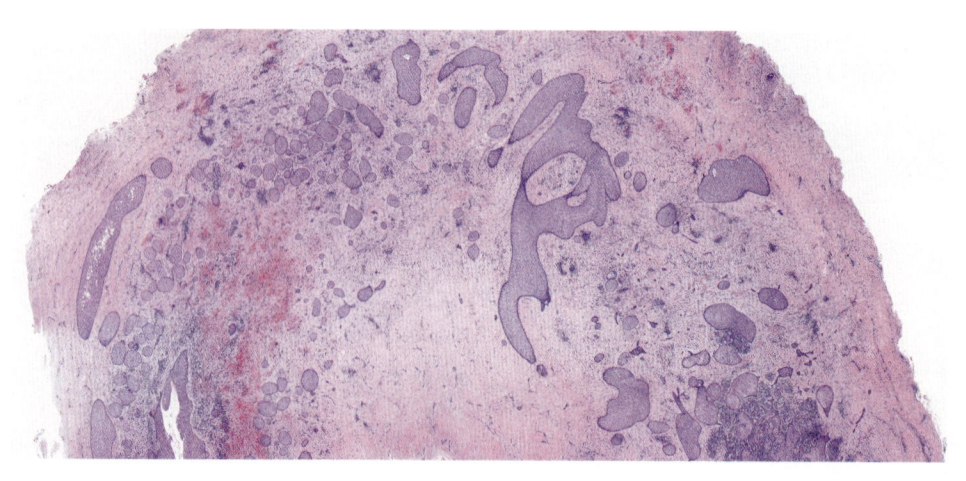

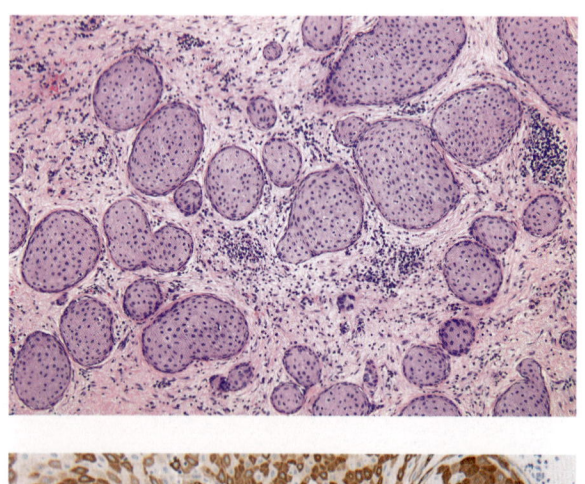

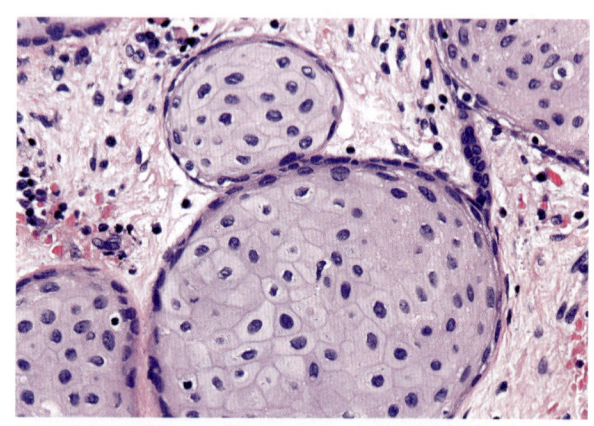

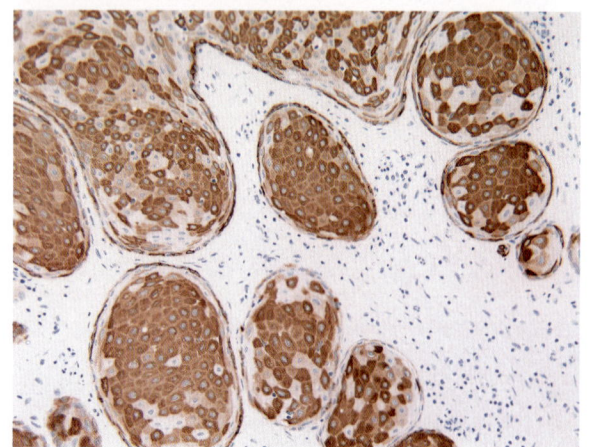

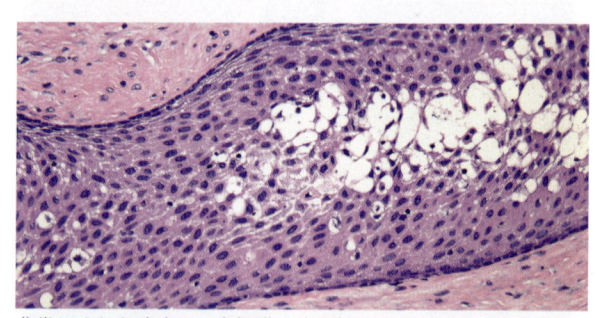

非常にまれな病変で，歯根膜の歯原性上皮などが由来とされる．本例もそれを示唆する根尖に連続した発生例．根管治療によると思われる出血や炎症性変化が一部にみられる．

サイトケラチン 19 免疫染色

　口腔粘膜との連続性を欠く異型の乏しい島状の胞巣が増殖している胞巣辺縁には一列の立方状～扁平状の細胞が囲むように配列する．胞巣内にエナメル髄様の所見はなく，角化傾向もみられない．胞巣内部に融解による囊胞化が散見される．周囲間質増生も高度な場合が多いため，著明な扁平上皮化生や胞巣辺縁細胞の圧縮を伴った類腺型エナメル上皮腫を本病変と誤認掲載している書籍もみられる．

# 6 唾液腺疾患

## 1 唾石症
sialolithiasis

症例：60歳代，女性
経過：他部位の処置で口腔外科を受診．精査中，エックス線撮影にて顎下腺付近に直径10mm程度の類円形の唾石様不透過像を認めた．画像上，唾石は顎下腺体内と顎下腺管移行部にみられ，顎下腺摘出術を施行

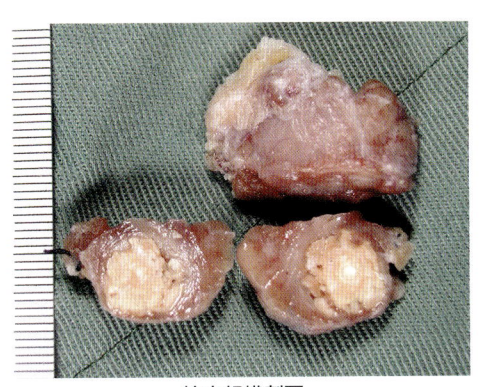

摘出組織割面

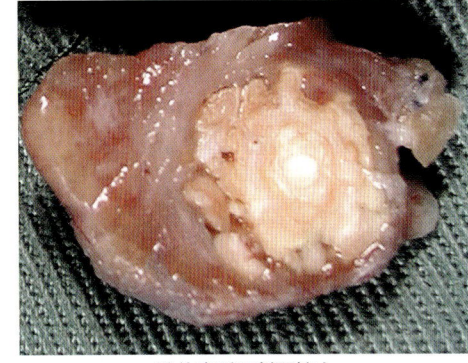

腺体内唾石割面拡大

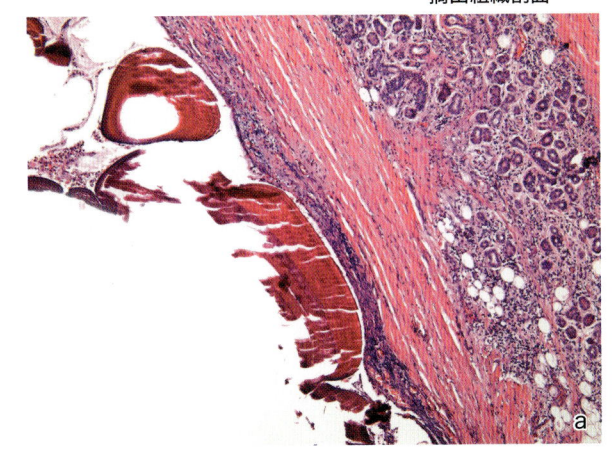

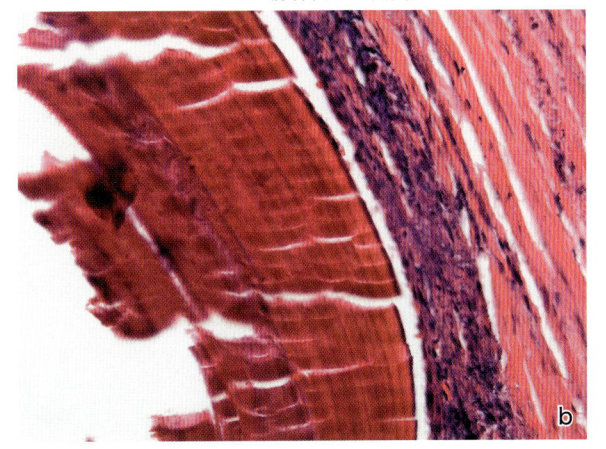

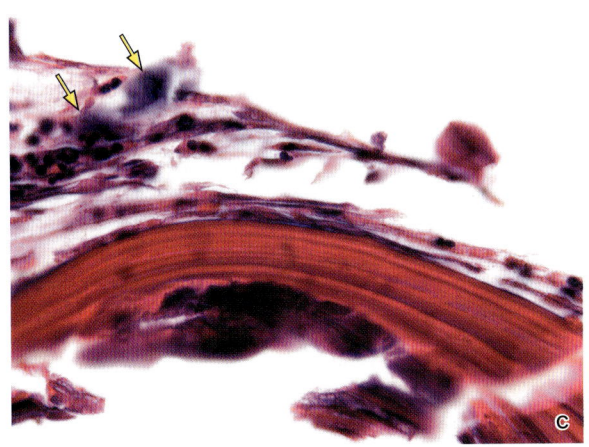

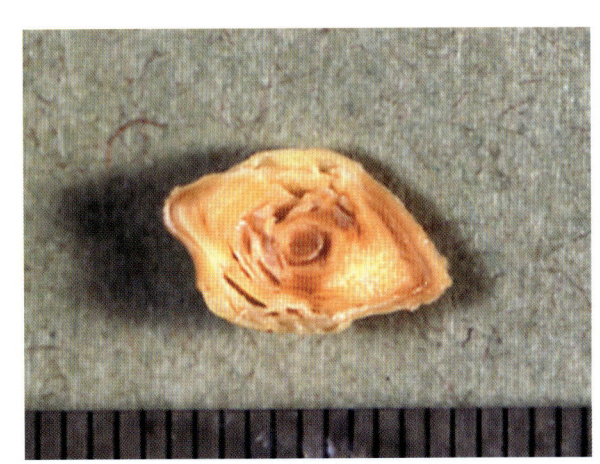

別症例：導管内唾石の摘出組織割面
層板状構造が確認できる．

　脱灰処理が良好にいかず，きれいな標本が得られなかったが，著しく拡張した導管内の辺縁付近に層（板）状（年輪状）構造を呈する唾石の一部を観察することができた．壊死物質（c矢印）や好中球が付着している部位もみられた．導管上皮が破壊され潰瘍状を呈している領域もある（a, b）．顎下腺腺房の萎縮も散見された．

## 唾石症

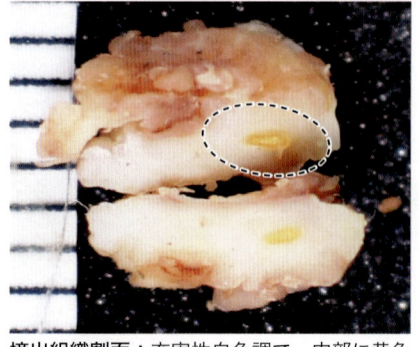

症例：70歳代，男性，上唇部腫瘤
経過：以前より上唇部の腫脹と自然消退を繰り返していたが，数日前より急激に腫脹し，受診．消炎処置後，口腔粘膜側に自壊．その後，同部の小唾液腺開口部周囲に直径6 mm大の硬結を伴う腫瘤が残存し，摘出

肉眼的に白色調の部位は，肉芽組織および線維性結合組織で，肉芽組織内部には数個の唾石様硬組織があり（黄色調部位など），層板状構造を呈するものもある．導管構造を含め既存組織が高度に破壊されていたため，唾石発生部位の詳細は不明．

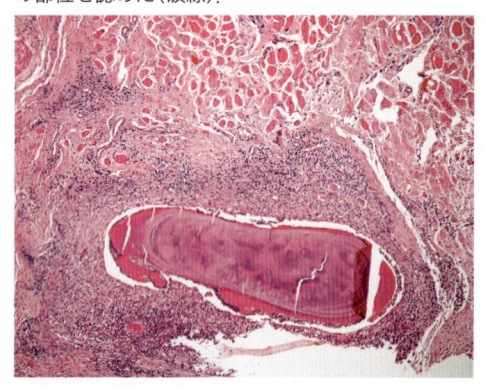

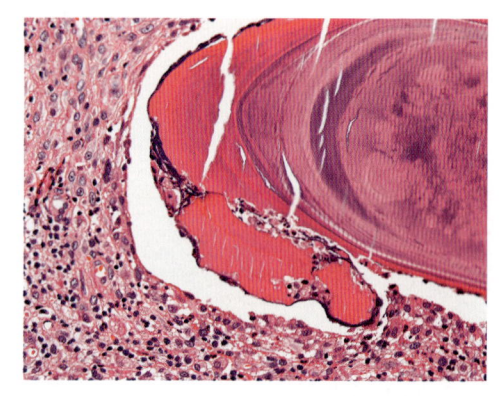

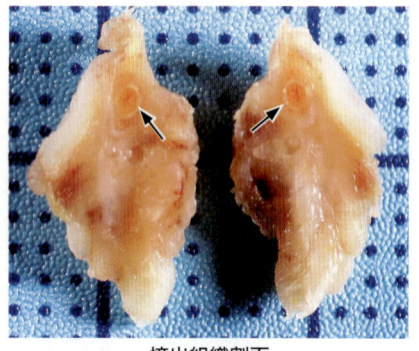

摘出組織割面：充実性白色調で，内部に黄色の部位を認めた（破線）．

症例：70歳代，男性，頬粘膜腫瘤
経過：2か月前より頬粘膜部に腫瘤を自覚．経過をみるも著変ないため受診．小臼歯相当頬粘膜に小指頭大の腫瘤を認め，粘膜側に一部癒着あり．消炎処置では完全に消退しないため摘出術を施行．臨床的には唾液腺組織の消失，瘢痕化による病変が疑われた．

薄切前に表面脱灰を行い標本を作製．不規則に拡張した導管内（a）や，肉芽組織に直接被包された唾石（b）が観察された．唾石は不明瞭な層状構造で，細菌塊や多数の好中球が混在．周囲唾液腺組織の破壊も高度である．

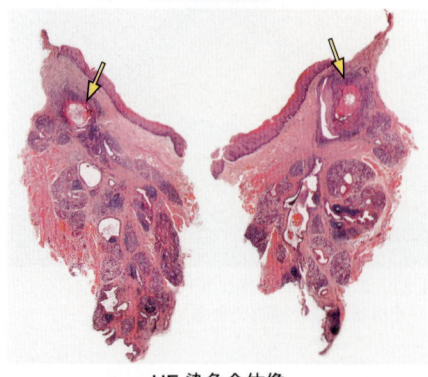

摘出組織割面

HE染色全体像

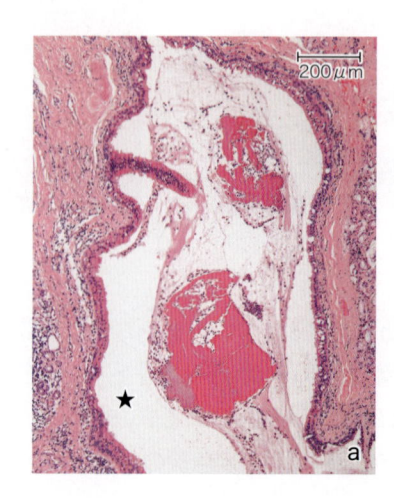

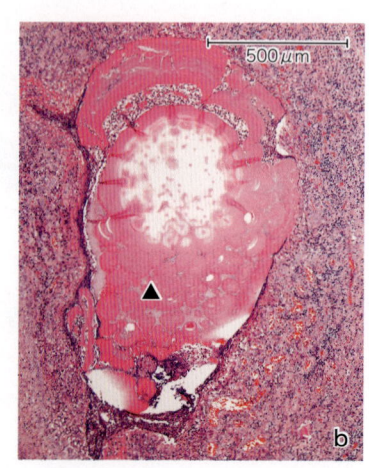

# 唾石症

症例：70歳代，女性（上唇症例）

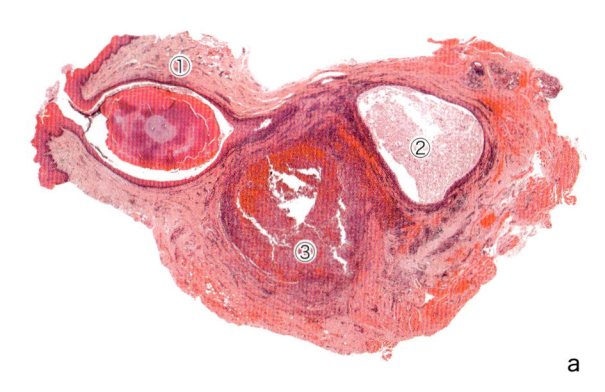

**HE染色全体像**

① 開口部付近の導管内に唾石形成．唾石は同心円状で，導管上皮は保持．② 深部の導管内に唾液などが貯留し拡張．このまま拡張すると停滞型，導管破損により周囲に漏出すると溢出型の粘液嚢胞に移行するのか？　などと興味深く眺めた．③ は壊死組織の混じた肉芽組織

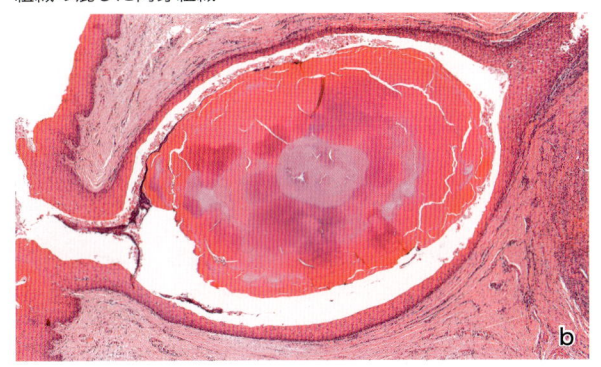

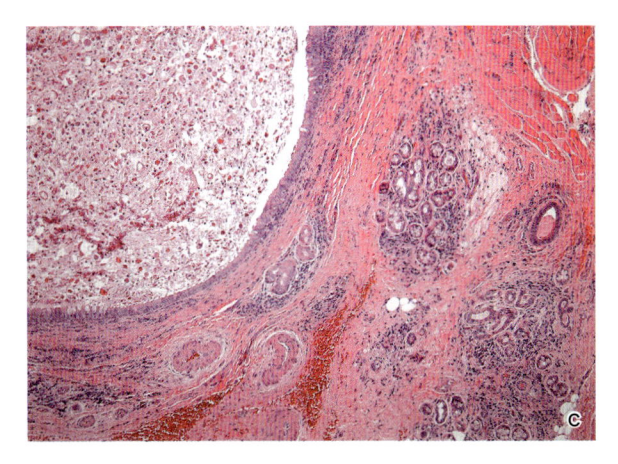

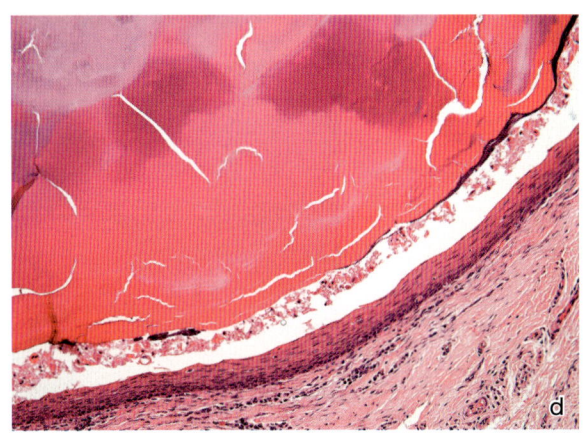

症例：導管内に多数の唾石形成を認めた．

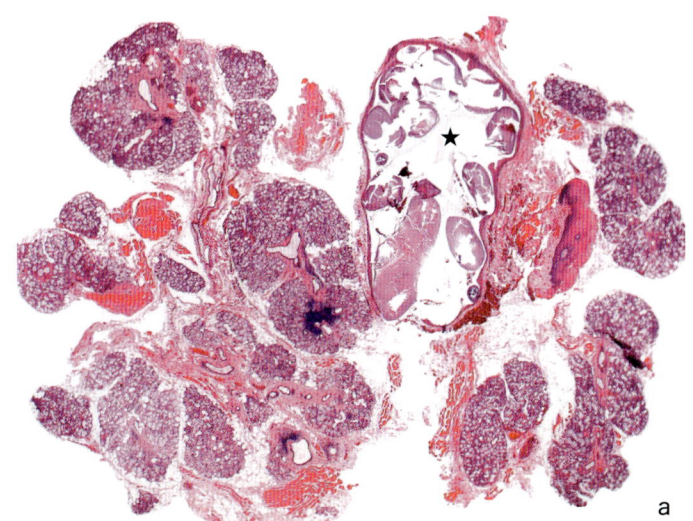

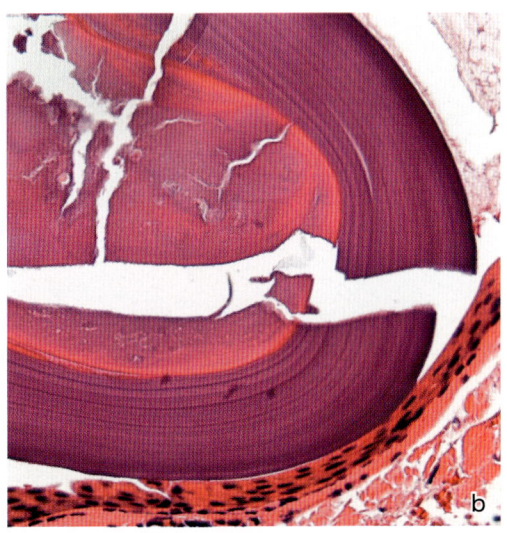

拡張した小唾液腺導管内で，微小唾石が多数成長中である（それぞれ導管壁を圧排している）．小さいが年輪状構造は非常に美しく，レコード板を思わせる（b）．

## 2 粘液嚢胞(粘液瘤)
mucous cyst (mucocele)

**好発部位と，発症原因との関連性を考えながら各症例をみて下さい．**
多数の症例を観察することで小唾液腺領域における粘液嚢胞の好発部位と，その発症原因との関連性が浮かびあがる．

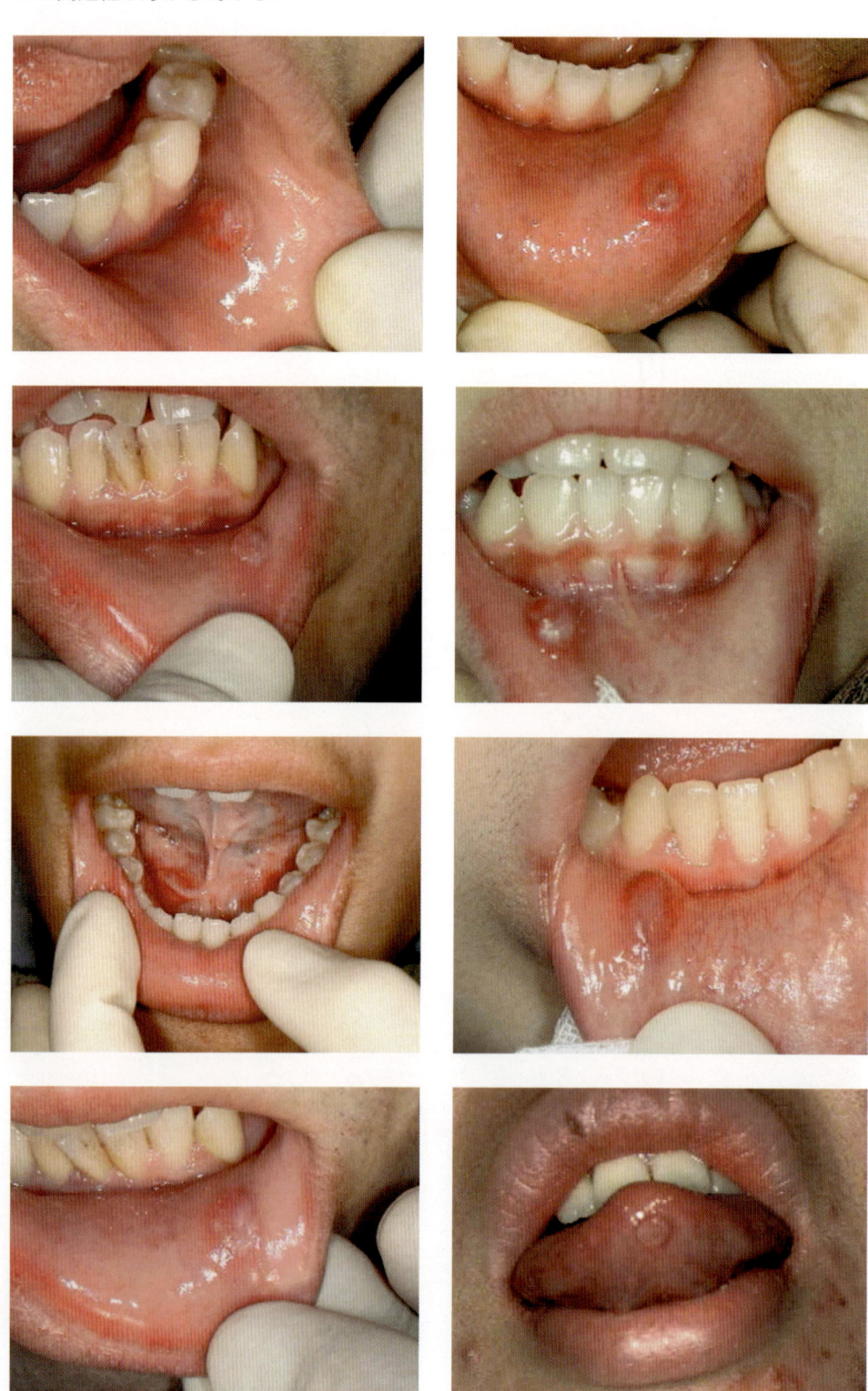

## 粘液嚢胞（粘液瘤）

いずれも粘液嚢胞（溢出型）の病理組織診断が下された摘出組織の割面所見オンパレードである．共通点はあるものの，色調をはじめずいぶん違う印象をもつ症例もある．なぜ同じ病理診断名を有するのに所見が異なるのか？　溢出型粘液嚢胞の本態を考えれば，答えはおのずから出てくるはずである．

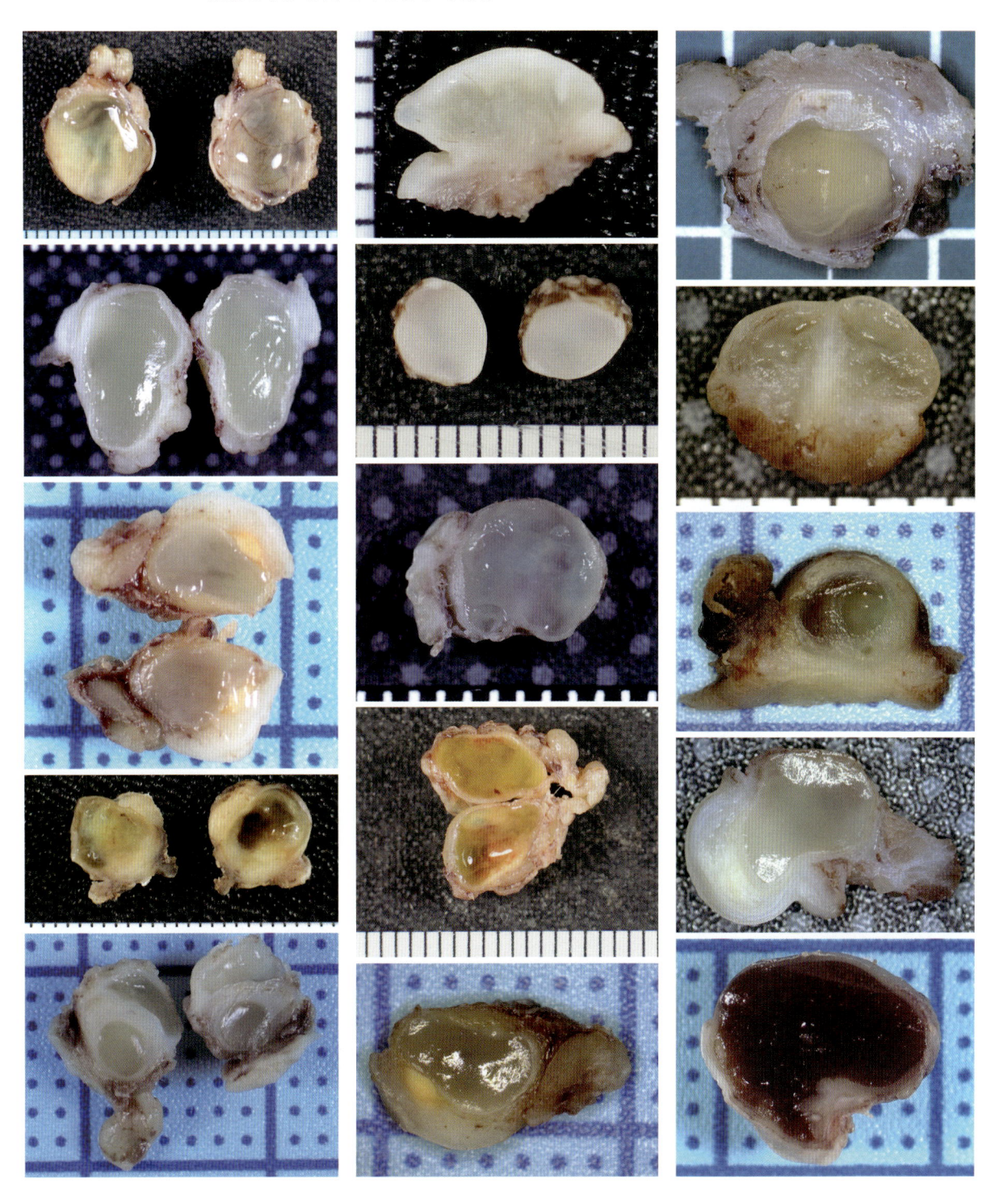

## 粘液嚢胞(粘液瘤)，溢出型
mucous cyst (mucocele), extravasation type

**症例**：20歳代，女性
**経過**：詳細な経過は不明．左側下唇部に半球状の境界明瞭な腫瘤形成を認める．直径約25 mmで正常粘膜色を呈しているが，一部半透明状であった．浸潤麻酔下で，レーザーにより深部から摘出，縫合

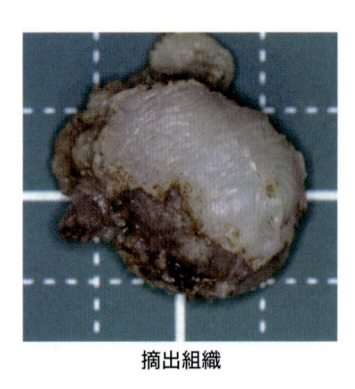

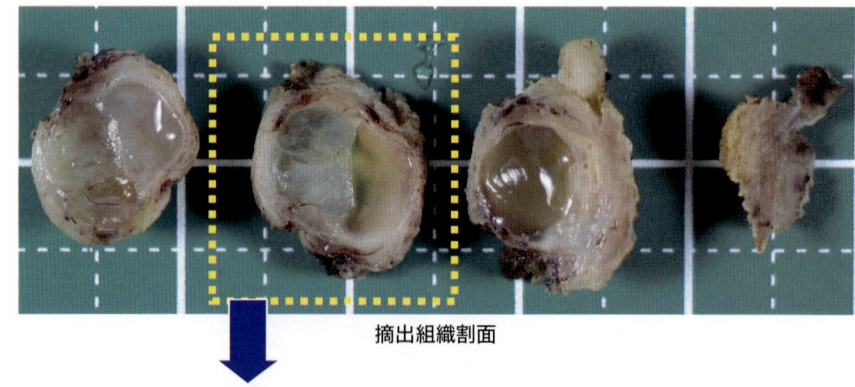

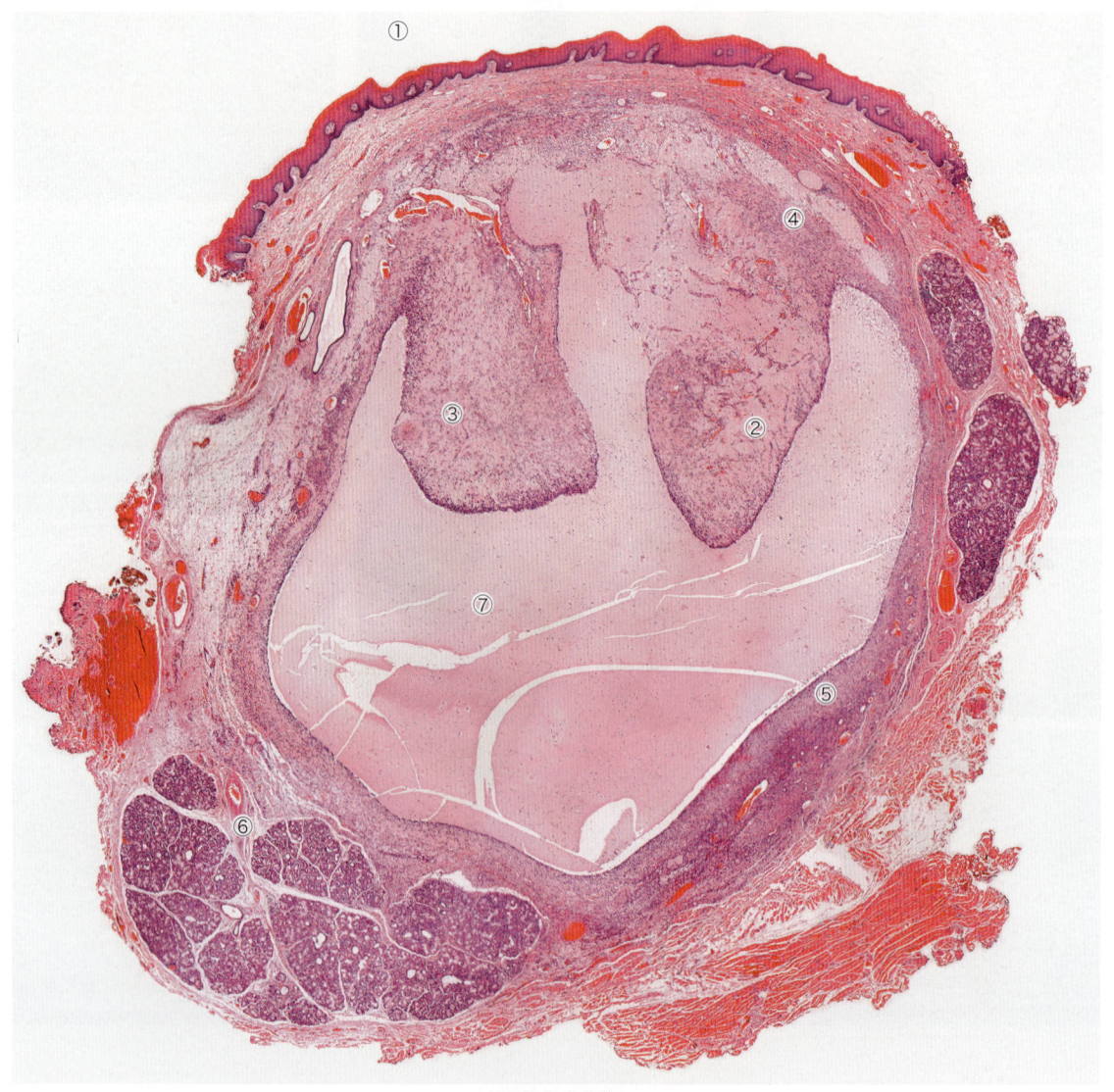

摘出組織

摘出組織割面

**HE染色全体像**
摘出物割面像の黄点線部を時計回りに90度回転した状態．図中の番号は次ページの番号に対応する．

## 粘液囊胞（粘液瘤），溢出型

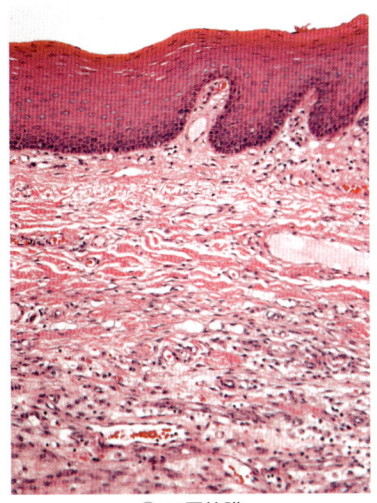

① 口唇粘膜
圧迫によるごく軽度の菲薄化以外に，上皮に著変なし．上皮下には炎症細胞浸潤が目立つ．

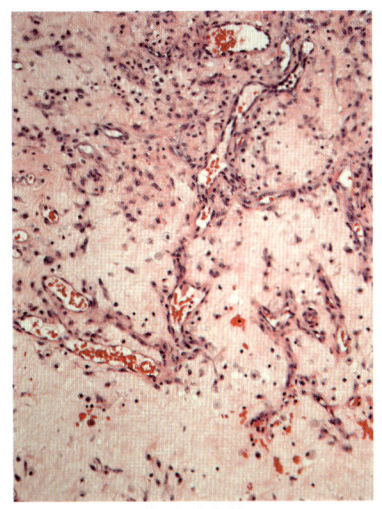

② 粘液肉芽
毛細血管，線維芽細胞，炎症細胞が貯留粘液へ進入増生し，粘液と混在

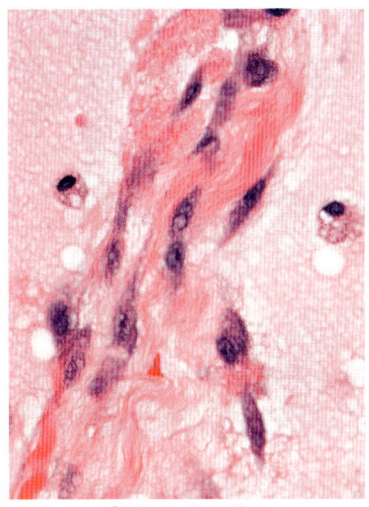

③ 微細な膠原線維
粘液肉芽内の線維芽細胞と，まだ微細な膠原線維束

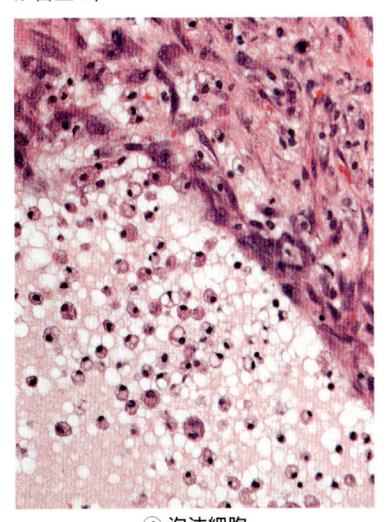

④ 泡沫細胞
粘液肉芽と貯留粘液の境界部から，粘液中に多数のマクロファージが進入

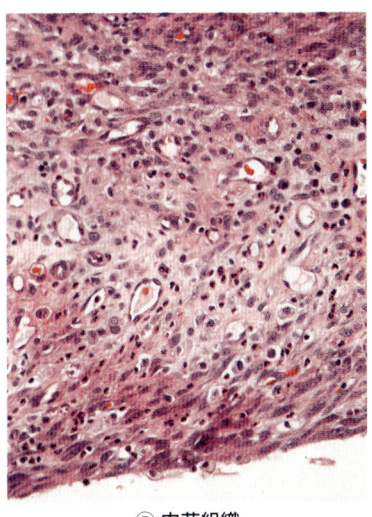

⑤ 肉芽組織
粘液肉芽というよりも定型的な肉芽組織の所見．貯留粘液との境界に裏装上皮はない．

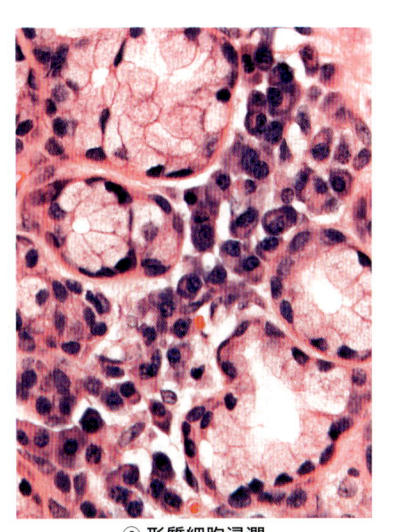

⑥ 形質細胞浸潤
隣接する小唾液腺組織の周囲間質には，多数の形質細胞浸潤が認められる．

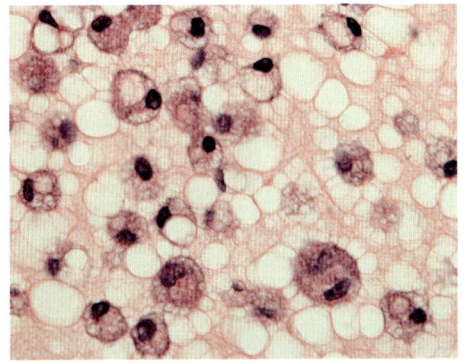

⑦ 貯留粘液
粘液などを貪食したと思われる泡沫（状）細胞や好中球が，さまざまな程度に混じる．

> 漏出しつづける粘液成分を肉芽組織によって周囲組織から隔離し，処理・修復しつづけているのが，溢出型粘液囊胞の本態である．

## 粘液嚢胞(粘液瘤)，溢出型

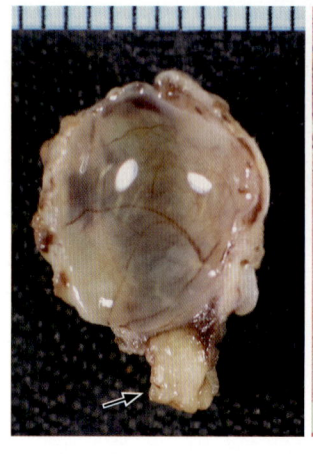

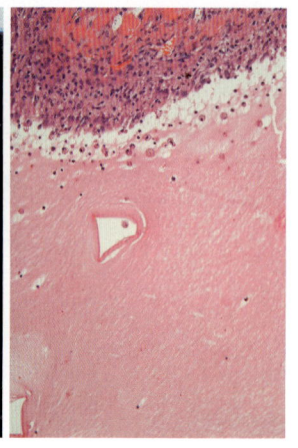

**貯留粘液の透明度が非常に高く，嚢胞壁の血管が透けてみえる症例**(白い楕円は撮影用ライトの写り込み)　貯留粘液は，壁との境界部で泡沫細胞が目立つが，それ以外はごく軽度の好中球浸潤がみられるのみで，ほかの混入物は認めない(矢印：小唾液腺組織).

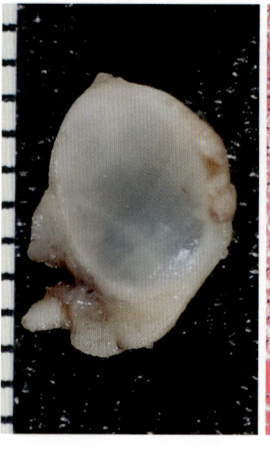

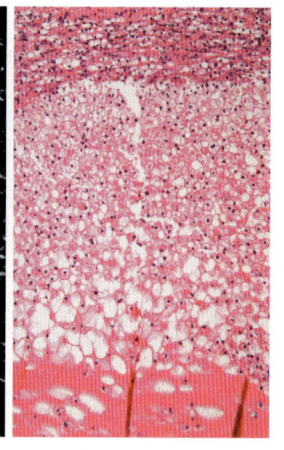

**貯留粘液が白濁した症例**　左図に比べると上方の肉芽組織，貯留粘液内ともに，マクロファージなど著明な炎症細胞浸潤が観察される．これから活発に粘液の処理が行われるはずだったのだろうか？

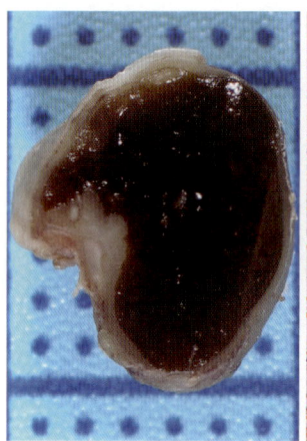

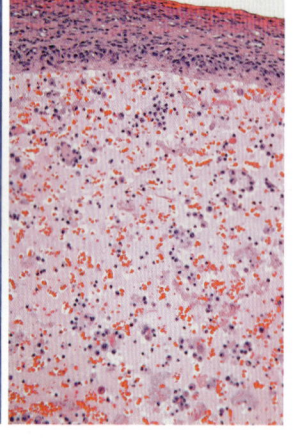

**褐色調の割面所見を呈した症例**　原因は不明だが，貯留粘液中にはマクロファージとともに，多数の赤血球が混入しており，血管腫や血腫と同様の褐色調の色調を呈する原因となっている．それ以外の所見は，通常観察される粘液嚢胞のそれと大きな違いはない．

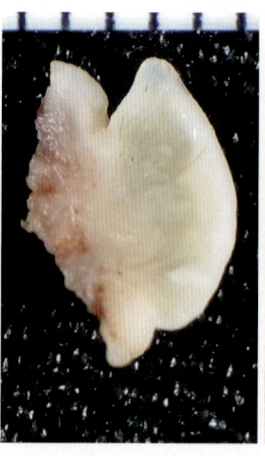

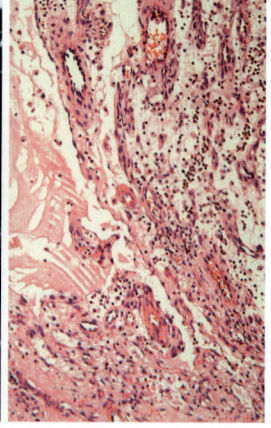

**肉眼的に粘液の貯留が不明瞭な症例**　貯留粘液の大部分は粘液肉芽組織に置換されており，一部は線維化も進んでいる．組織学的にも粘液貯留部と周囲の境界は不明瞭．粘液の漏出量が減少し，処理や線維化する量がそれを上回っているのだろうか？

## 粘液嚢胞(粘液瘤),溢出型

サイトケラチン免疫染色

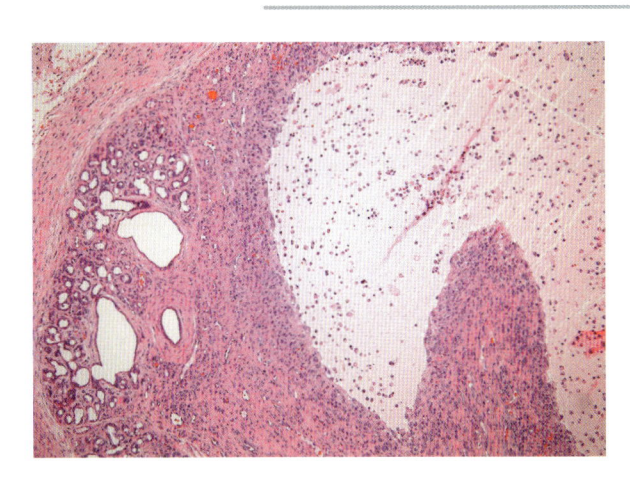

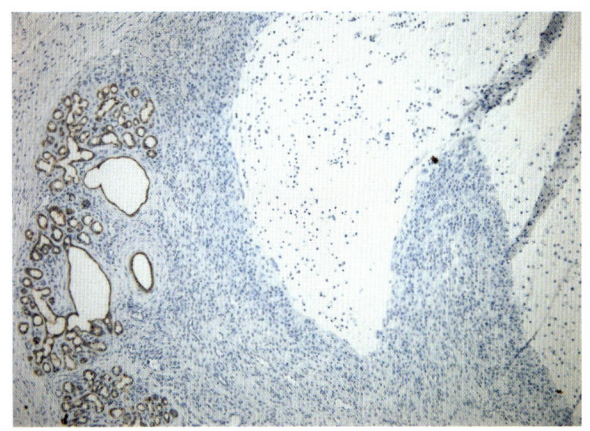

サイトケラチン免疫染色で陽性を示すのは,病変周囲の拡張した小唾液腺の導管上皮のみである.腺房はほとんど萎縮・消失している.粘液貯留部を囲んでいるのが非上皮系組織(肉芽組織)であり,裏装上皮が存在しないことからも,本病変は偽嚢胞であることがわかる.

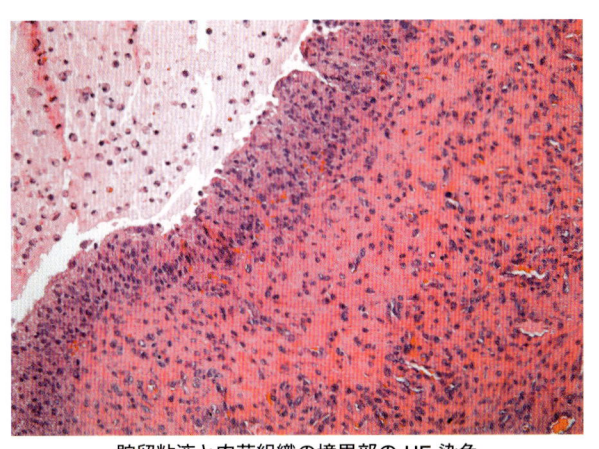

貯留粘液と肉芽組織の境界部の HE 染色

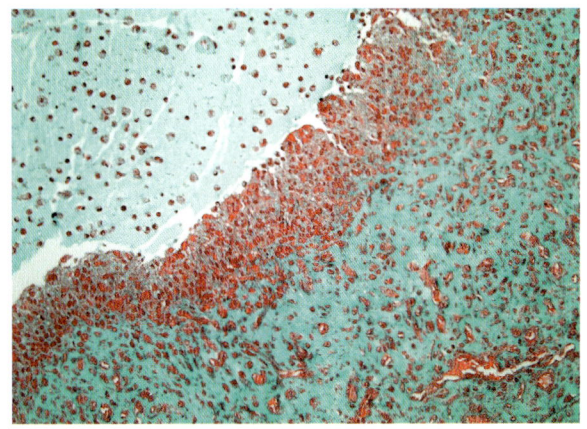

左図に対応するマッソン・トリクローム染色

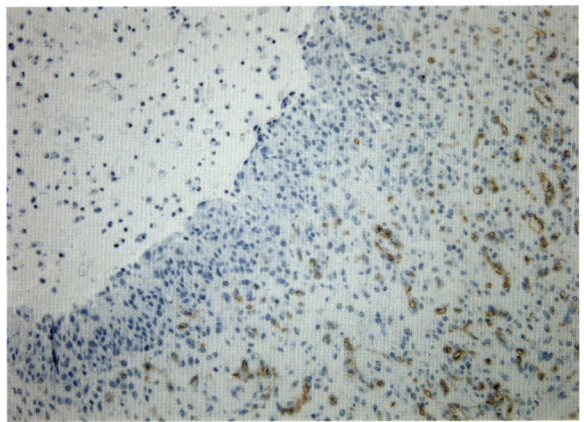

平滑筋アクチン免疫染色:毛細血管壁の平滑筋が陽性

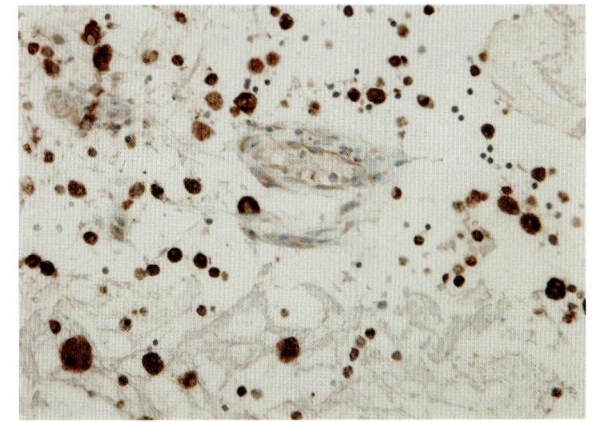

CD68 免疫染色:貯留粘液中の泡沫細胞が陽性

肉芽組織は非常に微細な(赤血球が1〜2個入る程度の径)管腔を有する新生血管,線維芽細胞など,豊富な細胞成分によって構成されている.

## 粘液嚢胞（粘液瘤），停滞型
mucous cyst (mucocele), retention type

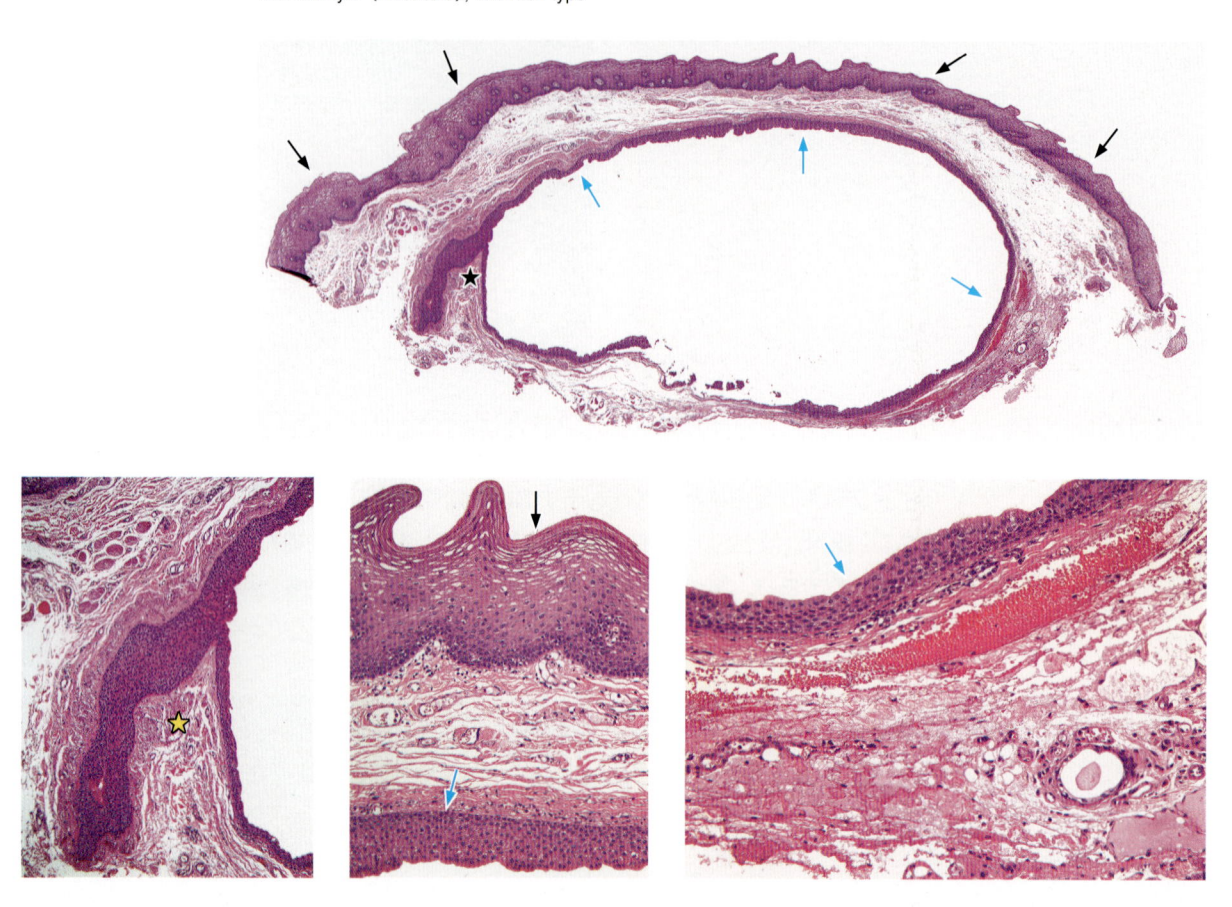

口腔粘膜上皮（黒矢印）下に大きく拡張した嚢胞状構造が観察される．標本上，嚢胞腔は扁平上皮で裏装されている（青矢印）．左側に拡張していない導管との移行部（★）が認められることから，導管が拡張し，停滞型の粘液嚢胞を形成したことが推察できる．

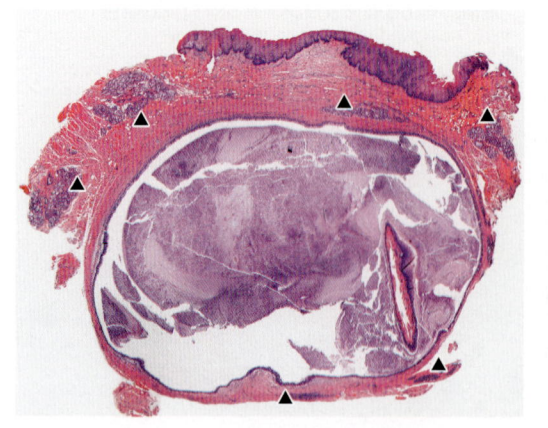

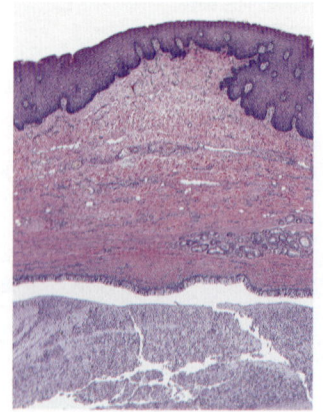

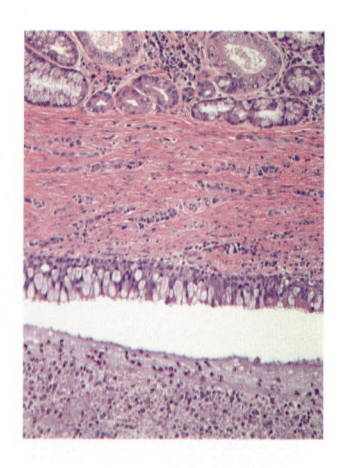

**頬粘膜下に生じた停滞型の粘膜嚢胞** 耳下腺乳頭の前上方に直径 12 mm 大の腫瘤形成を約 2 年前より自覚していた．粘液腺（▲）で囲まれた中に，多数の杯細胞を伴った線毛円柱上皮で裏装された停滞型の粘液嚢胞形成を認める．

## 粘液囊胞（粘液瘤）

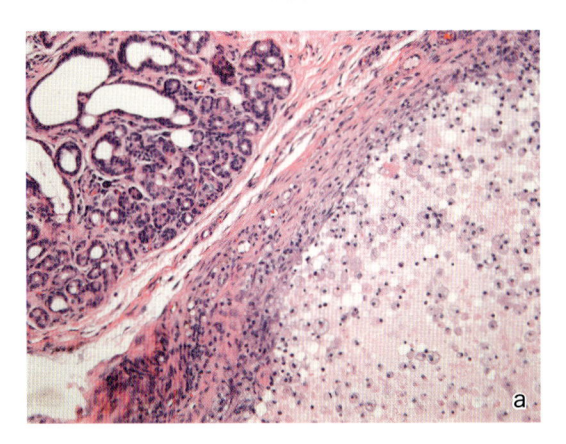

**貯留粘液周囲の小唾液腺組織の変化** 唾液の流出障害などが生じると，唾液腺組織にさまざまな変化が生じる．一般的には腺房部に影響が出やすく，腺房や近傍の小型導管拡張や破壊がさまざまな程度で認められる．破壊が進むと，拡張した導管のみが残存する．粘液囊胞に隣接して観察されたり（a），一緒に摘出された小唾液腺組織内で観察される（g：小葉間導管の著明な拡張も伴った例で，このまま大きく拡張すると停滞型の粘液囊胞とよばれる病態に進行する可能性も考えられる）．

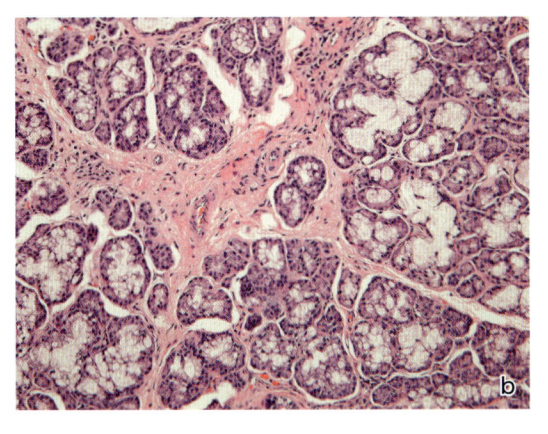

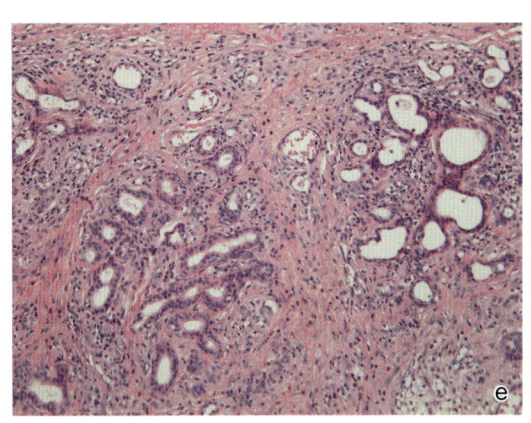

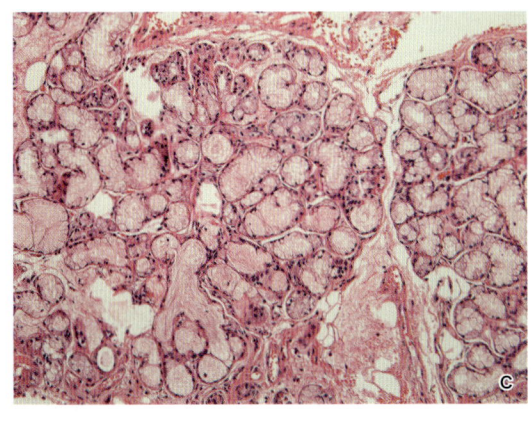

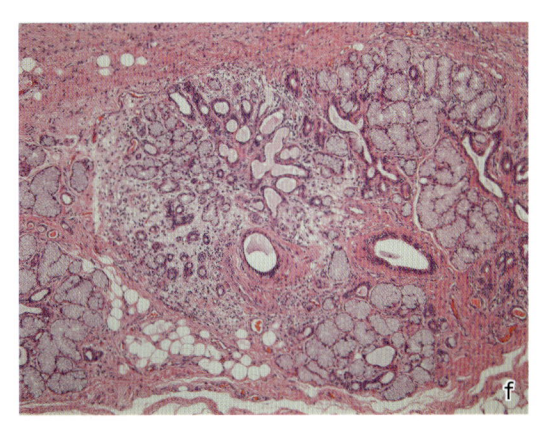

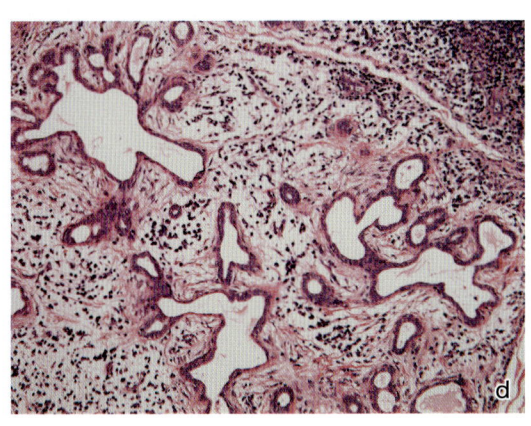

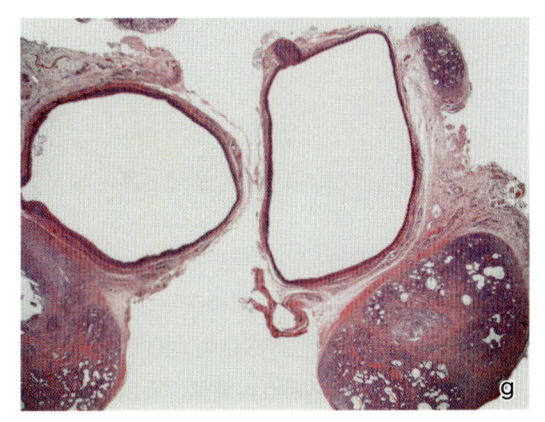

## 3 乳頭状嚢腺リンパ腫（Warthin 腫瘍）
papillary cystadenoma lymphomatosum（Warthin tumor）

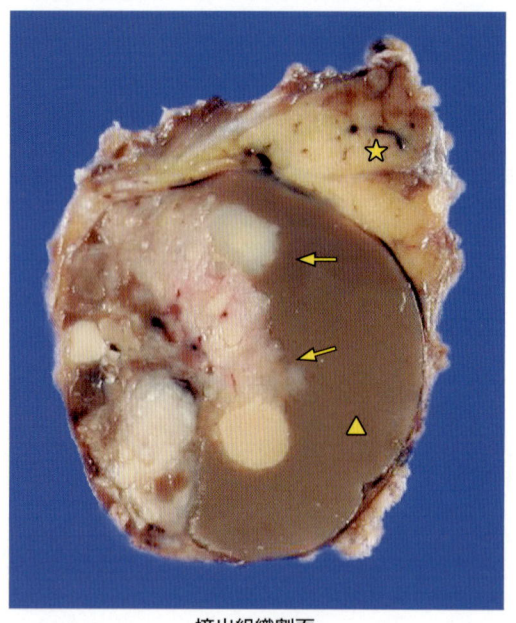

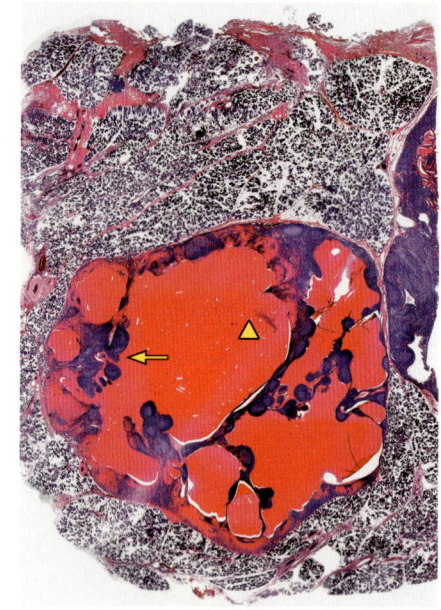

摘出組織割面　　　　　　　　　　　　　HE 染色

　摘出組織固定後の割面所見と HE 染色は別症例であるが，類似した特徴を呈している．耳下腺組織内（☆）で非常に境界明瞭な類円形病変として認識される．多量の内容物（△）を貯留し，嚢胞腔内には乳頭状突起が増殖している（矢印）．

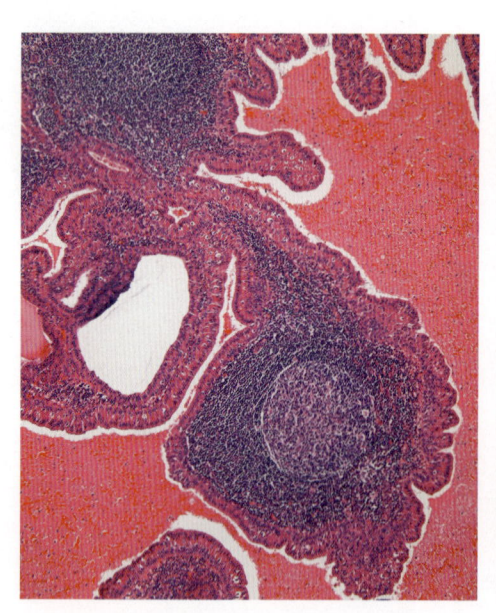

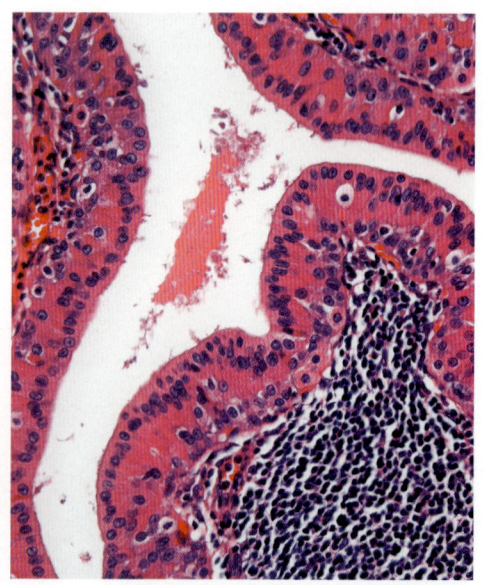

　好酸性の内容物を容れ，大型嚢胞状に拡張した腺腔の増殖が病変の主体である．腺腔は特徴的な二層性構造を示し，腺腔は，内側の円柱状と基底側の立方〜多角状の 2 種類のオンコサイト（好酸性膨大細胞）で構成される．間質は胚中心を伴ったリンパ濾胞で埋められている．Warthin 腫瘍は高齢男性の耳下腺に好発する．両側性に発生したり，喫煙との関係が指摘されるなど臨床所見も非常に特徴的である．

## 乳頭状嚢腺リンパ腫（Warthin 腫瘍）

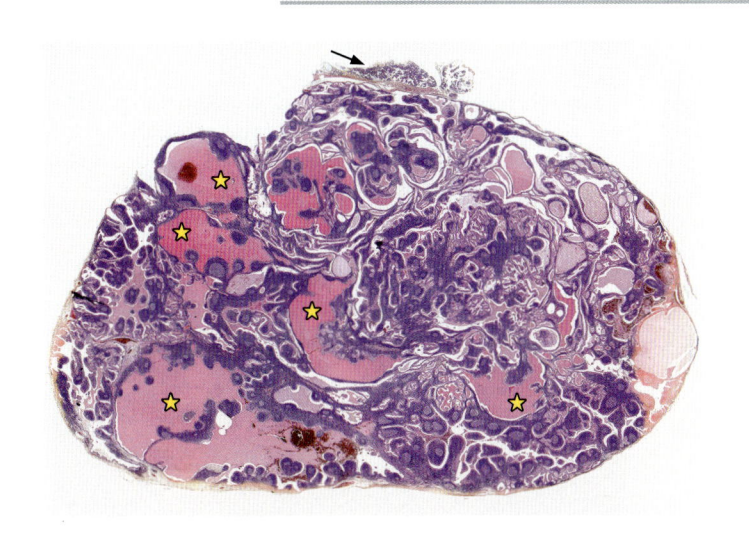

**被膜に沿って摘出された症例** 好酸性分泌物を容れ拡張した嚢胞腔（☆）と，内腔内に突出する乳頭状腺上皮および胚中心を伴った多数のリンパ濾胞が観察される（矢印：少量の耳下腺組織）．

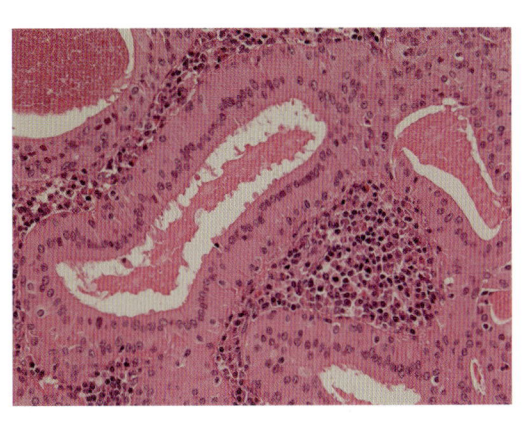

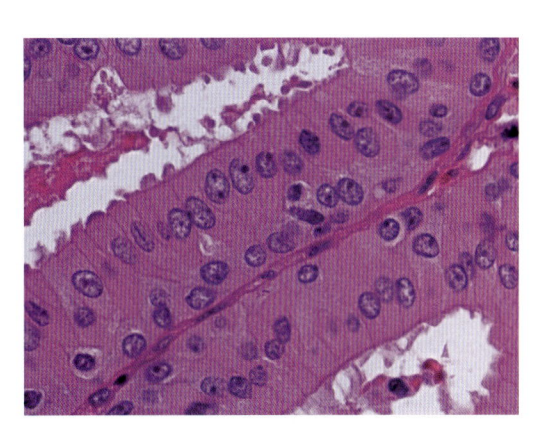

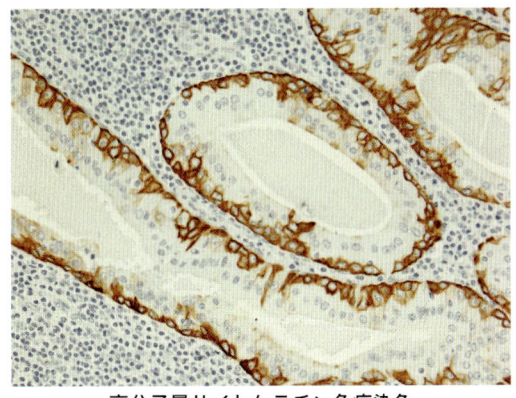

高分子量サイトケラチン免疫染色
基底側細胞のみ陽性を示す．

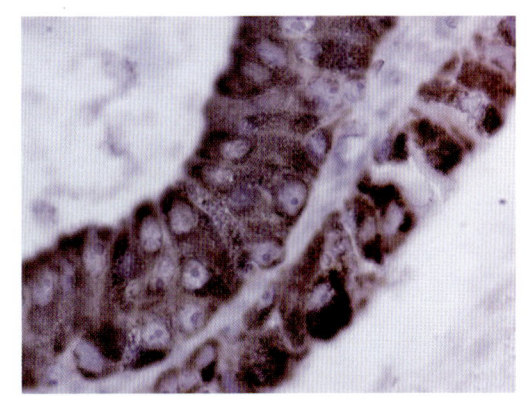

ミトコンドリア免疫染色
基底細胞，腺上皮細胞ともに強陽性を示す．

**円柱状（内腔側），立方〜多角状（基底側）の 2 種の細胞から構成される腺管** 大型嚢胞状ではなく，乳頭状増殖をしていない小型の腺腔も，二層性構造や細胞の特徴は共通である．乳頭状嚢腺リンパ腫という名称は長い名称だが，本疾患が乳頭状を呈しながら嚢胞状に拡張した腺管の増殖と，リンパ濾胞を伴った間質の増生からなる腫瘍であることを理解するのによい名称である．

## 4 多形(性)腺腫
pleomorphic adenoma

症例：20歳代，女性
経過：約1年半前より上顎左側切歯部歯肉から歯肉唇移行部に直径3〜4 mm大の可動性病変を認める．弾性硬で圧痛なし．線維腫の診断のもと摘出．周囲組織との癒着はなく，鈍的に剥離摘出

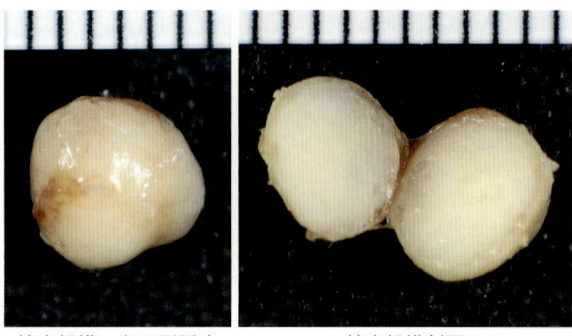

摘出組織：卵円形腫瘤
全周性に線維性被膜で被覆．割面は充実性で，黄色〜白色調

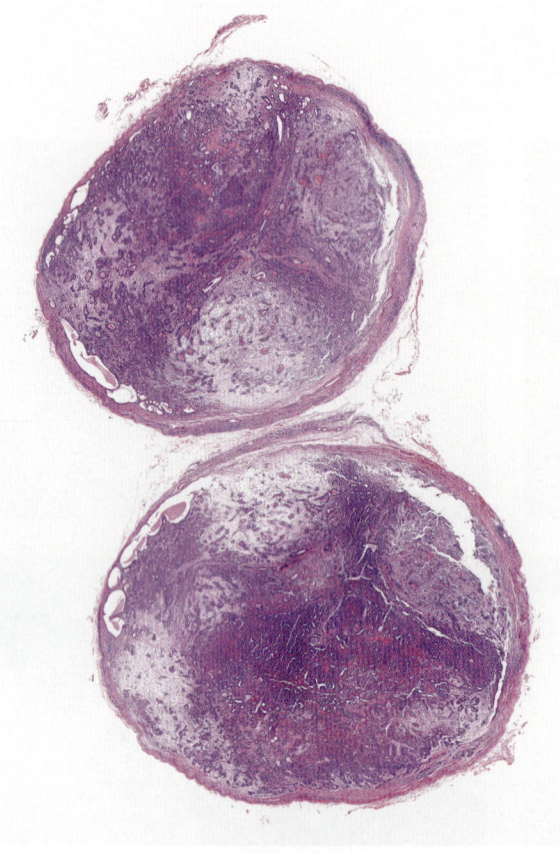

摘出組織割面

HE染色全体像

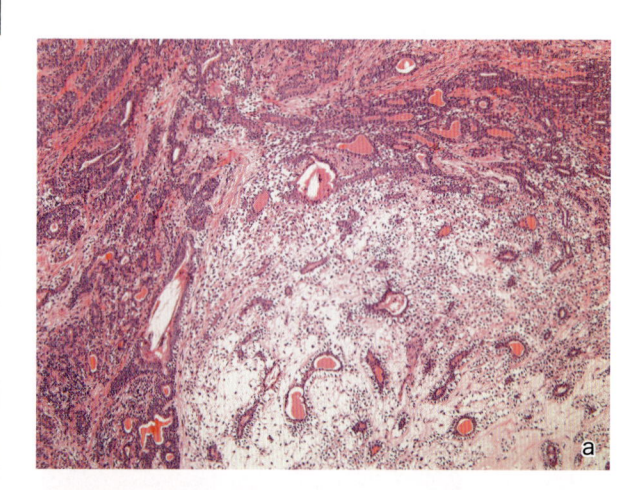

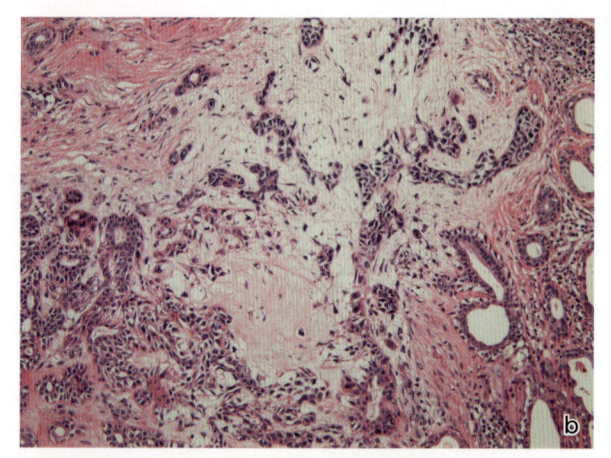

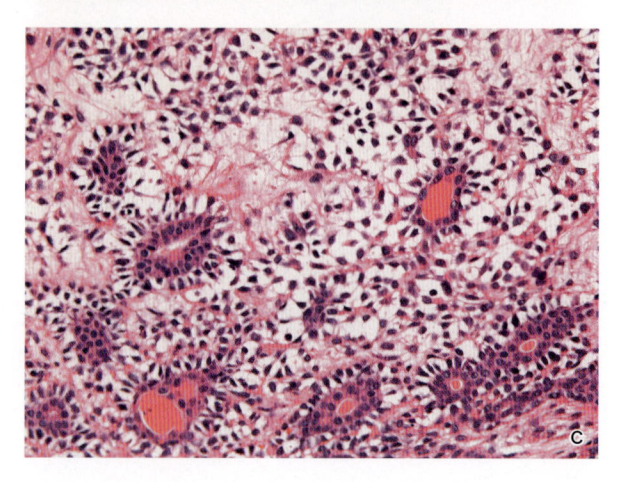

組織学的には，腺上皮と筋上皮からなる不規則な二層性腺管が多数増殖していた．二層性腺管の外側の筋上皮成分が，粘液腫様基質と混在する mixed appearance も観察された(c)．

142

## 多形(性)腺腫

症例：20歳代，女性
経過：10年前より自覚症状はないが，増大傾向を示す口蓋部腫瘤．1年前に近歯科医院にて切開処置を受けた．経過観察をつづけたが，さらに腫脹してきたため，歯科口腔外科医院を紹介受診．骨膜まで切開を加え，剥離摘出

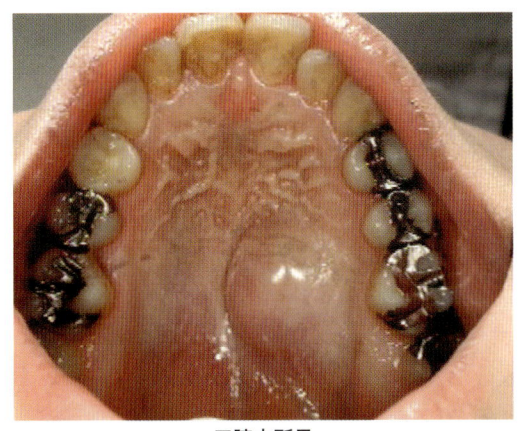

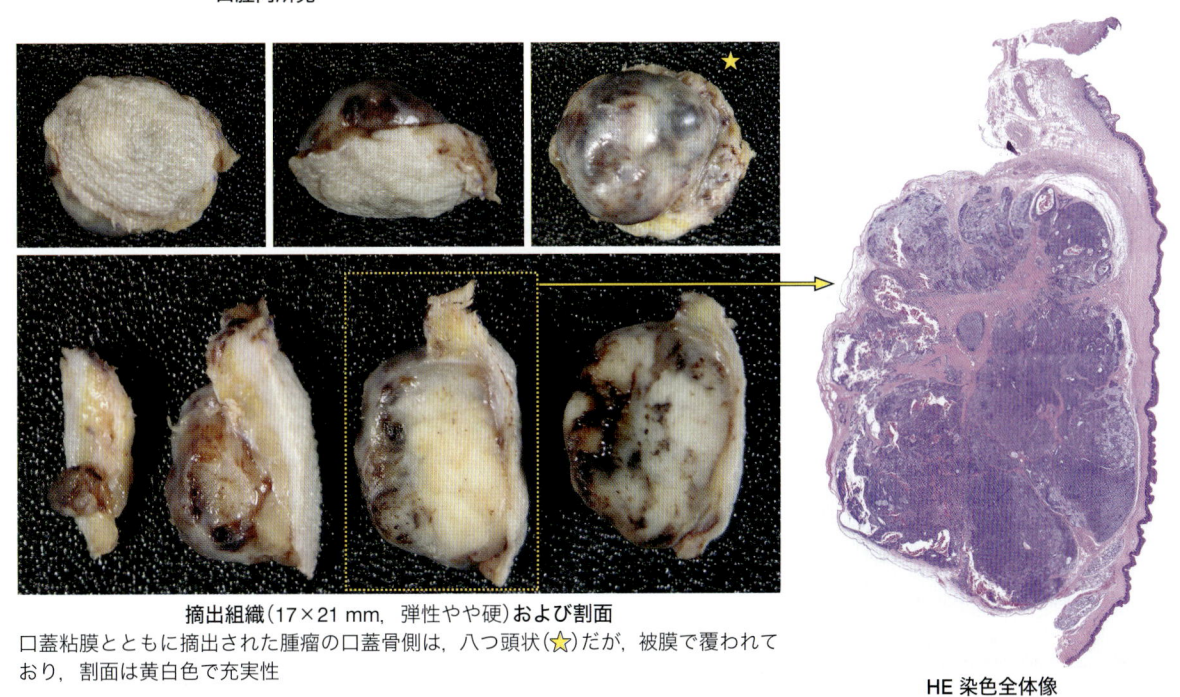

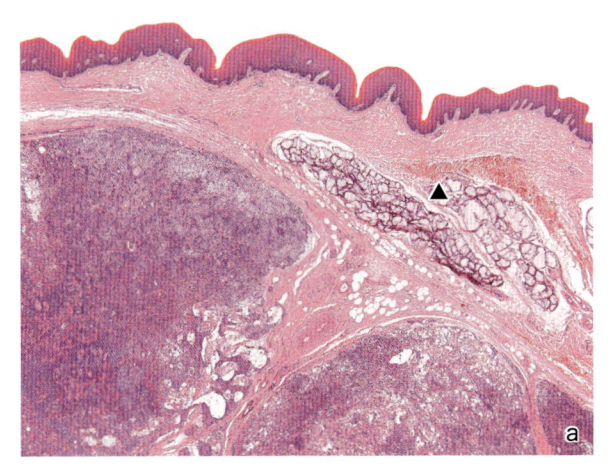

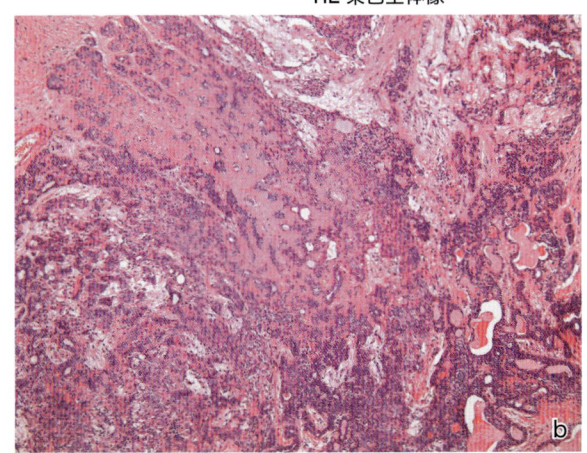

口腔内所見

摘出組織(17×21 mm，弾性やや硬)および割面
口蓋粘膜とともに摘出された腫瘤の口蓋骨側は，八つ頭状(☆)だが，被膜で覆われており，割面は黄白色で充実性

HE染色全体像

組織学的に粘膜側は被膜を欠いていた(小唾液腺例ではよくある所見，▲は口蓋腺)．不規則な二層性の小型腺管形成と，筋上皮の増生が目立つ(a, b)．

143

## 多形(性)腺腫

症例：20 歳代，男性

経過：15 年前より左側口蓋部の腫瘤を自覚．その後，近歯科医院で指摘されたが放置．偏頭痛を主訴に受診した脳外科からの紹介で歯科口腔外科医院受診．口蓋良性腫瘍の臨床診断のもと摘出術を施行．腫瘍周囲に電気メスで切開を加え，剝離摘出（骨癒着なし）．一部骨吸収著明で，鼻腔粘膜と交通があった．テルダーミス，軟膏ガーゼを置きタイオーバーとし，保護シーネを装着

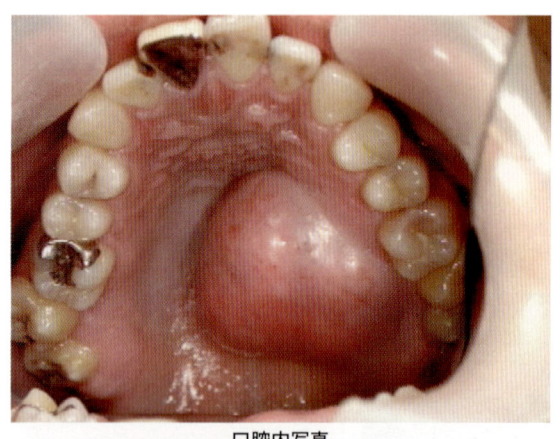

口腔内写真

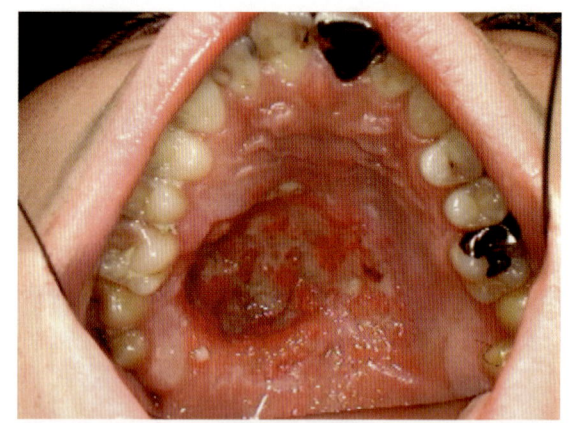

創面が肉芽組織化

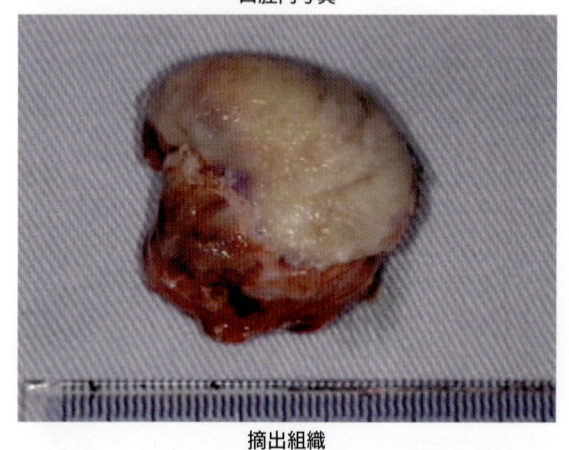

摘出組織
40×40×15 mm，表面正常粘膜色で，弾性やや硬

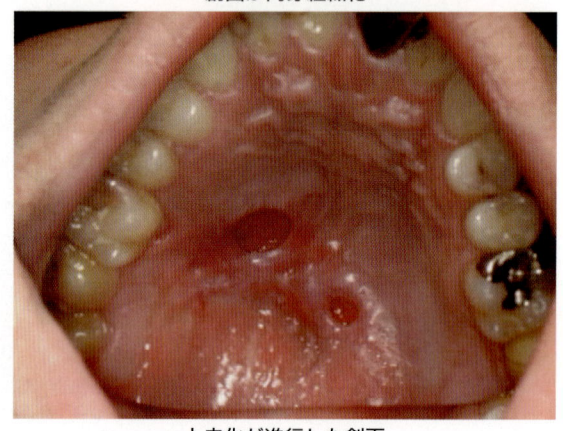

上皮化が進行した創面

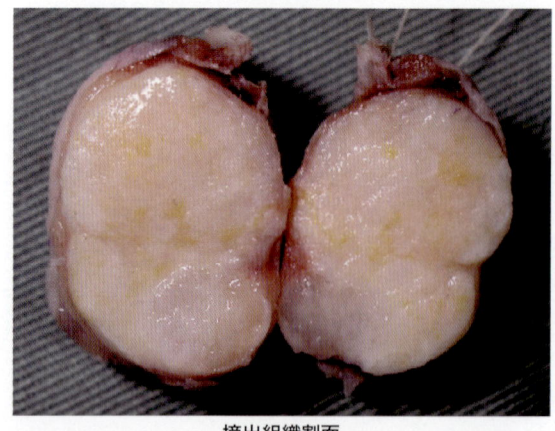

摘出組織割面

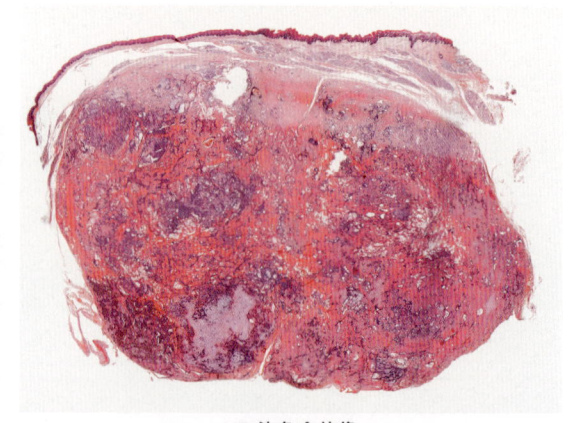

HE 染色全体像

　口蓋骨側の手術断端は被膜を有するが非常に薄く，腫瘍成分の露出が疑われる部位もあり，その点を臨床側に伝えた．

## 多形(性)腺腫

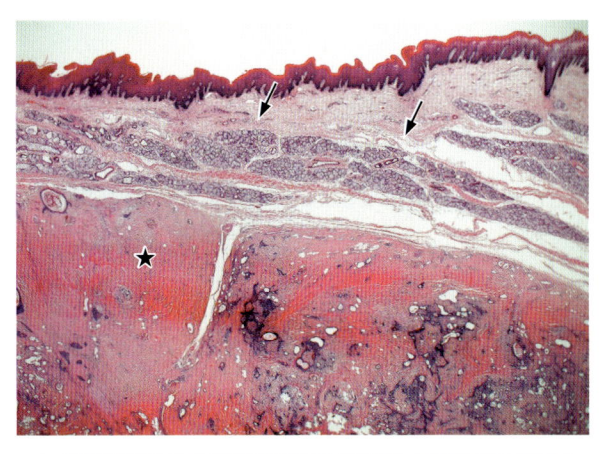

口蓋粘膜下の小唾液腺組織(矢印)と腫瘍領域(★)は, 薄い線維性結合組織で明瞭に区別される.

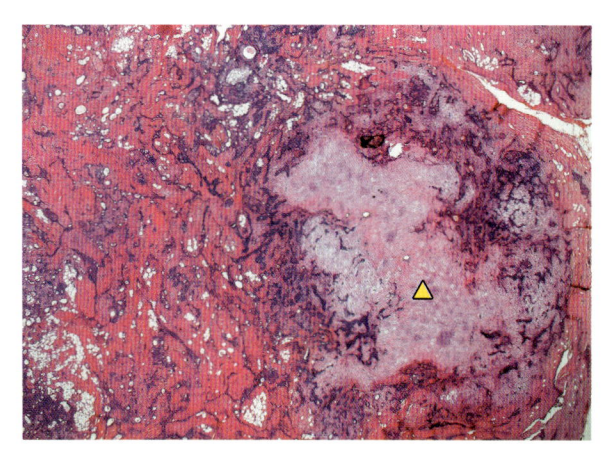

線維化, 硝子化の目立つ間質を背景に, 多彩な組織像が観察される. 一部に軟骨様の領域(△)もある.

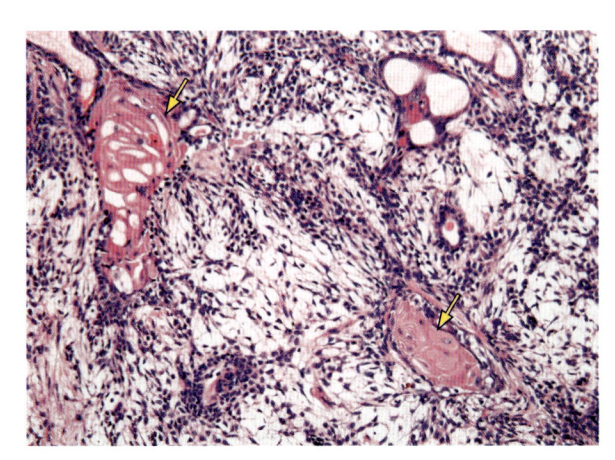

腫瘍性筋上皮細胞が粘液様成分と混在し, 腺管部では扁平上皮化生が観察された(矢印).

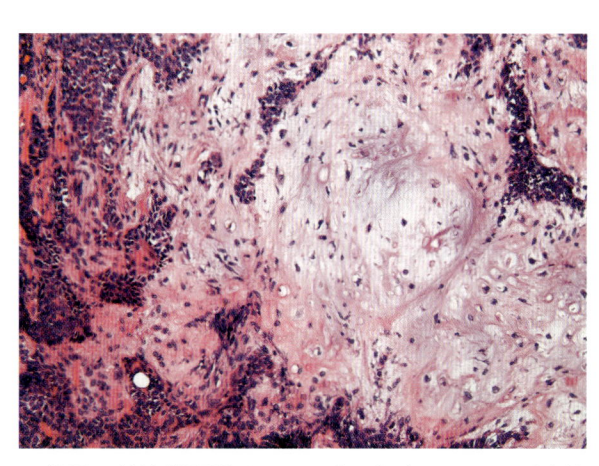

軟骨～粘液様間質は, その中に混在している腫瘍性筋上皮細胞が産生したもの(上皮性間質)と解釈される(よって本腫瘍は上皮性腫瘍である).

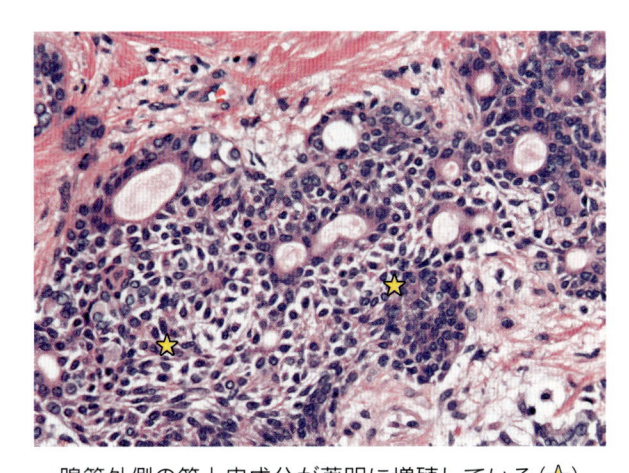

腺管外側の筋上皮成分が著明に増殖している(☆).

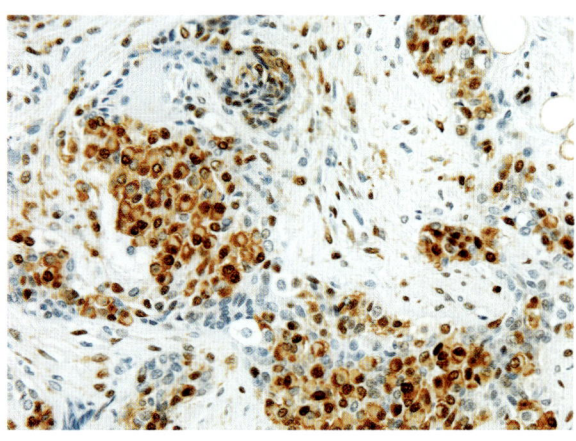

形質細胞様の形状を呈する筋上皮細胞が, S-100蛋白免疫染色に陽性を示す.

## 5 再発多形(性)腺腫，多形(性)腺腫由来癌
recurrent pleomorphic adenoma, carcinoma ex pleomorphic adenoma

**症例**：50歳代，男性，耳下腺に再発(術後約20年)

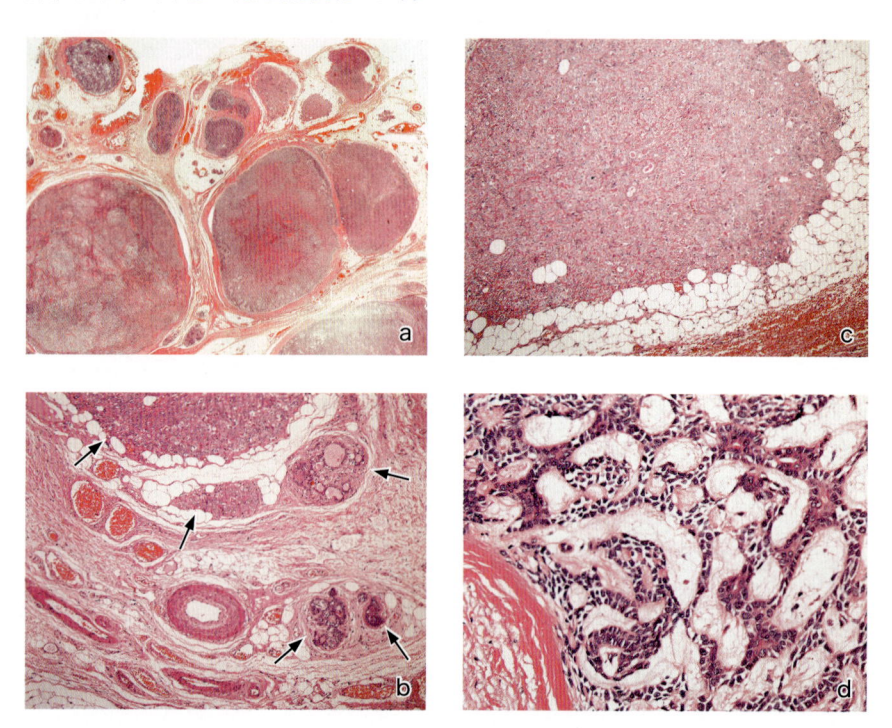

多結節性の病変が認められる(a)．大小多数の腫瘍胞巣(b矢印)が，被膜を有さず浸潤性増殖しているようにみえるが(c)，細胞に悪性所見はない(d)．顔面神経温存のため，術中被膜を傷つけ，術野に腫瘍細胞を播種させることなどが原因とされる(耳下腺例の再発が多い)．

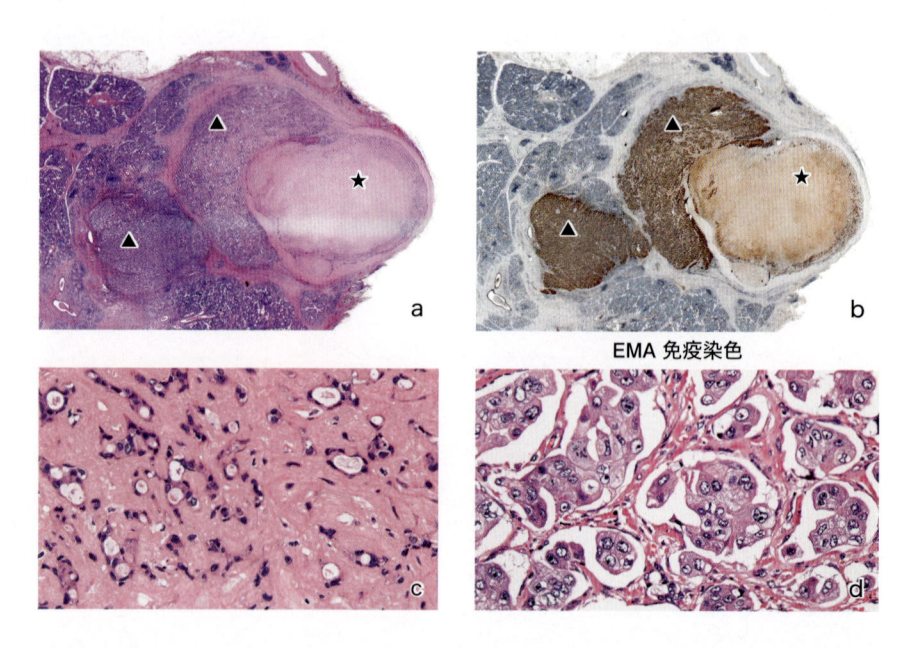

EMA 免疫染色

硝子化の著明な卵円形の顎下腺多形(性)腺腫(a★)の一部が悪性化し被膜外へ進展(b▲)した多形(性)腺腫由来癌である．癌腫成分は高悪性度の唾液腺導管癌(invasive micropapillary 亜型)であった．長期経過を得て悪性化する例が多く，多形(性)腺腫の成分が不明瞭な場合も多い．

## 6 腺様嚢胞癌
adenoid cystic carcinoma

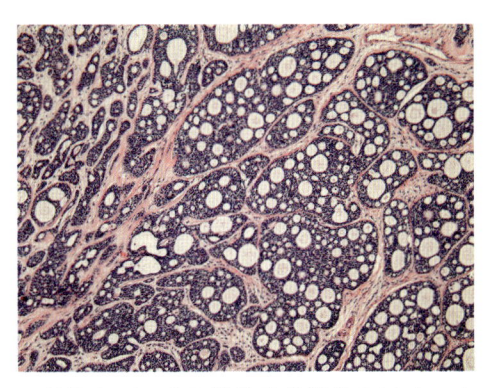

**比較的大型で密な篩状胞巣構造を呈する症例** レンコン状，スイスチーズ状，サラミ状などともよばれる．

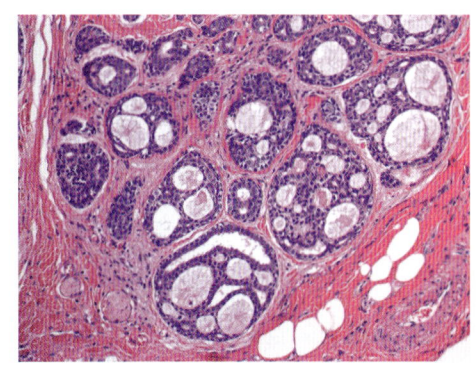

**篩状型の症例** 多数の偽腺腔(腺様)が，小嚢胞状に拡張している癌腫(＝腺様嚢胞癌)ということ．

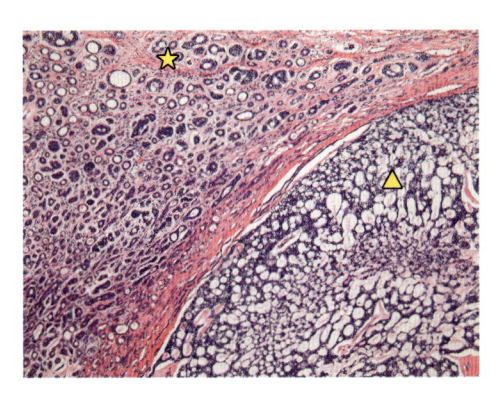

**腺管型(★)と篩状構造(▲)からなる症例** 同一症例内にさまざまなパターンが混在している場合も多い．

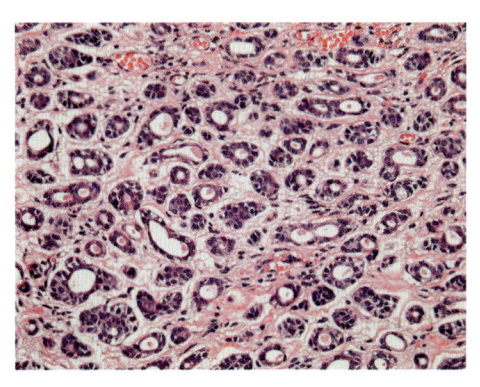

**管状型を主体とする領域** 好酸性で立方状の腺上皮と，その外周に細胞質が明るい腫瘍性筋上皮細胞からなる二層構造である．

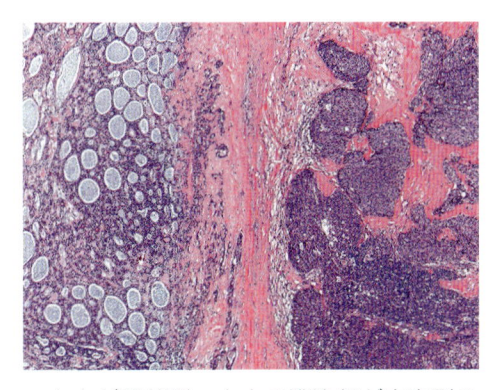

左方が篩状型，右方の濃染部が充実型の腺様嚢胞癌である．充実型のほうでは腺管構造が不明瞭で，この部位の所見だけで診断するのは困難である．

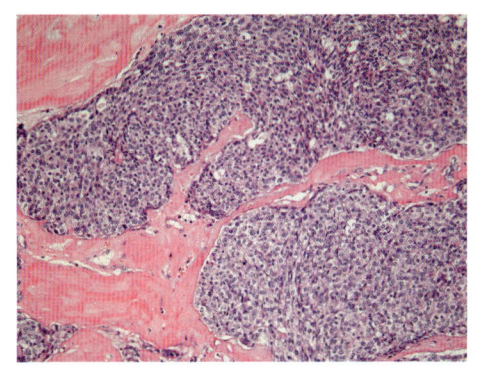

充実型には細胞異型が強い場合があり，このような充実型胞巣で構成される症例は悪性度が高いとされる．

## 腺様嚢胞癌

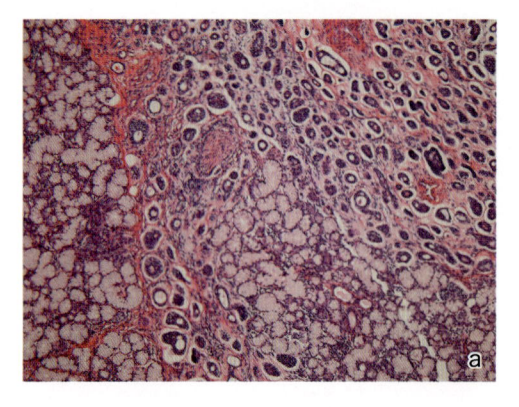

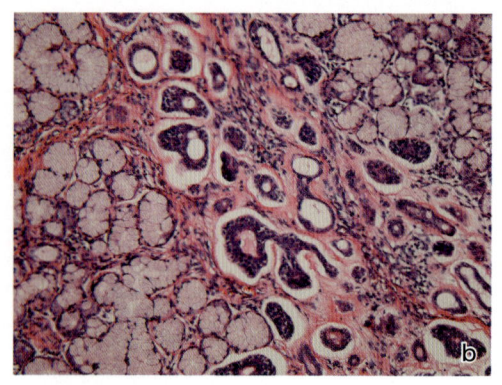

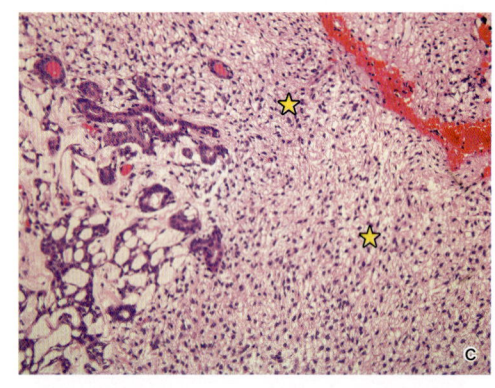

a, b は唾液腺組織内へ高度に浸潤増殖する管状型の腺様嚢胞癌症例である．組織侵襲性が強いことも本疾患の特徴である．まれに特定の組織パターンを呈さずに増殖する場合（c ☆）や，より高悪性の成分（組織型）に脱分化をきたす場合もある．

d～g はいずれも神経線維束（▲）への浸潤所見である．神経線維を伝って離れた部位へ浸潤することがある．

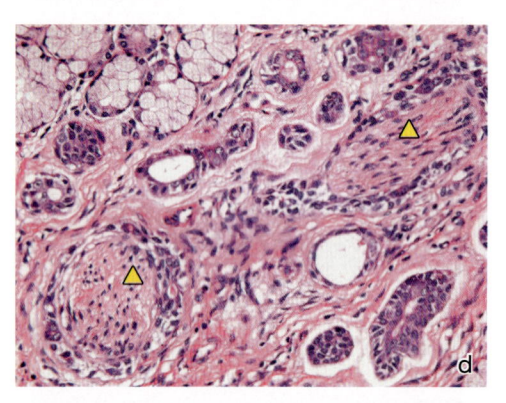

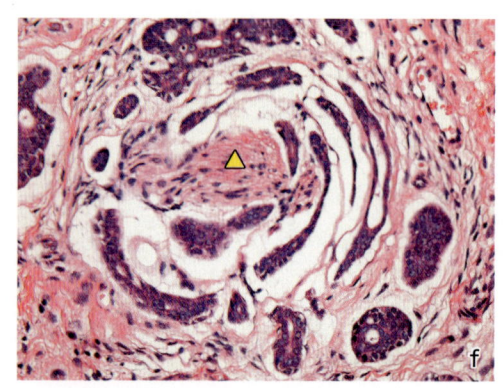

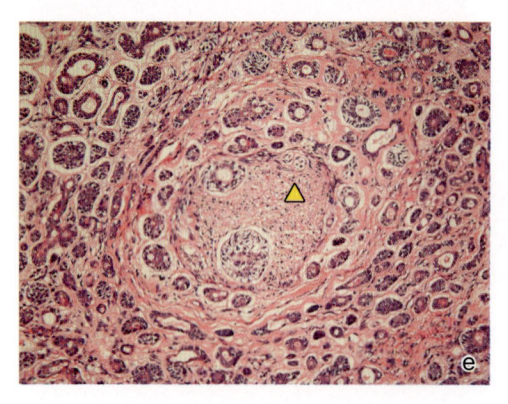

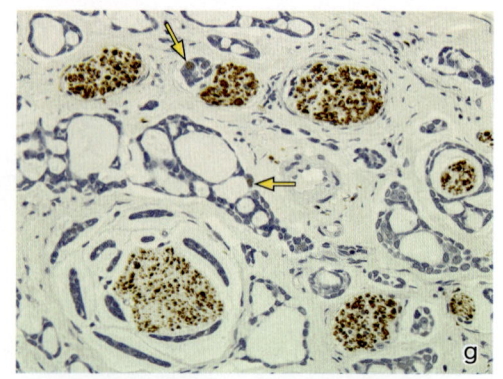

S-100 蛋白免疫染色：神経線維が強陽性を示す．
※腫瘍細胞（核）も陽性を示すことがある（矢印）．
（この視野では少ない）．

### 腺様嚢胞癌

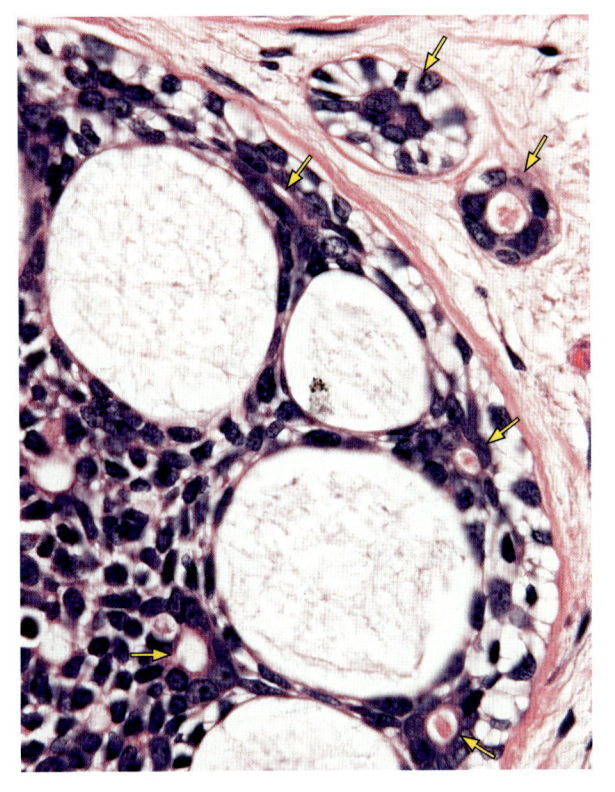

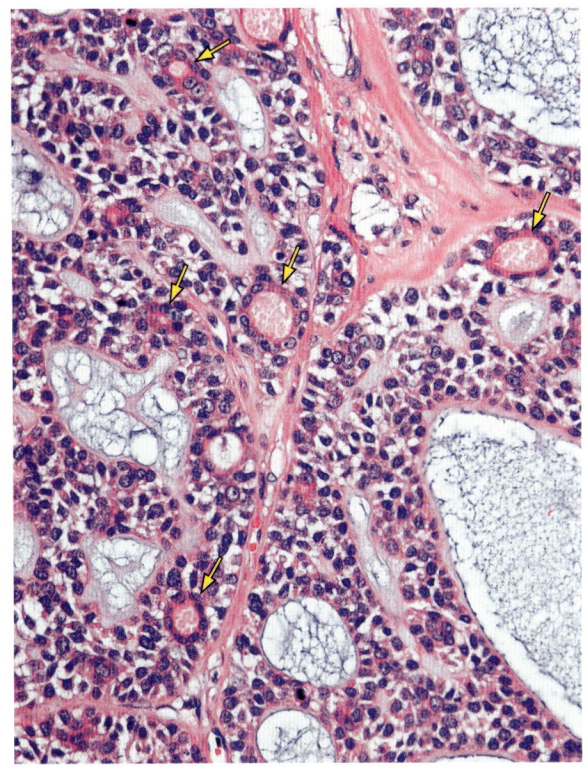

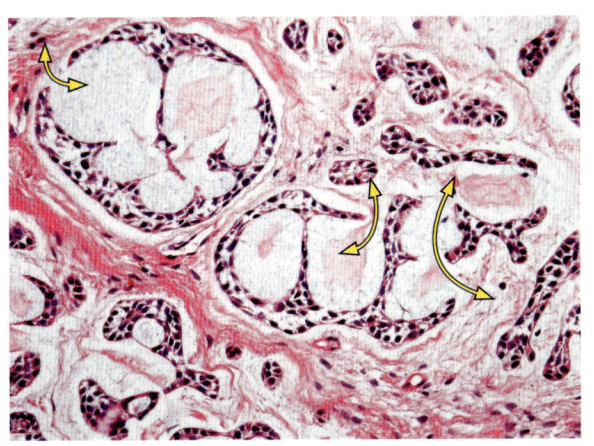

#### 篩状胞巣の構造

・真の腺腔（小型，少数）
→ 円形核，立方状，好酸性（大型）細胞
→ 腺上皮細胞で囲まれた小型腺管（矢印）
（腺管内に好酸性内分泌）

・偽腺腔（中〜大型，大多数）
→ 角張った好塩基性の核，明細胞
→ 腫瘍性筋上皮細胞で囲まれ，拡張した嚢胞様腔，偽腺腔が外の間質と連続している（両矢印）．

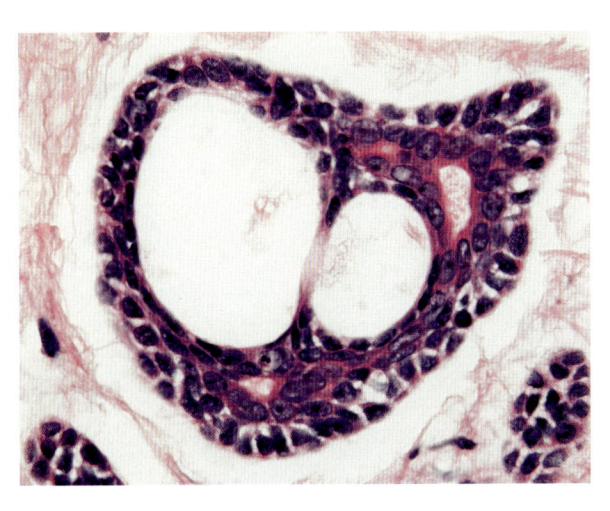

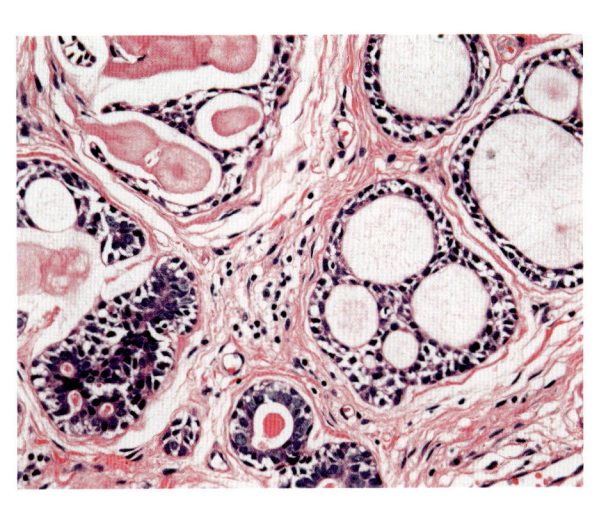

6 唾液腺疾患

149

# 7 粘表皮癌
mucoepidermoid carcinoma

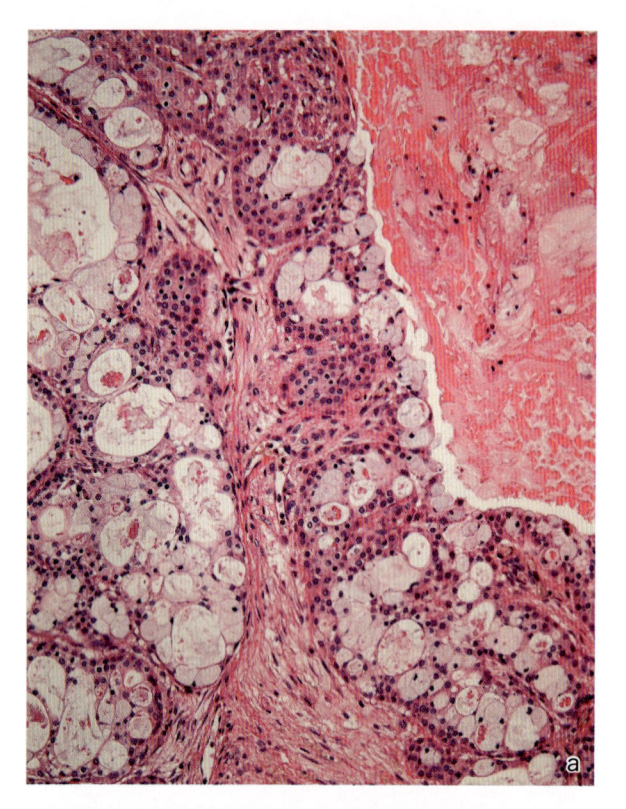

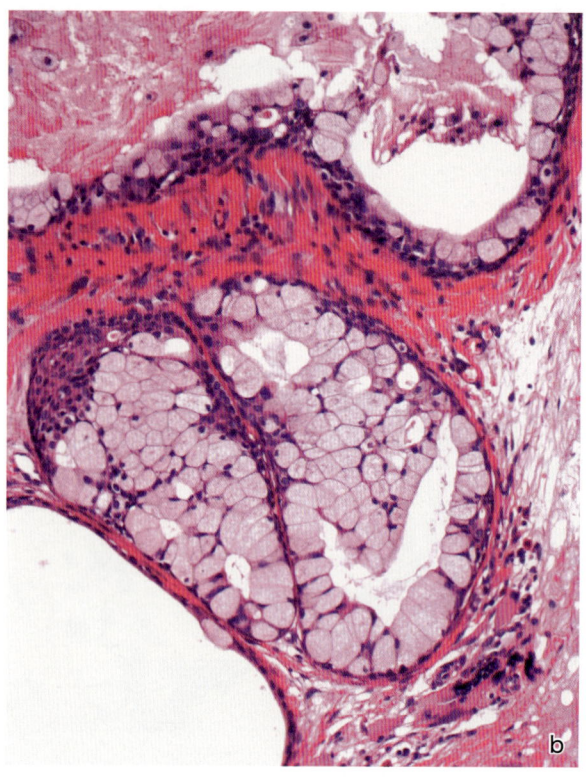

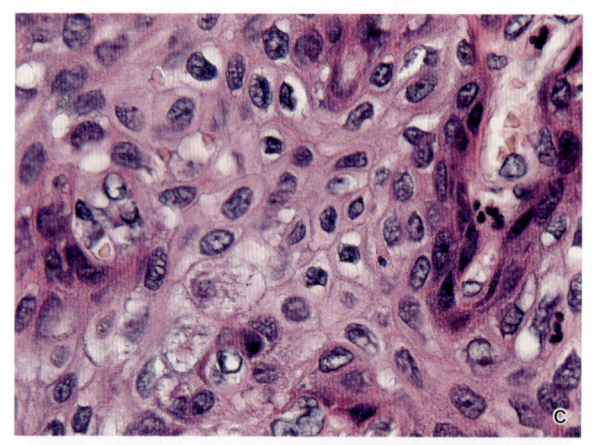

低悪性度の粘表皮癌は，その名のとおり，豊富な杯細胞様の粘液産生細胞と表皮（扁平上皮）および細胞質の乏しい中間型細胞から構成される癌腫である．

粘液産生細胞，扁平上皮への高い分化を呈する高分化型の粘表皮癌であり，a, b のように大型囊胞状を呈する例が比較的多い．多稜形で細胞質が豊富な扁平上皮様細胞（c）や細胞質が乏しく小型で未分化な中間型細胞（d）がさまざまな割合で観察される．e では 3 種の細胞が認められる（ただし一番小型で濃染しているのは形質細胞）．

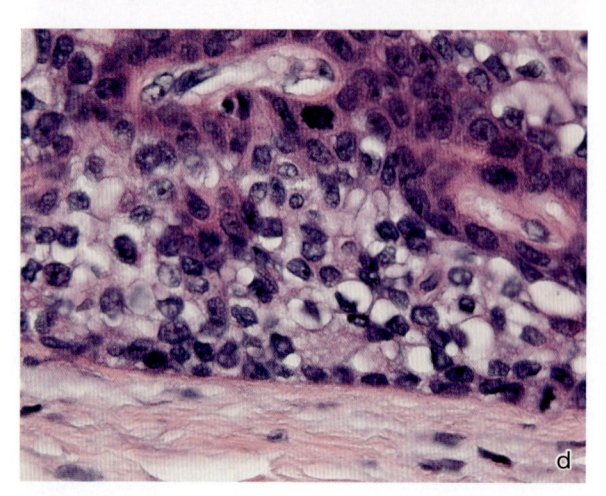

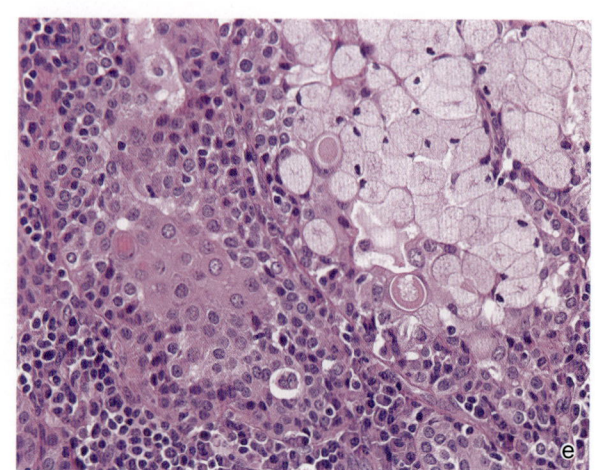

150

## 粘表皮癌

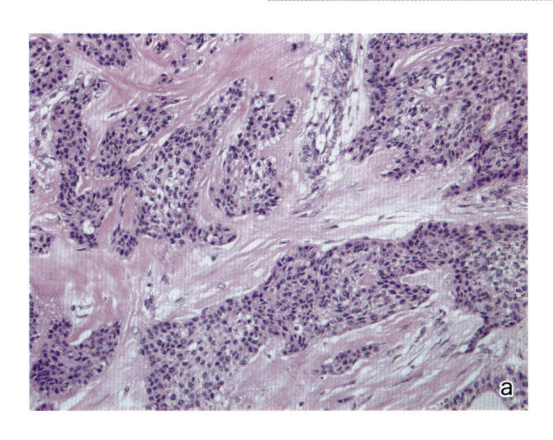

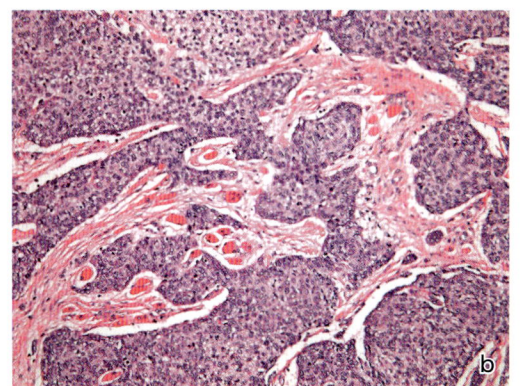

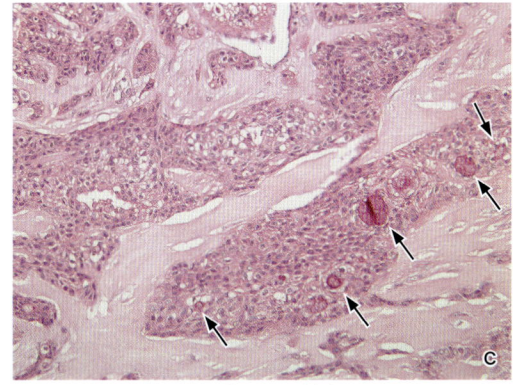

ムチカルミン染色

低分化型（高悪性度）の粘表皮癌は，前ページの高分化型のものと比べると，明瞭な杯細胞様粘液細胞の集簇や腺管構造はみられず，低分化型の扁平上皮癌との鑑別が必要である（a, b）．扁平上皮癌との鑑別には，ムチカルミン染色などで，粘液の存在を証明する（c 矢印）．実際は，それ以外のいくつかの項目もスコア化し，grade 分類している．

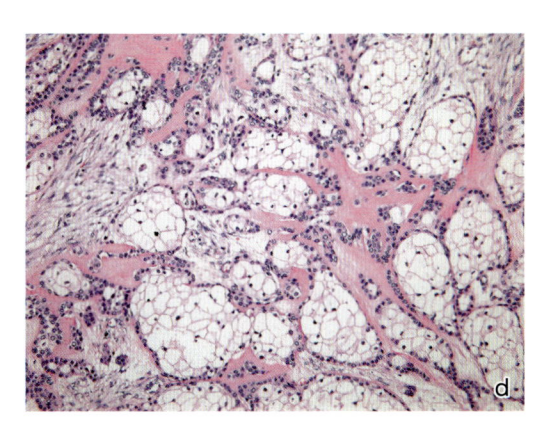

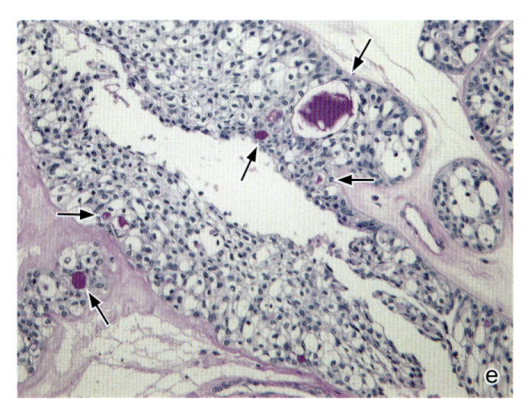

ジアスターゼ消化処理後の PAS 染色

細胞質内に多量に蓄積したグリコーゲンが標本作成時に溶出するために，明細胞として粘表皮癌の一部にみられることがよくある．この細胞が主体をなす症例が明細胞型粘表皮癌である．PAS 染色では残留グリコーゲンと粘液成分ともに染色されるが，ジアスターゼ消化処理後の PAS 染色ではグリコーゲン部は消化されて染色されず，粘液成分のみが染まる（e 矢印）．

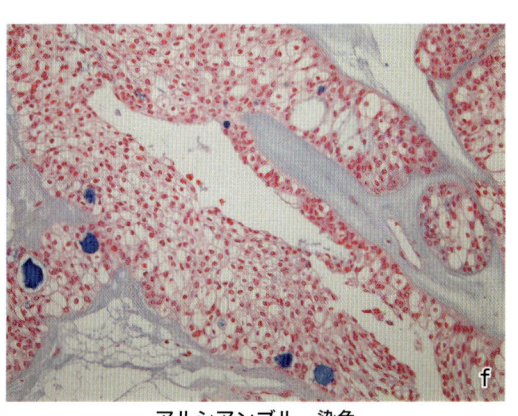

アルシアンブルー染色

## 粘表皮癌

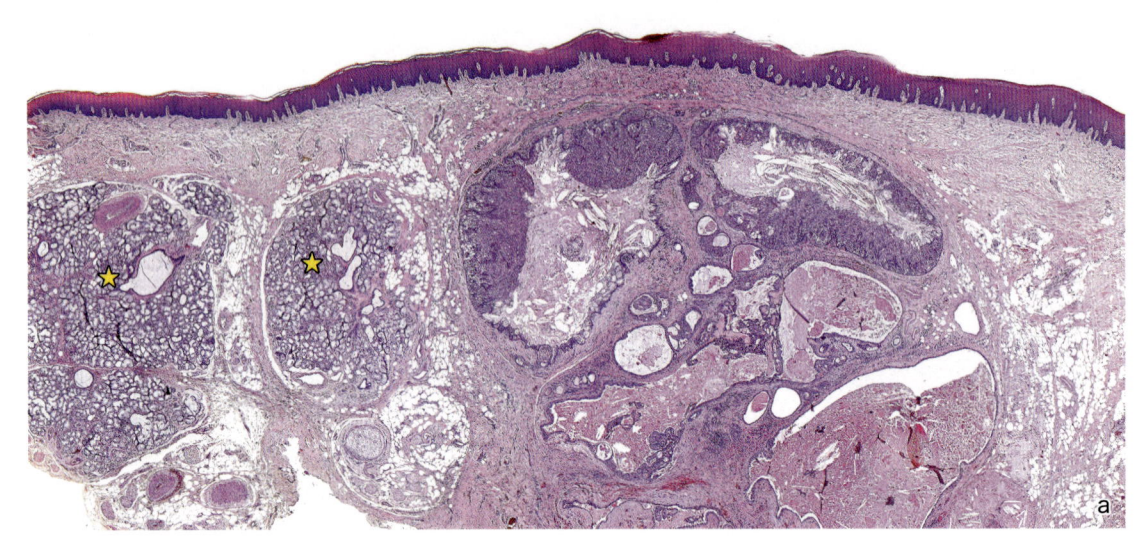

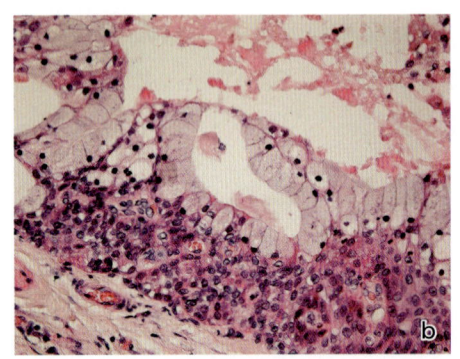

　上顎大臼歯相当部口蓋粘膜下に生じた直径約 2 cm 大の腫瘤状病変．腫瘍表層は正常の口腔粘膜で被覆され，潰瘍形成は認めない．粘膜下では被膜を有さず，口蓋腺組織（⭐）に接するように大型胞巣が浸潤増殖している．

　腫瘍実質は，多数の杯細胞様細胞，中間型細胞と少量の扁平上皮から構成される，低悪性度の粘表皮癌であった．

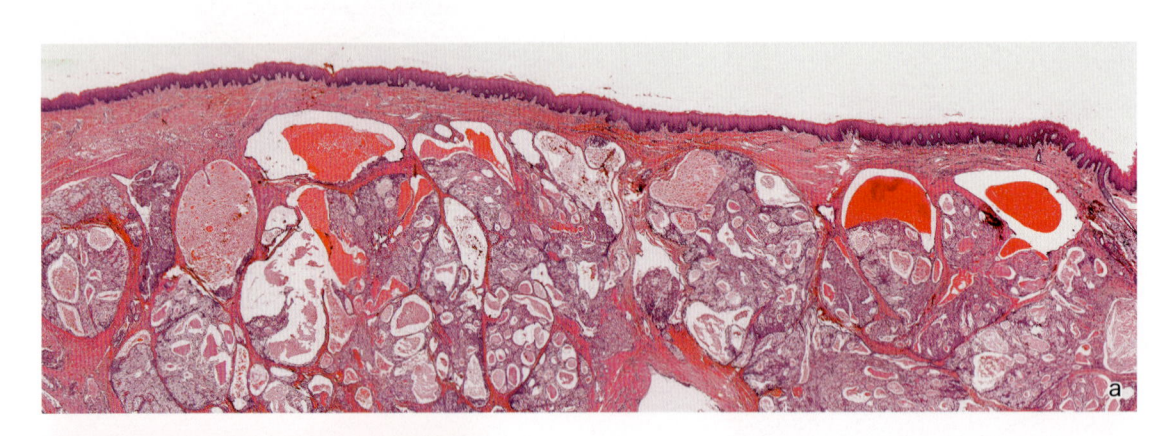

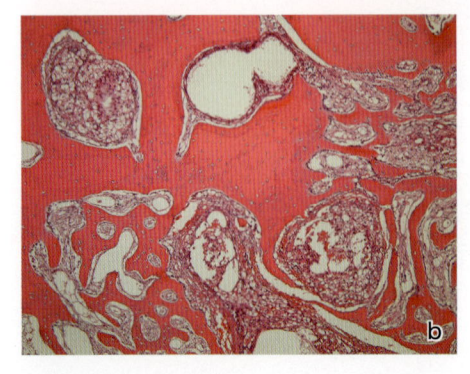

症例：20 歳代，女性
経過：約 7 年前より口蓋の腫瘤に気づいていたが無痛性のため放置．歯科治療時に指摘され，多形（性）腺腫の臨床診断のもと摘出術を施行．術中，口蓋骨との癒着があり，骨浸潤を疑い骨削を行った．一部上顎洞底に穿孔し，小腫瘤を形成するように腫瘍組織が露出していた．

　粘膜上皮直下から，口蓋骨内（b）まで高度に浸潤する明細胞主体の粘表皮癌であった．粘表皮癌は若年者での発生例が，ほかの唾液腺悪性腫瘍に比べて多い．

152

## 8　腺房細胞癌
acinic cell carcinoma

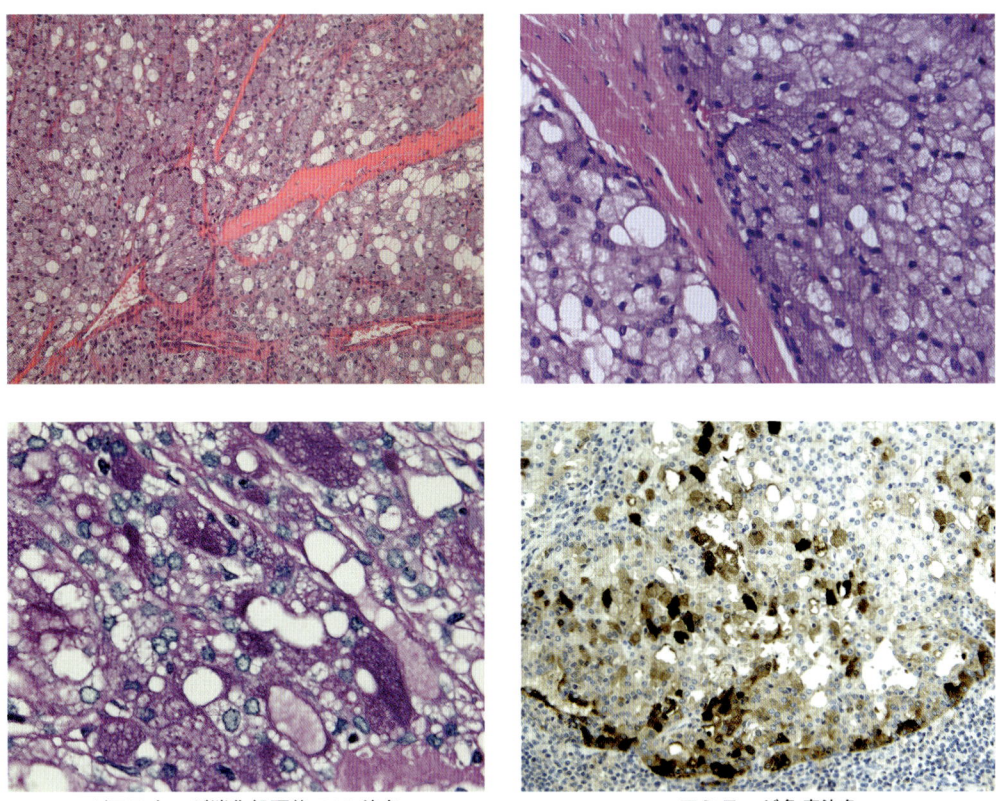

ジアスターゼ消化処理後 PAS 染色　　αアミラーゼ免疫染色

　その名称のごとく，漿液腺の腺房に類似した腫瘍細胞の充実性増殖による低悪性度の唾液腺悪性腫瘍である．腫瘍細胞は，空胞状を示すものも多く，ジアスターゼ消化処理後 PAS 染色に陽性の顆粒を有する．αアミラーゼ免疫染色などで陽性を示す症例もある（特異的ではない：陽性であれば診断に有効だが，陰性症例も多い）．

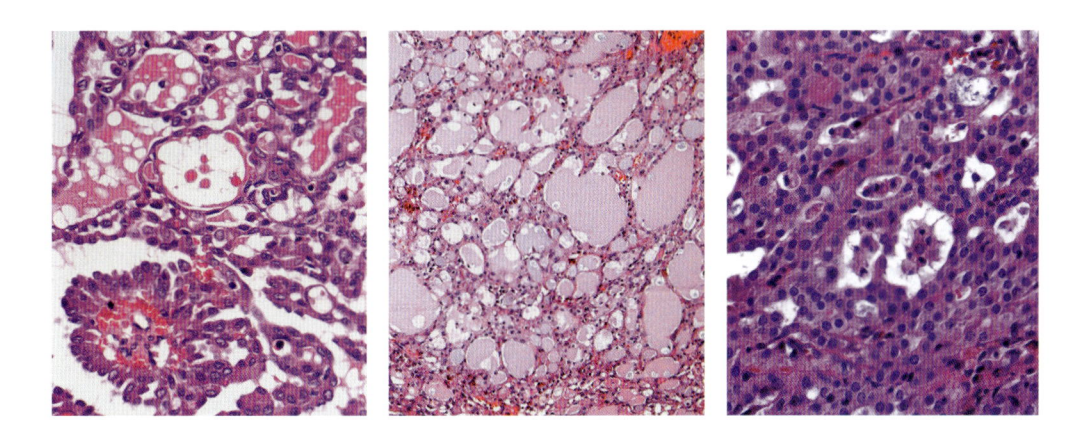

　現在，学生教育レベルでは上記の腺房様細胞からなる充実型のみを扱うことが多い．しかし実際の本腫瘍は細胞型，増殖様式ともに非常に多彩な腫瘍型で，微小嚢胞型，濾胞型，乳頭状嚢胞型，介在部導管型などがあり，診断に苦慮する場合もある．腺房・介在部導管（筋上皮細胞）の終末部ユニットへの分化傾向を示す腫瘍と解釈されている．

# 7 その他

## 1 症例観察中に認められたさまざまな細胞

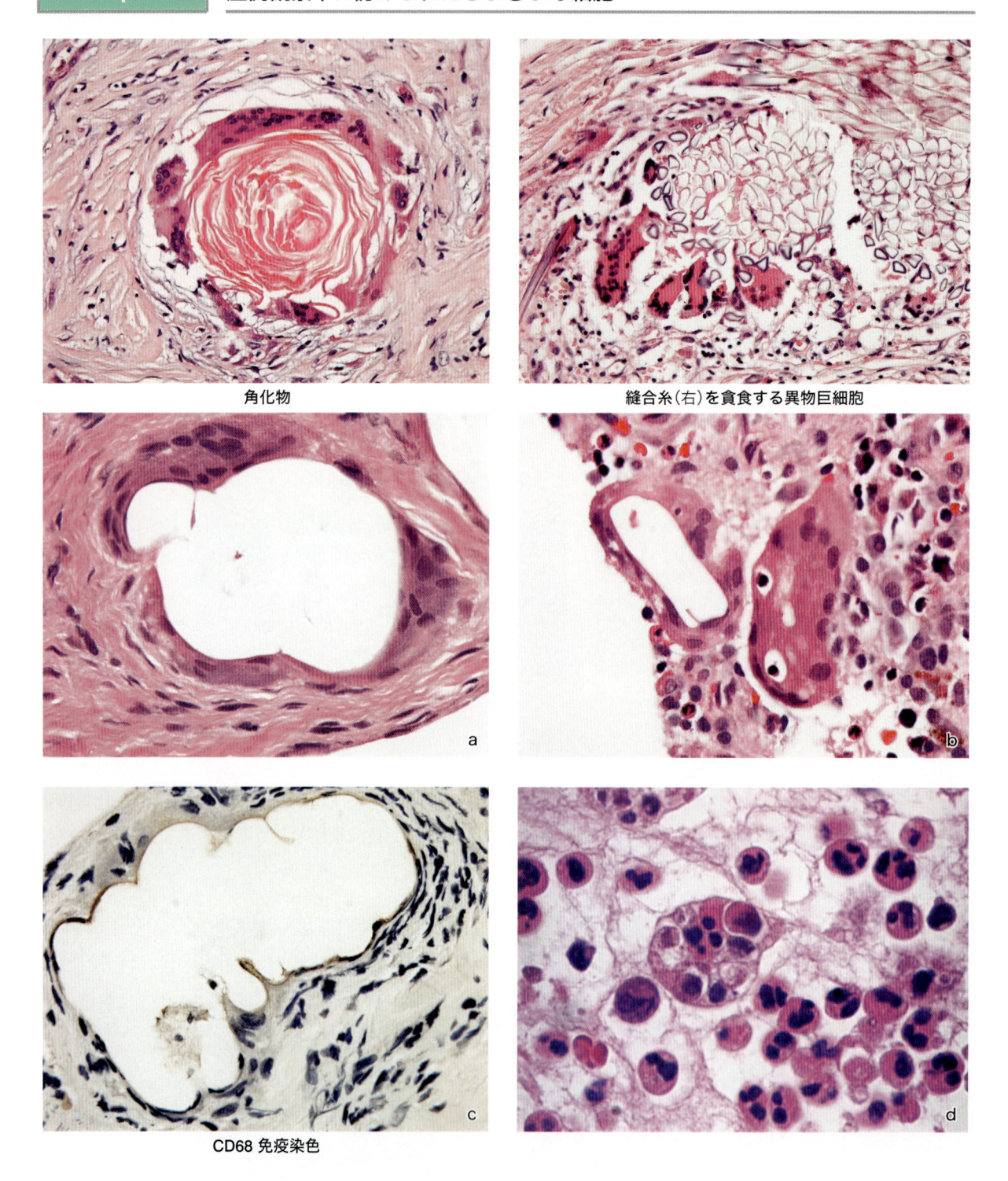

角化物

縫合糸（右）を貪食する異物巨細胞

a

b

CD68 免疫染色

c

d

　根尖部肉芽組織中に認められた根管治療剤（白く抜けた部位）を囲んで処理する異物巨細胞（a, b）．形態的には不明瞭だが，マクロファージ系の細胞（異物巨細胞）が異物を薄く取り囲んでいる（c）．細菌レベルの異物は好中球が，好中球が貪食できない大きさの異物はマクロファージが貪食して処理する（d, 壊死した好中球も貪食）．さらに大型の異物を処理する場合は，処理後の修復も必要となるので，細胞単位ではなく，肉芽組織というチームで処理にあたる．

## 症例観察中に認められたさまざまな細胞

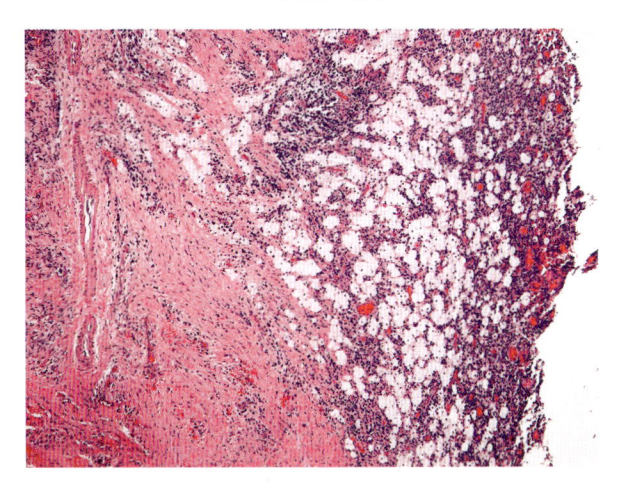

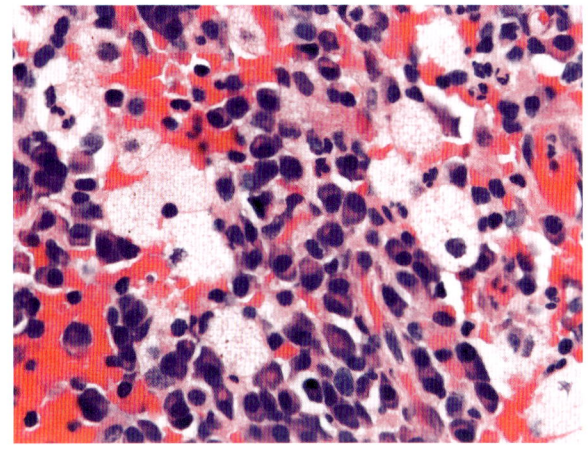

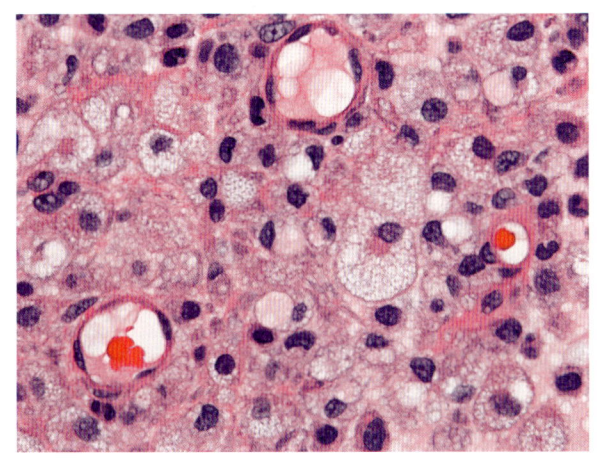

マクロファージはさまざまなものを貪食する．貪食し細胞質内に貯ったものによって，色調・形状なども異なってくる．そのため何処で？　どんなときに？　何を？　貪食したかによって名称も異なってくる（塵埃細胞，心不全細胞，メラノファージ，泡沫細胞，類上皮細胞など）．写真は，歯根肉芽腫や，粘液嚢胞でよく観察される泡沫細胞である．

赤血球の形状が不明瞭なほど充血した毛細血管．血管内外に多数の好中球が認められる．血管内の好中球は壁着し，一部は血管外に遊出，遊走しようとしている？　血管周囲は水腫状で，好中球の滲出前に，すでに血漿成分が滲出したと考えられる（滲出性炎の順番を思い出して欲しい）．

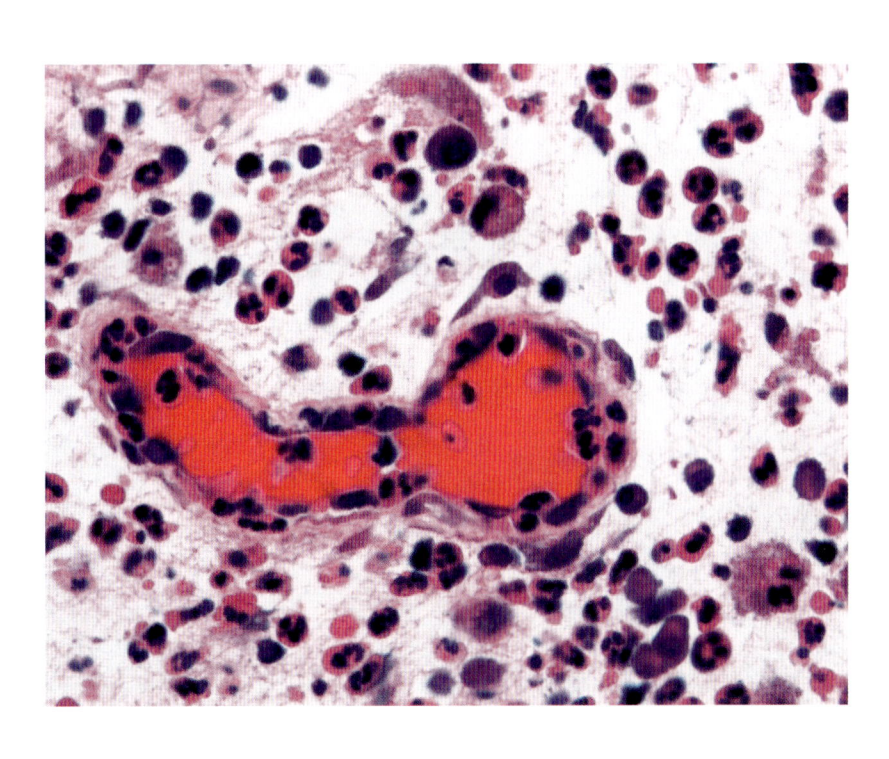

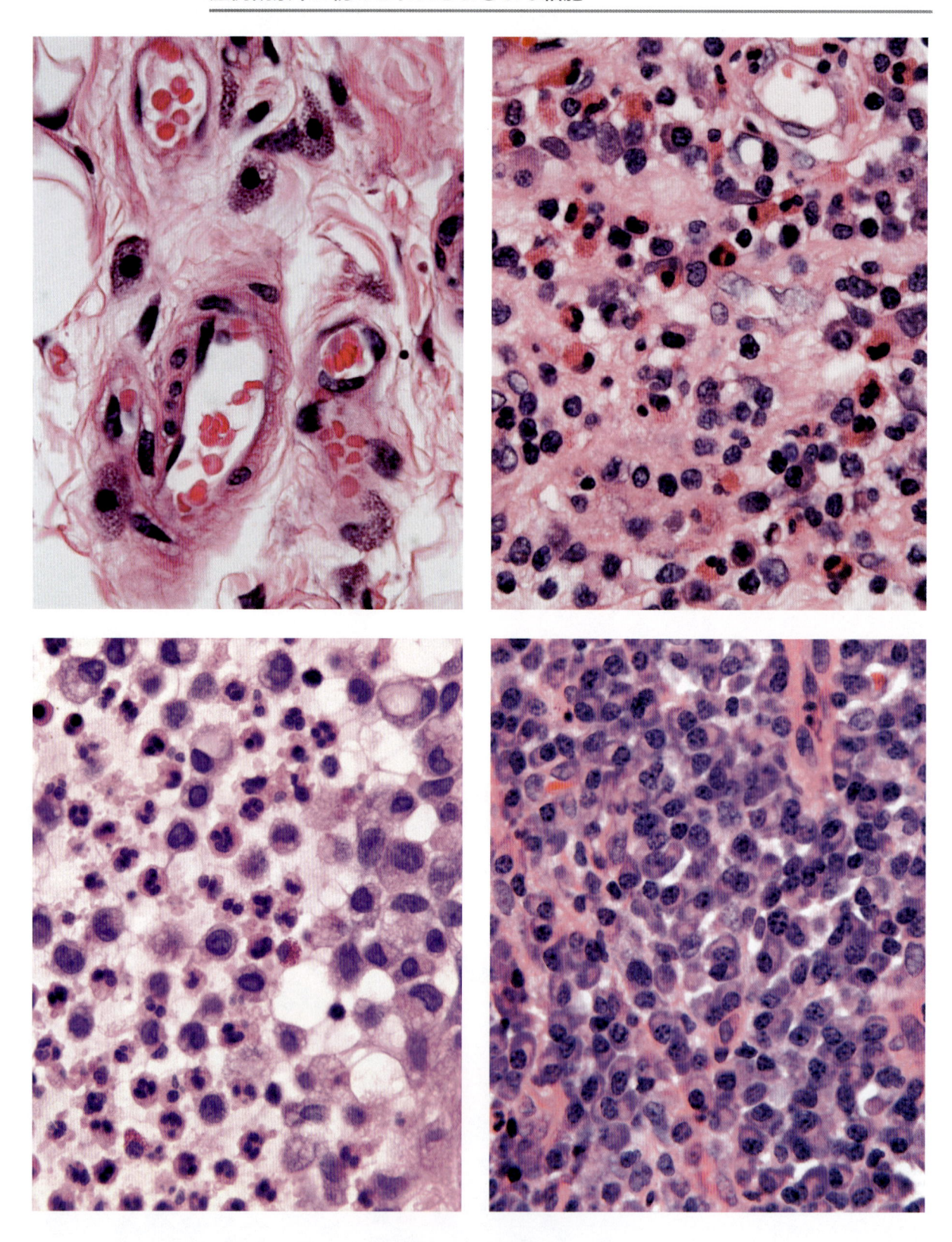

## 症例観察中に認められたさまざまな細胞

好中球，好酸球，肥満細胞，形質細胞，大食細胞（マクロファージ）など．
それぞれの形態的特徴，機能などを再確認のこと．

## 症例観察中に認められたさまざまな細胞

**活動期の骨芽細胞（＋骨細胞）**

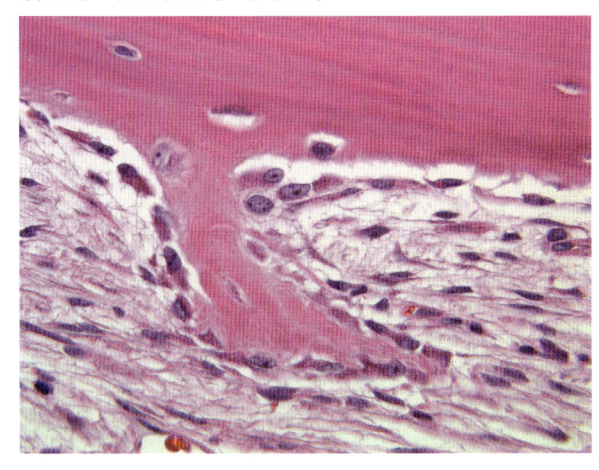

**ハウシップ窩内の破骨細胞**

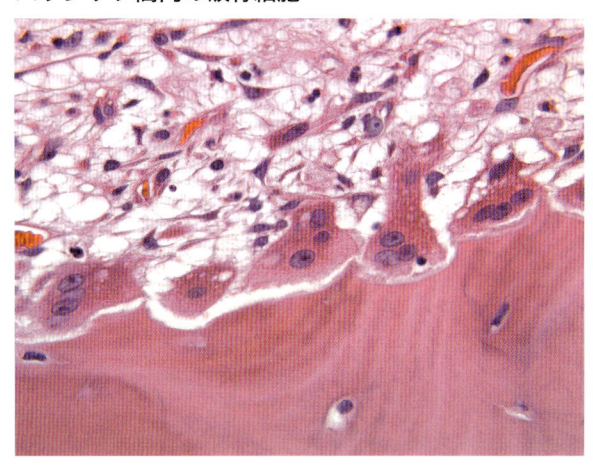

**破歯細胞（セメント質吸収）**

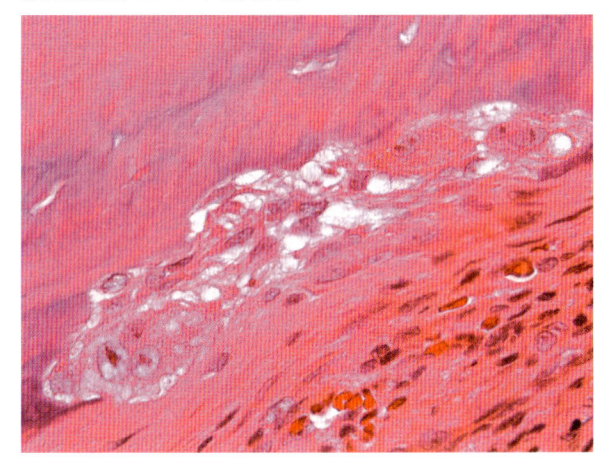

**破歯細胞（根尖性歯周炎）**

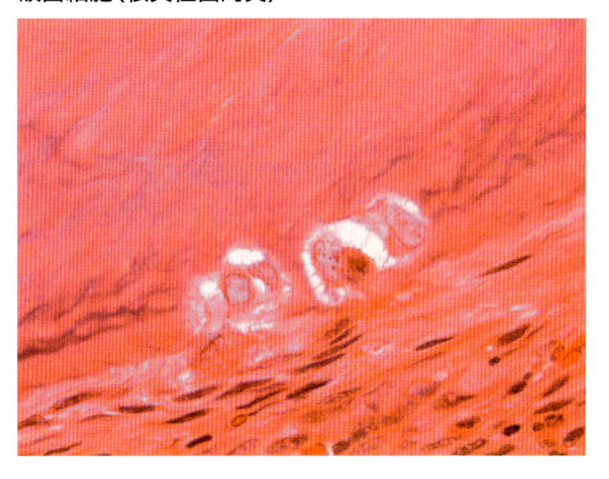

**破歯細胞**：自然脱落した乳歯から掻爬した歯髄組織を観察

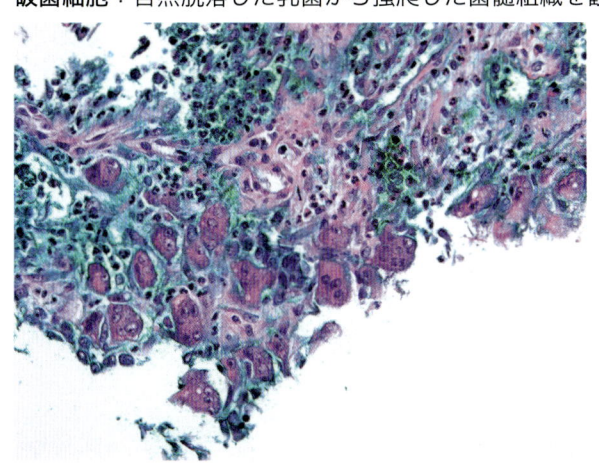

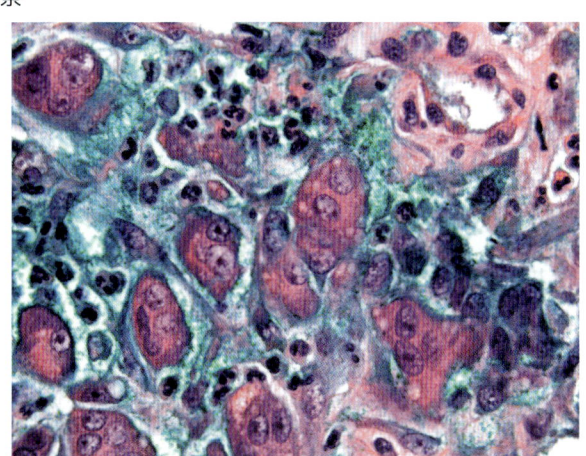

7 その他

## 付 病理検査申し込みについて

　病理検査を行う場合の組織の取り扱い方については基礎編で解説した．特別むずかしい点はないことが理解できたと思う．しかし現在の一般歯科臨床において，必要に応じて適切に病理検査が行われているか非常に疑問である．理由としては，検査の方法がわからない，どこに依頼してよいかわからない，検査の必要性を認識していない―などの点があげられる．口腔領域では囊胞性疾患が多く，そのなかには，近年 WHO 分類において腫瘍性疾患に分類されたものや，侵襲性の強い症例もあり，それらは病理組織学的な検査を行わないと確定診断を下すことはできない．それらの重要性は理解できたとしても，実際にどのような手順で検査を行えばよいかがわからないまま検査を躊躇してしまう場合も考えられる．病理検査は，市中の臨床検査センター以外にも大学病院で受付けているところがある．歯科口腔領域の疾患は，独特のものもあるので口腔病理医のいる施設に依頼するのが最適と思われる．歯学部，歯科大学以外で病理検査に携わる口腔病理医もいるが，絶対数は少なく，確実なのは歯科大学や歯学部の施設に問い合わせることである．病理検査部門を有している施設や，口腔病理学講座が病院業務を兼担している施設がある．

　次は，申込用紙に必要事項を記載して依頼するだけである．施設ごとに様式は異なるが，必要事項を伝えることができれば，正式な用紙でなくとも，とりあえずは問題ないはずである．病理診断を行う病理医にとって，臨床情報は臨床医にとっての問診表や紹介状に相当するので，必要な情報を簡潔にまとめて提供する．他人に何かを正確に伝えるには，5W1H を意識してまとめることがポイントとなる．不明な点がある場合には，気軽に問い合わせし，確認できてから検査を実施するとよい．患者さんの QOL にかかわることを念頭におくことが大事である．

　次に，記入例や書き漏れしやすい事項について解説する．

### 病理側から望む臨床情報(意外と書き忘れの多い項目など)

#### 1．一般的事項
1) 性　　別：近年は，氏名だけでは判別できない場合も少なくない．
2) 年　　齢：性別とともに，疾患を推定する際には重要な情報である．
3) 感染情報：ただ単に「なし」と記載している場合が多いが，これでは
　　　　　　「感染既往」がなし………なのか？
　　　　　　「特記事項」がなし………なのか？
　　　　　　検査未施行で「情報自体」がなし………なのか？　わからない．
4) 臨床経過：概略でもよいので，ポイントになる点を記載する．
　　　　　　そのために患者さんや家族に対し，正確な問診を行う．

#### 2．各病変でのポイント
1) 関連および隣接歯牙の状態(囊胞や歯原性腫瘍)
　　　　(1) 生活歯なのか，失活歯なのか(歯髄の状態)？
　　　　　　齲蝕や辺縁性歯周炎の罹患状況
　　　　　　周囲歯牙の状態や口腔清掃状況
　　　　(2) 病変と歯根(根管)や歯根膜との連続性
　　　　(3) 下顎管や上顎洞との関係
　　　　　　(エックス線画像の添付や，図示するとかなりの情報が提供できる．
　　　　　　デジタル画像をメール添付などで送信提供してもよい)
2) 粘膜疾患
　　　　(1) 色調(の変化)ホルマリン固定後は口腔内での色調と異なる．
　　　　(2) 硬さや弾性の有無
　　　　(3) 剝離しやすさ(どの部位に癒着があったか？)
　　　　(4) 歯牙や補綴物との関係(接触の有無)
3) 唾液腺疾患
　　　　(1) 対側との比較
　　　　(2) 唾液流出状態

#### 3．その他
1) 担当医名：病理側から問い合わせする際に必要
2) やみくもに情報提供すればよいということではないが，病理医のいる施設で検査を依頼する場合以外は，できるだけ情報を記載し提供しておくようにする．

## 記入のポイント-1

### 病理組織検査依頼・報告書 ［外］

※欄には記入しないで下さい。

**患者**

- 氏　名： 北医療　大五郎
- 生年月日：明・大・㊐・平　40 年　1 月　3 日生
- 年　齢： 36 歳　　←忘れずに！
- 性　別： ♂・♀

**材料名**： ㊦顎骨・上顎骨・舌・歯肉・頬粘膜・口唇・口蓋・口底・唾液腺・食道・胃・大腸・他（　　）

**感染情報**： 特記事項なし　　肝炎・結核など

**臨床診断**： 含歯性嚢胞の疑い

※受付番号　　　　　　臓器数 1　容器数 1

- 住　所： 札幌市中央区すすきの5条15丁目6-9
- 機関名： ジンギス歯科医院
- 科　名：　　　科（外来/入院）　担当医： 木村拓嫌
- TEL　000-0069　　FAX　TELと同
- 申込年月日　2001 年　1 月　10 日 ←依頼書の記入日
- ※受付年月日　　　年　　月　　日

**問題点**：悪性の有無、手術断端の確認、他（　　）
**希望事項**：報告の至急：必要（速達・㊧・FAX）、標本：必要
**既往検査番号**： No.　　、No.　　、No.
**採取日時**： 1 月　9 日　AM/㊙　固定法： 20%ホルマリン　他（　　　）

・**臨床経過および所見**

約3ヶ月前より，右下大臼歯〜臼後部にかけて，違和感を覚えるも放置していた．1週間前より時折り自発痛が出現してきたため，当歯科医院来院．
顔貌は左右対称，顎下リンパ節は示指頭大で，軽度の圧痛あるが，癒着はない．開口度2横指半．X-Pにて埋伏智歯の歯冠周囲に，境界明瞭な小指頭大，類円形の透過像を認める．第2大臼歯遠心根根尖にも小型の透過像（+）だが打診痛など症状なし．全顎的に軽度の歯周炎が認められ，第2大臼歯遠心頬側の一部に約5mmの歯周ポケットあり．
第2大臼歯周囲および臼後部粘膜に軽度の発赤はあるが，瘻孔などは認められない．
投薬にて1週間経過観察するも症状改善せず，外科的摘出となった．

・各種療法（期間・量）：放射線／抗癌剤／ホルモン

**局所または手術所見**（採取法・部位・形態・大小・数・周囲との関係など明記，なるべく図示のこと）←これが重要な点

伝麻＋浸麻（2%xylocaine+E 1.0+1.8cc）下に，頬側より歯肉粘膜骨膜弁を形成，剥離し，露出した下顎骨を一部開削して嚢胞および智歯を摘出した．骨面は正常，嚢胞壁と骨に癒着なく剥離は容易であった．下顎管および第2大臼歯の根尖病巣との連続性は認められなかった．智歯歯冠部は完全に嚢胞内腔に突出していた．摘出嚢胞は単房性1ケで，10×12×15mm．嚢胞壁は比較的厚く，弾性硬．内溶液は血性の膿汁であった．摘出後ただちに固定液に浸漬．腫瘍性疾患との鑑別のため提出します．

・手術／・生検／・ポリペク／・EMR／・その他（　　）

顎骨内の病変の場合は，簡単なエックス線所見を図示する．

※病理組織学的所見の概要

ほかの部位（臓器）に既住がある場合は，書き添える．
口腔内写真やエックス線写真を添付するのもよい．
（返送が必要な場合は，その旨記入する）
←ここに報告を記載する．

病理組織診断

報告書：　　年　　月　　日
診断医：

※ブロック数　　※組織残（有・無）　　　　　○○○大学中央検査部 病理

**注意事項** ←目を通しておく．
① 固定材料は採取後なるべく早く10倍量以上の20%ホルマリン（原液5倍希釈）に入れること，なるべく口の広い容器に入れること，乾燥は絶対に避けること，容器には患者名病院・医院名を記入すること．
② 標本は固定されると出にくくなるので，なるべく口の広い容器に入れること．
③ この所見および標本を公表される場合は事前に診断医に連絡，相談下さい．
④ 本用紙上1枚目を控えとして保管し，2枚目以降を提出して下さい．

160

## 記入のポイント-2

**年齢・性別も忘れずに！**
**依頼書記入日を記入**

**提出される検体数　提出される容器数**

（外）**病理組織検査依頼・報告書**

**固定時間を推定するので必ず記入のこと.**

※印は記入しないで下さい。

**注意事項**　目を通しておく.

① 固定材料は採取後なるべく早く10倍量以上の20%ホルマリン（原液5倍希釈）に入れること、乾燥は絶対に避けること.
② 標本は固定されると出しにくくなるので、なるべく口の広い容器に入れること。容器には患者名病院・医院名を記入すること.
③ この所見および標本を公表される場合は事前に診断医に連絡、相談下さい.
④ 本用紙1枚目を控えとして保管し、2枚目以降を提出して下さい.

| 患者 | | ※受付番号 | 臓器数 ① 容器数 ① |
|---|---|---|---|
| 氏　名： | 吉永　大百合 | 住　所： | 石狩市挽歌字番屋351 |
| | | 機関名： | ごめが泣くからニシン病院 |
| 生年月日： | 明・大・昭・平　1971年　10月　10日生 | 科　名： | 歯科（外来/入院）　担当医：北原 |
| | **西暦も可** | TEL | 001-000-0001　FAX　TELと同 |
| 年　齢： | 30歳 | 申込年月日 | 2001年　12月　31日 |
| 性　別： | ♀（♂） | ※受付年月日 | 年　月　日 |
| 材料名： | 下顎骨・上顎骨・舌・（歯肉）・頬粘膜・口唇・口蓋　口底・唾液腺・食道・胃・大腸・他（　　） | 問題点： | 悪性の有無、手術断端の確認、他（　　） |
| | | 希望事項： | 報告の至急：必要（速達・TEL・(FAX)、標本：必要 |
| 感染情報： | HBs-Ag（−）、Ab（+） | 既往検査番号： | No.　　、No.　　、No. |
| 臨床診断： | 骨形成性エプーリス | 採取日時： | 12月　31日　AM/(PM)　固定法：(ホルマリン)・他（10%中性緩衝） |

**詳細な情報を**

**使用した固定液を記入**

**組織採取に際して行った処置**

・臨床経過および所見

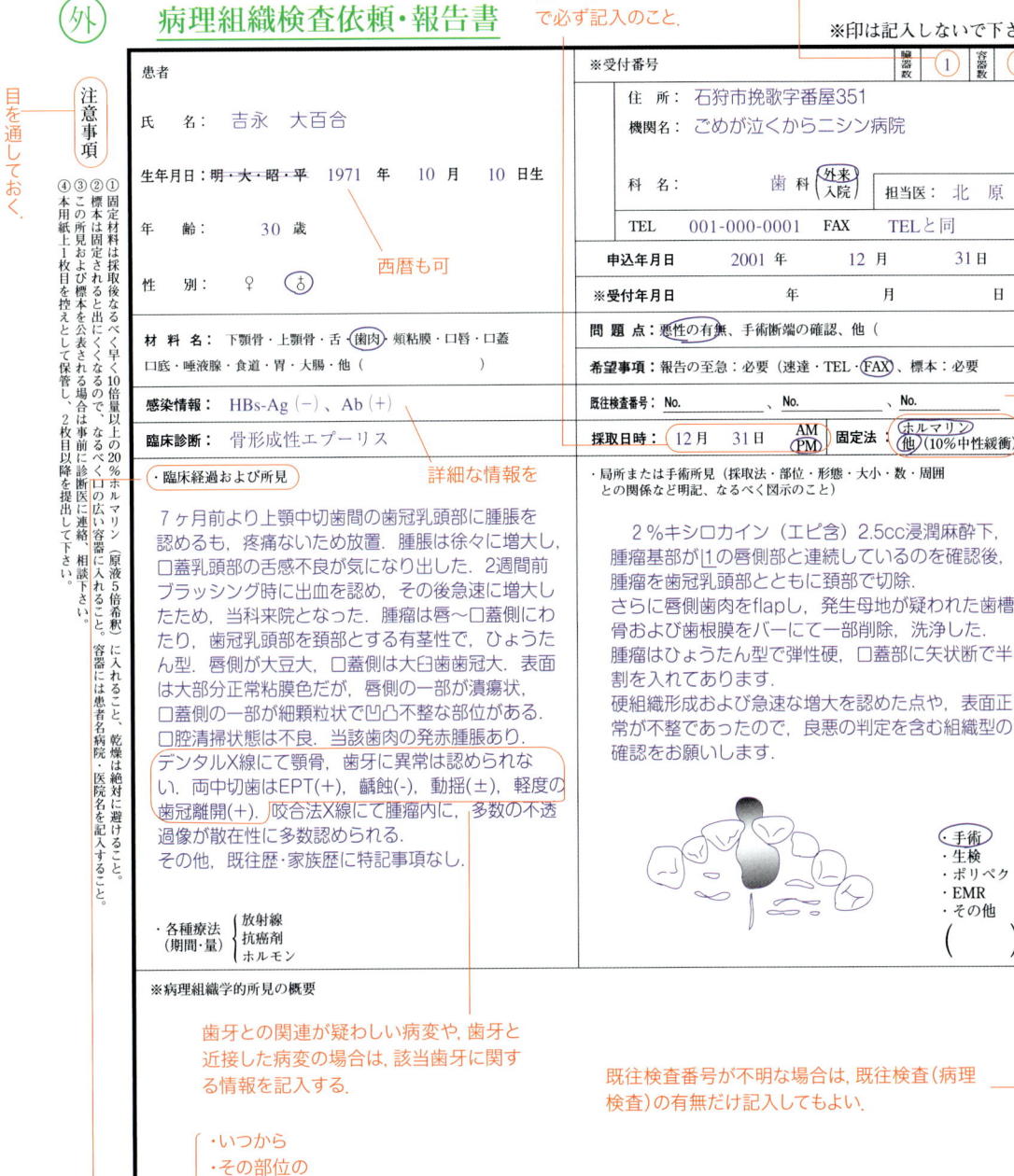

7ヶ月前より上顎中切歯間の歯冠乳頭部に腫脹を認めるも、疼痛ないため放置。腫脹は徐々に増大し、口蓋乳頭部の舌感不良が気になり出した．2週間前ブラッシング時に出血を認め、その後急速に増大したため、当科来院となった．腫瘤は唇〜口蓋側にわたり、歯冠乳頭部を頚部とする有茎性で、ひょうたん型．唇側が大豆大、口蓋側が大臼歯歯冠大．表面は大部分正常粘膜色だが、唇側の一部が潰瘍状、口蓋側の一部が細顆粒状で凹凸不整な部位がある．口腔清掃状態は不良．当該歯肉の発赤腫脹あり．デンタルX線にて顎骨、歯牙に異常は認められない．両中切歯はEPT（+）、齲蝕（-）、動揺（±）、軽度の歯冠離開（+）．咬合法X線にて腫瘤内に、多数の不透過像が散在性に多数認められる．
その他、既往歴・家族歴に特記事項なし．

・局所または手術所見（採取法・部位・形態・大小・数・周囲との関係など明記、なるべく図示のこと）

2％キシロカイン（エピ含）2.5cc浸潤麻酔下、腫瘤基部が|1の唇側部と連続しているのを確認後、腫瘤を歯冠乳頭部とともに頚部で切除．
さらに唇側歯肉をflapし、発生母地が疑われた歯槽骨および歯根膜をバーにて一部削除、洗浄した．
腫瘤はひょうたん型で弾性硬、口蓋側に矢状断で半割を入れてあります．
硬組織形成および急速な増大を認めた点や、表面正常が不整であったので、良悪の判定を含む組織型の確認をお願いします．

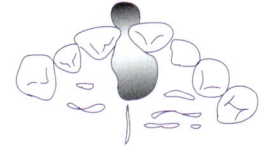

・各種療法（期間・量）　放射線／抗癌剤／ホルモン

・（手術）・生検・ポリペク・EMR・その他
（　　）

※病理組織学的所見の概要

**歯牙との関連が疑わしい病変や、歯牙と近接した病変の場合は、該当歯牙に関する情報を記入する．**

**既往検査番号が不明な場合は、既往検査（病理検査）の有無だけ記入してもよい．**

・いつから
・その部位の
・どうような（色調・硬さ・形）
・何が（腫瘤・嚢胞・内容液・粘膜・歯）
を明確に記入する．

病理組織診断

報告書：　年　月　日
診断医：

※ブロック数　※組織残（有・無）　　○○○大学中央検査部 病理

**付**　病理検査申し込みについて

## 記入のポイント-3

**術中迅速診依頼・報告書**

| 患者 | ※受付番号 | 実施予定臓器数 |
|---|---|---|
| | ・科 名　　　　　科 | |
| | ・担当医名 | |
| | ・連絡先 | |
| 登録番号 | 申込年月日 | |
| 氏　名 | 実施予定日時　　年　月　日　AM/PM　頃 | |
| 生年月日 | ※受付年月日　　年　月　日 | |
| 性　別 | | |
| 材料名：下顎骨・上顎骨・舌・歯肉・頬粘膜・口蓋・口底 唾液腺（　　　　　）・他（　　　　　） | 問題点：悪性の有無・組織型・手術断端・転移の有無 その他（　　　　　） |
| 感染情報： | 連絡先：　内線番号　　　　　外　来 （報告先）　　　　　　　　　手術室 |
| 臨床診断： | 既往検査番号　No.　　　、No.　　　、No. |
| ・臨床　および所見 | ・局所または手術予定　見（なるべく図示のこと） |
| ・予定変更の場合はすみやかに連絡下さい。 ・各種療法（期間・量）｛放射線／抗癌剤／ホルモン｝ | |
| ※病理組織学的所見の概要 | ※作製ブロック数 |
| 病理組織診断 | 報告日：　年　月　日 担当医： |

○○○大学臨床検査部 病理

**注意事項**
① 実施予定日の一週間前までに本申込書の一枚目を中央検査室に提出して下さい。
② 材料は乾燥しない状態で提出して下さい。
③ 材料の方向性が確認できる状態で提出して下さい。
④ この所見および標本を公表される場合は事前に診断医に連絡、相談下さい。

**赤字コメント：**
- 特殊な装置（クライオスタット）を使用する，低温で使用するため，あらかじめスイッチを入れて温度を下げておくなど準備時間が必要である．
- 通常の標本作製と異なり，未固定の状態（感染力が保持されたまま）で手術室などから提出され，標本作製を行うので，絶対に詳細確認のうえ記載する．
- 必ず術者とコンタクトがとれるようにしておく！
- 施設によって異なるが，報告は，電話，インターホンなどで術者に口頭で伝え，その後改めて報告書に記載し提出する．また，残組織は解凍後ホルマリン固定し，通常方法で標本を作製し，再度確認のためあらためて観察する．

# 記入のポイント-4

## 細胞診検査依頼・報告書

※欄には記入しないで下さい

| 登録番号 | | ※受付番号 | | 臓器数 | 提出枚数 |

フリガナ

氏　名 （　　　　　　　　　　　　）

生年月日　明・大・昭・平　　年　　月　　日生

年　齢　　　　　歳

性　別　男・女

依頼病院・医院：
住　所
機関名（　　　　　　　　　　　　）
科　名　　　　　科（外来・入院）　担当医：
TEL：　　　　　　FAX：
申込年月日　　　年　　月　　日
※受付年月日　　　年　　月　　日

採取部位および材料名：1.口腔：舌・歯肉・頬粘膜・口唇・口底・口蓋・上顎・下顎　2.唾液腺（　　　）
3.顎関節　　　　　4.その他（　　　　　　　　　　　　）

採取法：擦過（綿棒・ブラシ・他　　・穿刺・穿刺吸引）

感染情報：　　　　　　　　　　　　既往検査番号　No.　　　　、No.　　　　、No.

臨床診断：　　　　　　　　　　　　採取日時：　　月　　日　AM/PM

・臨床経過ならびに所見（採取部位を図示して下さい）

> 採取方法によって，細胞採取量なども変わってくるので，必ず詳細な採取法を記載する．

> 提供すべき臨床情報は，基本的に組織診（組織検査）のときと同じ！

・各種療法（期間・量）：放射線／抗癌剤／ホルモン

> 組織診で通常HE染色を行うのと同様に，細胞診ではパパニコロウ染色とギムザ染色で観察を行うが，必要に応じて各種特殊染色や免疫染色も行う．

〔報告〕●細胞学的所見：染色法：Giemsa, Papanicolaou, PAS, alcian blue　〔異型細胞〕

| 成分概数 | 細菌 | トリコモナス | 滲出細胞 | 赤血球 | 円柱上皮 | 扁平上皮 |
|---|---|---|---|---|---|---|
| | 一般菌／真菌 | | 好中球／好酸球／リンパ球／形質細胞／大食細胞 | | | 表層（角化／非角化）／中（間）層／深層（旁基底／基底） |

核サイズ：
N/C比：
核　形：
クロマチン：
核小体：
細胞質：
胞　体：
分布／分集／散団：

> 組織診と比べ，より詳細な細胞の形状や核所見などを観察，評価していく．

●細胞学的診断：
●検体不適正（insufficient）
●検体適正（sufficient）
　　正常あるいは良性（normal or benign）
　　鑑別困難（indeterminate）
　　悪性の疑い（suspicious of malignancy）
　　悪性（malignant）

> どんな背景に，どのような細胞が，どのような形状で，どれだけみえるかなどを評価していく．

該当組織型：
所　見：

> 現在でもパパニコロウ分類（Ⅰ～Ⅴの5段階分類）が繁用されているが，近年は分野によっては3段階（陰性・negative・－，疑陽性・suspicious・±，陽性・positive・＋）で評価する傾向にある．

報告日：　　　年　　月　　日
細胞検査士：
診断医：

注意事項　この所見および標本を公表される場合は事前に診断医に連絡，相談下さい．

付　病理検査申し込みについて

163

## 和文索引

### あ
悪性黒色腫　104-107
アスペルギルス症　27
網(目)状構造　112, 115
アミロイド　23
アルシアンブルー染色　24, 25, 68, 151

### い
異常角化　74
苺状　97
一次抗体　28
異物巨細胞　47, 50, 154
陰窩状　67

### え
液状検体細胞診　16
エタノール固定　18
エナメル芽細胞　110
エナメル器　113-115, 120
エナメル器形成　121
エナメル質　111
エナメル上皮腫　112-121, 128
　　顆粒細胞型　112, 113, 117
　　基底細胞型　112, 113, 118
　　棘細胞型　112, 113, 117, 118
　　骨外型　112, 120
　　骨内型　112
　　充実型　112
　　周辺型　112, 120
　　線維形成型　112, 113, 118, 128
　　叢状型
　　　　112, 113, 115, 116, 117, 119
　　多嚢胞型　112
　　単嚢胞型　112, 119
　　嚢胞型　112
　　蔓状型　115
　　類腱型　112, 113, 118, 128
　　濾胞型
　　　　112-114, 116, 117, 119, 120
エナメル上皮線維腫　121
エナメル髄　112, 117
エナメル髄様　109, 114, 115, 118
エナメル象牙境　111
エプーリス　120
エラスチカ・ワンギーソン染色　22
塩酸　10
炎症性肉芽組織　55
円柱上皮　68

### お
オイルレッド O 染色　23
大型嚢胞状　150
オートプシー　3
オンコサイト　33, 140

### か
外向性増殖　79
介在部導管　153
介在部導管型　153
海綿　100
海綿状血管腫　100, 101
潰瘍性病変　51
角化　117
角化傾向　73, 77, 80
角化亢進　73, 76
角化細胞　112
角化層　70, 71
角化嚢胞性歯原性腫瘍　122-125
角化物　63, 154
核染　29
確定診断　3
核の重積性　122
過錯角化症　70
芽出(様)　122-125
過正角化　70
角化嚢胞性歯原性腫瘍　19
カリフラワー状　84
顆粒細胞化　117
顆粒層　70
含歯性嚢胞　59-62
カンジダ菌糸　25
カンジダ症　19
間質　113, 116, 118
間質嚢胞　113
間質反応　71, 75
癌腫　150
癌腫成分　146
管状型　147, 148
環状構造　47, 62
癌真珠　73, 77, 78
乾燥　4
観兵式様配列　92
間葉系マーカー　28

### き
偽黄色腫細胞　87
ギ酸　10
義歯性線維腫　89
偽腺腔　108, 147, 149
基底細胞(層)　29, 30, 125
　　増生　81, 83
　　破壊　74
　　様細胞　77, 112, 118
基底細胞様扁平上皮癌　30
基底層　71
偽嚢胞　51, 137
ギムザ染色　14, 17, 18
脚(釘)延長　60, 73, 125
脚釘形成　71
急性化膿性歯髄炎　40, 41
急性漿液性歯髄炎　39

急速凍結　3
凝血塊　55, 101
棘細胞　112
極性　75
極性喪失　74
極性配列　71, 75, 78, 79
巨細胞性線維腫　85, 86, 89
切り出し　3, 4, 6, 72
キレート剤　10
菌塊　26
筋系マーカー　28
筋上皮　142, 143
筋上皮細胞　30, 153
筋上皮成分　142, 145
筋線維　22

### く
空胞状　153
空胞変性　40
クライオスタット　3, 13
グリコーゲン　25, 151
グルタールアルデヒド　5
グルタラール製剤　5
グロコット染色　26, 27

### け
形質細胞　46, 156
形質細胞浸潤　135
形質細胞様　145
結核　27
結核菌　27
血管筋腫　33
血管系マーカー　28
血管腫　9, 98-102
　　海綿状　100, 101
　　静脈性　100, 102
　　毛細　98-100
血管内乳頭状内皮過形成　101
血管内皮細胞　98, 99
血管平滑筋　29, 30, 33, 96
結紮処置　99
血栓形成　100
ゲフリール　3, 13
研磨標本　10

### こ
高悪性度　151
高円柱状細胞　114
口蓋腺　152
抗原　28
抗原抗体反応　28
膠原線維(束)　21, 22, 32, 33, 135
　　増生　88, 89
好酸球　156
好酸菌　27
好酸性(大型)細胞　33, 112, 149

165

好酸性内容物　140
好酸性膨大細胞　140
構造異型　75, 80
好中球　46, 155, 156
好中球浸潤　40, 41
高分化型　78
高分子量サイトケラチン免疫染色　141
コード状　115
骨芽細胞　157
骨細胞　157
骨浸潤　152
骨癒着　111
固定　3, 4
コレステリン結晶　47, 61
コレステリン裂隙　47, 50
根管治療剤　54, 154
混合性腫瘍　121
コンゴーレッド染色　23
根尖性歯周炎　51
棍棒体　26

## さ

細菌塊　70, 130
最終診断　3
サイトケラチン 19 免疫染色　128
サイトケラチン免疫染色
　　　29, 31-33, 63, 69, 74, 137
サイトロジー　3
鰓嚢胞　64
細胞異型　70, 75, 78, 80
細胞間橋　105
細胞採取法　15
細胞診　2, 3, 14
　　　組織診との違い　14
細胞接着性　21, 31, 80, 107
細胞増殖能マーカー　28
細胞分裂像　80, 84
細網線維　21
錯角化　65, 73, 122, 124
索状　108, 112, 115, 127
柵状配列　35, 92, 93, 94
錯綜　106
擦過（剥離）細胞診　15, 16
サラミ状　147
三核細胞　80
三極分裂　80
残存嚢胞　55, 56
残留嚢胞　55, 56
杉稜状　94

## し

ジアスターゼ消化 PAS 染色
　　　25, 151, 153
耳下腺転移　107
耳下腺内リンパ節　107
歯牙破折　39
歯牙様硬組織（硬固物）　110, 111
色素性母斑　103, 104
刺激性線維腫　88
歯原性角化嚢胞　122-125
歯原性腫瘍　108
歯原性上皮　110, 113, 127, 128

歯原性粘液腫　24, 127
歯原性粘液線維腫　24, 127
歯原性扁平上皮腫　128
歯根尖切除術　44, 46, 54
歯根肉芽腫　32, 43-47, 155
歯根嚢胞　48-50, 52-54, 56
歯根膜　111, 128
歯周ポケット　51
篩状型　147
篩状構造（様）　19, 147
篩状胞巣　147, 149
歯髄壊死　42
歯髄充血　38
歯髄ポリープ　51
自然脱落乳歯　157
実質　116, 120
実質嚢胞　113
歯堤　115, 121
歯肉膿瘍　43
歯乳頭　110
歯乳頭類似　121
脂肪腫　9, 95, 96
脂肪染色　23
集合性歯牙腫　110, 111
充実型　147
充実性　108
充実性増殖　153
重積性　125
重層扁平上皮
　　　56, 61, 62, 66, 73, 83, 123
　　正角化　66
　　正常像　76
　　非角化　56, 61, 62
周辺性エナメル上皮腫　112, 120
終末部ユニット　153
縮合エナメル上皮　59
樹枝状間質　83
樹枝状分岐　82
手術組織の病理検査　2, 3
数珠状拡張　40
術中迅速診　2, 3, 13
腫瘍関連マーカー　28
腫瘍実質　113, 118, 152
腫瘍性筋上皮細胞　145, 147, 149
シュワン細胞　103
漿液腺房　153
小塊状　127
上行性歯髄炎　42
硝酸　10
硝子化　146
硝子様物質　47
小唾液腺開口部　130
小唾液組織の変化　139
娘嚢胞　122, 124
上皮　51
　　増生　46
　　破壊　51
　　肥厚　71, 81
上皮異形成　75
上皮塊　123
上皮脚　74
上皮脚延長　48, 56, 70, 76
上皮系マーカー　28
上皮性間質　145

上皮性歯根肉芽腫　46
上皮内癌　75, 79
静脈性血管腫　100, 102
静脈石　9
初期急性歯髄炎　39
初期浸潤癌　72-75
塵埃細胞　155
真菌　25, 26
神経系マーカー　28
神経鞘腫　92-94
神経線維腫　90, 91
神経線維束　29
神経線維束浸潤　148
神経稜　103
神経稜由来　107
深在性齲蝕　40
滲出　155
浸潤性増殖　123
新生血管　137
真の腺腔　149
心不全細胞　155

## す

水腫状　155
スイスチーズ状　147
ズダンブラック染色　23

## せ

成熟脂肪細胞　95
星状細胞　112, 114, 117
星芒状細胞　85, 86
石灰化歯原性嚢胞　126
石灰化嚢胞性歯原性腫瘍　126
石灰変性　38
切除断端　72
線維芽細胞　32, 35
線維形成型　113
線維上皮性過形成　88
線維上皮性ポリープ　88
線維性結合組織　49
線維性被膜　109
線維性ポリープ　88, 89
線維増生　118
腺管型　147
腺管構造　147, 151
腺管状構造　67, 68, 108, 109
穿刺（吸引）細胞診　15, 16
腺腫様歯原性腫瘍　108, 109
腺上皮　142
腺上皮細胞　149
腺性歯原性嚢胞　67, 68
腺体内唾石　129
腺房　153
　　萎縮　93, 129
　　消失　32, 93
腺房細胞癌　153
　　介在部導管型　153
　　乳頭状嚢胞型　153
　　微小嚢胞型　153
　　濾胞型　153
線毛円柱上皮　138
腺様嚢胞癌　19, 147-149

## そ

象牙芽細胞　110, 111
象牙質　110, 111
桑実状　86
増殖細胞　30
層(板)状構造　129, 130
側頸嚢胞　64
組織球系マーカー　28
組織固定　5
組織侵襲性　148
組織生検　2, 3

## た

退行性変化　92
退縮エナメル上皮　59
大食細胞　156
唾液腺組織の萎縮, 破壊　130
唾液腺導管(正常像)　29
唾液腺導管癌　146
多核　107
多形(性)腺腫　142-146
　　再発　146
多形(性)腺腫由来癌　146
多結節性　146
唾石形成　131
唾石症　129-131
唾石様硬組織　130
脱灰　3, 4, 10
脱灰液　10
脱脂　3, 4, 10
脱水　3, 4, 11
脱分化　148
多糖類　25
多稜形巨細胞　89
多稜形細胞　85, 86
多列円柱上皮　69
多列線毛円柱上皮　14
単細胞角化　75
弾性線維　22
単嚢胞性　119

## ち

チール・ネルゼン染色　27
チオニン染色　27
智歯歯冠周囲炎　60
中間型細胞　150, 152
中性緩衝ホルマリン溶液　4, 5
貯留粘液　135, 136

## て

低悪性度粘表皮癌　150, 152
泥状　66
低分化　77
滴状増殖　75

## と

導管拡張　32
導管上皮　32, 130, 137

同心円状　131
鍍銀染色　21
貪食　54, 154, 155

## な

内エナメル上皮　114
内縁上皮の延長　51
内皮細胞　97, 99-102
捺印細胞診　15
軟骨様間質　145

## に

肉芽組織　32, 46, 49, 130, 135, 137
二次抗体　28, 29
二重染色　20
二層性構造　140
二層性腺管　142, 14
乳頭腫　81, 82, 83, 84
乳頭腫を疑う病変　85, 86, 87
乳頭状　84
乳頭状構造　79, 84
乳頭状腺上皮　141
乳頭状増殖　87, 141
乳頭状突起　140
乳頭状嚢腺リンパ腫　140, 141
乳頭状嚢胞型　153

## ね

粘液(様)　24, 67-69, 145, 150
　　間質　145
　　産生細胞　67, 69, 150
　　成分　68, 145
　　染色　24
粘液腫　127
粘液腫状(様)　91, 94, 142
粘液線維腫様　127
粘液肉芽　135, 136
粘液嚢胞(粘液瘤)　32, 132-139, 155
　　溢出型　133-137
　　停滞型　131, 138
粘表皮癌　150-152
　　高分化型　150
　　低分化型　151
年輪状構造　129, 131

## の

嚢胞(顎口腔領域)　59-69
嚢胞(状)構造　45, 115, 119, 138
嚢胞状拡張　147
嚢胞性病変　122
膿瘍形成　41

## は

バイオプシー　3
杯細胞　29, 68, 138
杯細胞様細胞　150-152
排泄導管　131
胚中心　63, 64, 140, 141
排膿　42

ハウシップ窩　157
薄切　3, 4, 11, 12
白板症　70
破骨細胞　157
破歯細胞　157
播種　146
波状細胞　91
花冠状構造　108, 109
パパニコロウ染色　14, 17, 18
パラフィンブロック　11, 12
パラフィン包埋　3, 4, 11
針状結晶　47
汎サイトケラチン免疫染色　30
反応性線維増生　88, 89
反応性病変　85, 87

## ひ

非歯原性腫瘍　90
皮脂腺　66
鼻歯槽嚢胞　69
微小嚢胞型　153
非上皮系組織　137
鼻唇嚢胞　69
微生物の染色　26
鼻前庭嚢胞　69
肥満細胞　91, 156
ビメンチン免疫染色　30
紐状　112, 115
表皮　150
標本作製　4-13
表面脱灰　130
病理解剖　2, 3
病理検査　158
病理検査申し込み　158

## ふ

フィブリン析出　51
封入　4, 13
浮腫状　91
分葉構造　98
分葉状増殖　96, 99

## へ

ヘアピン状　47
平滑筋アクチン免疫染色
　　　　29-31, 33, 96, 102, 137
平滑筋細胞　35
平滑筋線維束　30
ヘマトキシリン・エオジン染色　20
ヘリコバクター・ピロリ　27
辺縁性歯周炎　40, 42, 51
扁平上皮　150, 152
扁平上皮化生　112, 114, 115, 117, 145
扁平上皮癌　19, 21, 31, 74, 77-80, 151
　　高分化型　19, 21, 77-79
　　低分化型　80, 151
　　リンパ節転移　31
扁平上皮性歯原性腫瘍　128
扁平上皮乳頭腫　81-84

## ほ

剖検　3
紡錘状細胞　91
放線菌症　26
胞巣状構造　104
泡沫(状)細胞
　　　32, 43-45, 47, 87, 135-137, 155
母斑細胞　103, 104
母斑細胞性母斑　103, 104
ホルマリン(液)　4, 5
ホルムアルデヒド　4, 5
ホルモン関連マーカー　28

## ま

マクロファージ
　　　32, 43, 44, 47, 54, 87, 136, 154-156
マッソン・トリクローム染色
　　　22, 32, 33, 137
慢性胃炎　27
慢性炎症細胞浸潤　46
慢性増殖性歯髄炎　51
慢性肉芽性根尖性歯周炎
　　　43-50, 52-54

## み

ミクロトーム　11
　　　回転式(ロータリー式)　12
　　　滑走式(ユング型)　12
ミトコンドリア　33
ミトコンドリア免疫染色　28, 33, 141

## む

無色素性　106
無色素性黒色腫　21
ムチカルミン染色　24, 25, 151

## め

明細胞　149, 151, 152
明細胞型粘表皮癌　151
メタノール固定　18
メラニン　103-105, 107
　　　顆粒　104, 105, 107
　　　産生細胞　103
　　　色素　103
メラノサイト　103, 107
メラノファージ　155
免疫染色　28, 29
免疫組織化学染色　28
免疫組織染色　28

## も

毛根　66
毛細血管　100
毛細血管腫　98-100
毛細血管内皮細胞　32
毛細血管壁　137
網状増殖　52

## や

八つ頭状　143

## ゆ

有機エナメル質　110
有棘層　71, 74
有茎性腫瘤　86
疣贅性黄色腫　87

## ら

蕾状期　121
ラシュトン体　47, 62
ラシュトンの硝子体　47, 62

## り

裏装上皮　52, 55
立方状細胞　114
立方上皮　68
リボン状　112, 115
流出障害　139
リンパ管腫　97
リンパ球系マーカー　28
リンパ上皮性嚢胞　63, 64
リンパ節転移　106
リンパ濾胞　63, 64, 140, 141

## る

類基底型扁平上皮癌　30
類上皮細胞　155
類皮嚢胞　66
類表皮嚢胞　65, 66

## れ

レセプター系マーカー　28
レンコン状　147

## ろ

瘻孔　46, 61
露髄　41
濾胞性歯嚢胞　59-62

# 欧文索引

$\alpha_1$-antichymotripsin　28
$\alpha$アミラーゼ免疫染色　153
acinic cell carcinoma　153
acute pulpitis　39
acute suppurative pulpitis　40, 41
adenoid cystic carcinoma　147-149
adenomatoid odontogenic tumor
　　　　　　　　　　108, 109
adipoma　96
adipose tumor　95, 96
AFP　28
ameloblastic fibroma　121
ameloblastoma　112-121, 128
　　acanthomatous type
　　　　　　　　112, 113, 117, 118
　　basal cell type　112, 113, 118
　　desmoplastic type
　　　　　　　　112, 113, 118, 128
　　extraosseous type　112, 120
　　follicular type
　　　　　　112-114, 116, 117, 119, 120
　　granular cell type　112, 113, 117
　　peripheral type　112, 120
　　plexiform type
　　　　　　　　112, 113, 115-117, 119
　　unicystic type　112, 119
androgen receptor　28
angiomyoma　33
Antoni A 型　92-94
Antoni B 型　92-94
ascending pulpitis　42
basaloid squamous cell carcinoma　30
branchial cyst　64
CA19-9　28
calcifying cystic odontogenic tumor
　　　　　　　　　　　　126
calcifying odontogenic cyst　126
carcinoma ex pleomorphic adenoma
　　　　　　　　　　　　146
carcinoma in situ　75
CD34 免疫染色　32
CD68 免疫染色　32, 47, 37, 87, 154
CD79a　28
CEA　28
chronic granulomatous apical
　periodontitis　43-46, 48-50, 52-54
CK13 免疫染色　30
compact odontoma　110, 111
cytokeratin　28
D2-40 免疫染色　97
dentigerous cyst　59-62
denture fibroma　89
EDTA　10
EMA 免疫染色　28, 146

epidermoid cyst　65, 66
epithelial dysplasia　71
epithelized radicular granuloma　46
estrogen receptor　28
Factor Ⅷ　28
fibrous polyp　88, 89
follicular dental cyst　59-62
giant cell fibroma　85, 86, 89
GFAP　28
glucagon　28
grade 分類　151
grandular odontogenic cyst　67, 68
HE 染色　20, 29
Helicobacter pylori　27
hemangioma　98-102
　　cavernous　100, 101
　　capillary　98, 99
　　venous　102
Her2　28
Her2/neu 免疫染色　28
HMB-45 免疫染色　28, 104-107
hypermia and calcification of the pulp
　　　　　　　　　　　　38
hyperparakeratosis　70, 71
IgG　28
invasive micropapillary 亜型　146
irritation fibroma　88
Kappa　28
keratocystic odontogenic tumor
　　　　　　　　　　122-125
Ki-67(MIB-1)免疫染色　28, 30
KP-1(CD68)　28
L-26　28
lateral cervical cyst　64
LCA　28
leukoplakia　70, 71
lipoma　95, 96
liquid-based cytology　16
lymphangioma　97
lymphoepithelial cyst　63, 64
malignant melanoma　105-107
marginal periodontitis　40
Melan A 免疫染色　107
MIB-1(Ki-67)免疫染色　30
mixed appearance　142
mucoepidermoid carcinoma　150-152
mucous cyst(mucocele)
　　　　　　　　32, 132-139, 155
　　extravasation type　133-137
　　retention type　131, 138
muscle actin　28
myoglobin　28
nasoalveolar cyst　69
nasolabial cyst　69

nasovestibular cyst　69
N/C 比　107
neurilemoma　92-94
neurofibroma　90, 91
neurofilament　28
nevocellular nevus　103, 104
NSE　28
odontogenic keratocyst　122-125
odontogenic myxofibroma　127
odontogenic myxoma　127
P53　28
p63 免疫染色　29, 30
papillary cystadenoma lymphomatosum
　　　　　　　　　　140, 141
papilloma　81-84
papilloma-like lesion　85-87
parotid gland metastasis　107
PAS 染色　24-27, 29, 151
PAS 反応　25
PCNA　28
periodic acid schiff reaction　25
pigmented nevus　103, 104
pleomorphic adenoma　142-145
PSA　28
pulpal necrosis　42
radicular cyst　48-50, 52-54
radicular granuloma　32, 43-46
reactive fibrous hyperplasia　88, 89
recurrent pleomorphic adenoma　146
residual cyst　55, 56
Rushton body　47
S-100 蛋白免疫染色
　　　　　　29, 90, 91, 93, 105, 107, 145
S-100 protein　28
Schwannoma　92-94
serous pulpitis　39
severe epithelial dysplasia　75
sialolithiasis　129-131
smooth muscle actin　28
squamous cell carcinoma
　　　　　　19, 21, 31, 74, 77-80, 151
　　early invasive　72-75
　　poorly differentiated　80, 151
　　well differentiated　19, 21, 77-79
squamous odontogenic tumor　128
squamous papilloma　81-84
thylogloblin　28
UCHL-1　28
verruciform xanthoma　87
vimentin　28
Warthin 腫瘍　33, 140, 141
Warthin tumor　33, 140, 141

〈著者略歴〉
大内知之（おおうちともゆき）
歯科医師，口腔病理専門医，歯学博士
東日本学園大学歯学部（現・北海道医療大学歯学部）卒
2011年6月まで同口腔病理学講座に助手，助教として勤務
札幌医科大学附属病院病理部訪問研究員，
札幌市医師会看護専門学校非常勤講師，
北海道立衛生学院非常勤講師を歴任
日本病理学会学術評議員
日本唾液腺学会評議員
札幌市在住

---

Wide & Focus 現場とつながる口腔病理診断の基礎

2011年10月20日　第1版第1刷発行

著　者　大内　知之
発行者　木村　勝子
発行所　株式会社 学建書院
〒113-0033　東京都文京区本郷2-13-13　本郷七番館1F
TEL(03)3816-3888
FAX(03)3814-6679
http://www.gakkenshoin.co.jp
印刷製本　三報社印刷㈱

ⒸTomoyuki Ohuchi, 2011. Printed in Japan［検印廃止］

JCOPY 〈㈳出版者著作権管理機構 委託出版物〉
本書の無断複写は著作権法上での例外を除き禁じられています．複写される場合は，そのつど事前に，㈳出版者著作権管理機構（電話 03-3513-6969，FAX 03-3513-6979）の許諾を得てください．
ISBN978-4-7624-0677-5